Internationales Arrhythmiesymposium, Münster

F. Bender, B. Brisse, B. Lüderitz
(Hrsg.)

Herzrhythmusstörungen

Myokardfunktion
Kombinationstherapie

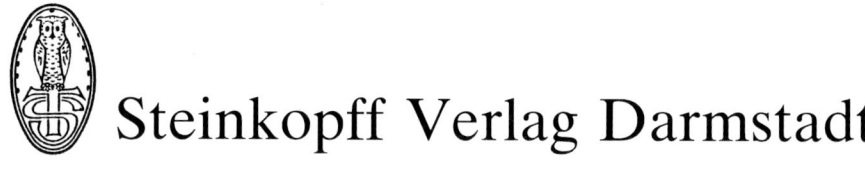

Steinkopff Verlag Darmstadt

Prof. Dr. F. Bender
Medizinische Universitätsklinik und Poliklinik
Albert-Schweitzer-Straße 33
4400 Münster

Prof. Dr. B. Brisse
Medizinische Universitätsklinik und Poliklinik
Albert-Schweitzer-Straße 33
4400 Münster

Prof. Dr. B. Lüderitz
Medizinische Universitätsklinik
Innere Medizin – Kardiologie
Sigmund-Freud-Str. 25
5300 Bonn

CIP-Titelaufnahme der Deutschen Bibliothek

Herzrhythmusstörungen : Myokardfunktion,
Kombinationstherapie / [Internat. Arrhythmiesymposium,
Münster]. F. Bender ... (Hrsg.). – Darmstadt : Steinkopff, 1988
   ISBN 3-7985-0752-X
NE: Bender, Franz [Hrsg.]; Internationales Arrhythmiesymposium
   <1987, Münster, Westfalen>

Verlagsredaktion: Juliane K. Weller – Herstellung: Heinz J. Schäfer

Printed in Germany

Gesamtherstellung: Druckhaus Beltz, Hemsbach

Vorwort

Das große Interesse aller praktisch tätigen Ärzte an aktuellen Problemen der Herzrhythmusstörungen ist durch das häufige Vorkommen symptomatischer und nicht selten lebensbedrohlicher tachykarder und bradykarder Formen gerechtfertigt. Dabei nimmt besonders die medikamentöse Behandlung von höhergradigen, vorzeitigen Erregungen des Kammermyokards einen breiten Raum ein.

In diesem Buch wird die Pharmakotherapie der Herzrhythmusstörungen unter zwei für Klinik und Praxis hochaktuellen Aspekten betrachtet. Die vielen neuen technischen Möglichkeiten der letzten Jahre haben keineswegs dazu geführt, daß Indikationsstellung und Bewertung der Ergebnisse der Therapiekontrollen in jedem Fall unter prognostischen Gesichtspunkten zuverlässig sind. Klinisches Bild, Alter der Patienten, Klassifizierung der ventrikulären Rhythmusstörung, morphologischer Zustand des Myokards und dessen Funktion, Leitungsanomalien und andere Faktoren stellen Anhaltspunkte für das Therapiekonzept dar. Doch ließ sich bisher durch Antiarrhythmika ein entscheidender Durchbruch in der Prophylaxe des plötzlichen Herztodes bei koronaren Herzerkrankungen, einem der dringendsten Probleme, nicht erzielen. Auch in der großen Grauzone der mittelgradig ausgeprägten ventrikulären Rhythmusstörungen, ferner auch bei verschiedenen supraventrikulären Rhythmusstörungen, bestehen hinsichtlich der Indikation zur Behandlung kontroverse Meinungen, oft unter Hinweis auf die Nebenwirkungen der Chemotherapie.

Untersuchungsergebnisse zu den komplexen Zusammenhängen pathologischer elektrischer und mechanischer Herzfunktionen sowie der Versorgung der Kreislaufperipherie stehen im ersten Teil der folgenden Beiträge unter dem Gesichtspunkt der Funktionsbeeinträchtigung des linken Ventrikels bzw. der Veränderungen der Hämodynamik sowohl durch die Arrhythmien als auch die Pharmakotherapie im Vordergrund. Die mehr oder weniger negativ inotropen Eigenschaften der überwiegenden Zahl der Präparate werden voraussichtlich in den kommenden Jahren, angesichts der Alterspyramide unserer Bevölkerung, zunehmend Beachtung erlangen. Neuere, zum Teil kurz vor der allgemeinen Einführung stehende Substanzen werden diskutiert, ferner die in der Therapie des Vorhofflimmerns zu bevorzugenden Präparate, darunter verschiedene Chininabkömmlinge, die in den angelsächsischen Ländern ihre Bedeutung nie verloren haben und jetzt auch bei uns wieder auf breiteres Interesse stoßen.

Der zweite Abschnitt enthält Beiträge zur Kombinationstherapie der Herzrhythmusstörungen, die sich bei Therapieresistenz oder zur Reduzierung der Nebenwirkungen einer hochdosierten Monotherapie anbietet. Eine Kombinationstherapie, wie sie bei der Hypertoniebehandlung seit langem üblich ist, wirft vielfältige neue Probleme auf. Die Fragen nach zweckmäßigen Kombinationen, wobei elektrophysiologische Eigenschaften verschiedener Klassen der Antiarrhythmika auch in einer Monosubstanz vorhanden sein können, nach Interferenzen in der Pharmakokinetik und Pharmakodynamik mit eventuellen überadditiven Partialwirkungen auf den gestörten Herzrhythmus oder auch mit Antagonisierung von unerwünschten Nebenwirkungen u. a. stehen heute in der aktuellen Diskussion. Bei der uneinheitlichen und in der Klinik oft nicht exakt aufzuklärenden Pathogenese der Herzrhythmusstörungen, der Vielfalt der Erscheinungsformen und des Verlaufs sowie der großen Zahl der im Handel befindlichen Präparate konzentrieren sich die Beiträge in diesem Buch auf die Darstellung einiger für Klinik und Praxis besonders wichtiger Ergebnisse. Sie sollen zur weiteren wissenschaftlichen Bearbeitung des Themas anregen.

Bonn,   Franz Bender
Münster, im Juni 1988   Betty Brisse
                                                                               Berndt Lüderitz

Inhaltsverzeichnis

Contents

Hämodynamische Veränderungen bei kardialen Arrhythmien

M. Schlepper

Kerckhoff-Klinik der Max-Planck-Gesellschaft, Bad Nauheim

Summary: Hemodynamic consequences of cardiac arrhythmias are not only caused by arrhythmia-inherent factors such as heart rate, impairment of atrial buster pump function and intraventricular spread of excitation. They are also dependent on cardiac factors, i. e. the state of the myocardium, the function of the valves and the presence of coronary artery disease. With pronounced bradycardia, the rate-related decrease in cardiac output is compensated by an increase in stroke volume, determined by ventricular diastolic filling properties, which in turn are positively influenced by an unimpaired atrial buster pump function. With an undiseased heart and unimpaired peripheral circulation, heart rates between 35 and 170 beats/min do not lead to deterioration of hemodynamics.

The positive influence of an on-time adjusted atrial systole can also be observed in tachycardia. Up to a rate of 170 beats/min, the optimal PQ-interval was found to be in the range of 130 ms. The mode of intraventricular activation, on the other hand, seems to have little effect on the hemodynamic consequences. The role of cardiac factors on these consequences is exemplified in patients with ventricular hypertrophy and in patients with coronary artery disease (CAD). In relation to the degree of hypertrophy, tachycardia results in lactate production even when the coronary arteries are found to be normal. When hypertrophy is due to severe aortic valve stenosis, an adaptive increase of peripheral resistance in tachycardia is lacking or peripheral resistence even decreases, thus providing an unfavourable factor in the genesis of syncope. With normal coronary arteries, the dipyridamol-induced recruiting of coronary reserve is reduced in a strict linear fashion by increasing heart rate. The same is observed in patients with CAD, but it is much more pronounced, so that at comparable heart rates statistically significant differences exist and coronary reserve is exhausted at a much lower heart rate.

The requirements of circulatory adaptation to altered hemodynamics can only be met by unimpaired and on-time adjustable vascular areas. Localized disturbances are to be expected when, for instance, arteriosclerotic lesions are present in these particular areas. Excess adaptation mechanisms may lead to an adverse reaction, such as vascular spasms caused by undue augmentation of adreno-sympathetic tone.

Zusammenfassung: Hämodynamische Auswirkungen kardialer Arrhythmien hängen nicht nur von der Natur der Arrhythmie selbst und ihren Faktoren wie Herzfrequenz, zeitlich regelrechte atriale Systole und intraventrikuläre Erregungsausbreitung ab, sondern ebenso von kardialen und peripheren zirkulatorischen Faktoren. Zu den ersteren ist der Zustand des Myokards, die Funktion der Klappen und der Zustand der Koronarzirkulation zu rechnen.

Bei Bradykardie wird der Frequenzabfall durch Vergrößerung des Schlagvolumens kompensiert. Bei nicht erkranktem Myokard wird das Schlagvolumen durch die diastolische Füllungskapazität bestimmt, die ihrerseits mitbestimmt wird durch die Anpassung der Vorhofsystole. Bei „normalem" Herzen und nicht behinderter peripherer Zirkulation werden Herzfrequenzen zwischen 35 und 170 Schlägen/min ohne wesentliche Beeinträchtigung der Hämodynamik ertragen.

Der positive Einfluß einer zeitgerecht einfallenden atrialen Systole kann auch bei Tachykardien beobachtet werden. Bis zu einer Herzfrequenz von 170 Schlägen/min beträgt das optimale PQ-Intervall ca. 130 ms. Die Art der ventrikulären Erregungsausbreitung als ein anderer der Arrhythmie eigener Faktor tritt dagegen in bezug auf die hämodynamischen Auswirkungen deutlich zurück. Der Einfluß kardialer Faktoren auf die Hämodynamik bei Arrhythmien wird an hypertrophiertem Myokard und an behinderter Koronardurchblutung beispielhaft dargestellt. In Abhängigkeit vom Grad der Hypertrophie steigt die Laktatproduktion des Myokards bei Tachykardien auch bei normalem Koronarangiogramm an.

1

Ist die Hypertrophie durch eine schwere Aortenklappenstenose bedingt, kommt es nicht zur adaptiven Erhöhung des peripheren Widerstandes. Dieser kann sogar abfallen, was einen möglichen Faktor bei der Genese der Synkope darstellen könnte. Bei koronargesunden Patienten wird die durch Dipyridamol voll rekrutierte Koronarreserve linear zur Frequenz der Tachykardie vermindert. Diese lineare Reduzierung findet sich auch bei Koronarkranken, jedoch in erheblich größerem Ausmaß, so daß die Koronarreserve bei vergleichbarer Herzfrequenz eher erschöpft ist. Periphere Adaptationsmechanismen bei tachykarden Rhythmusstörungen versuchen, die Hämodynamik in kurzer Zeit zu kompensieren. Liegen aber z. B. ateriosklerotische Beeinträchtigungen in bestimmten Gefäßprovinzen vor, werden diese im besonderen von den hämodynamischen Auswirkungen kardialer Arrhythmien getroffen. Dabei können durch überschießende Adaptationsvorgänge, z. B. eine übersteigerte Sympathikusaktivierung, zusätzliche Gefäßspasmen auftreten.

Einleitung

Hämodynamische Auswirkungen kardialer Arrhythmien hängen nur bei einer kleinen Anzahl von Patienten allein von der Arrhythmie ab. Wird durch den die Arrhythmie charakterisierenden elektrischen Vorgang die gesamte Herztätigkeit plötzlich einge-stellt, helfen Kompensationsvorgänge nicht mehr. Denn Kammerflimmern und -flattern führen ebenso wie der pankardiale Herzstillstand zur Sistierung der kardialen Pumpleistung und zum Zusammenbruch des Kreislaufes. „Kreislaufstillstand" (circula-tory arrest) und nicht „Herzstillstand" (cardiac arrest) wäre die eigentlich richtig gewählte Definition, da z.B. bei Kammerflimmern das Herz noch eine – wenn auch völlig ungeordnete – aktive Muskeltätigkeit zeigt und das sterbende Herz beim pankardialen Herzstillstand einzelne „wurmförmige" Kontraktionen produziert, die im EKG als stets verbreiterte und polymorphe QRS-Komplexe in unregelmäßigen Abständen registriert werden können.

Im allgemeinen jedoch sind die hämodynamischen Auswirkungen kardialer Arrhyth-mien von mehreren Faktoren abhängig. Dazu zählen jene, die der Arrhythmie selbst zugehören, wobei der Herzfrequenz, der Erregungsausbreitung und der richtigen oder pathologischen Abstimmung von Vorhof- und Kammersystole unterschiedliche Bedeu-tung zukommen. Die Rhythmusstörungen entstehen nicht nur aus dem Herzen, sondern wirken auf das gesunde oder durch unterschiedliche Erkrankungen in verschiedenem Maße betroffene Herz zurück, was bestimmt wird durch Faktoren wie die Qualität der Myokardfunktion, die Suffizienz oder Insuffizienz der Ventilfunktion der Klappen und nicht zuletzt durch den Grad der Behinderung der Koronardurchblutung (Abb. 1) (27).

Im wesentlichen sind es die peripheren Auswirkungen der Hämodynamik, die über Barorezeptorenveränderungen Einfluß gewinnen oder über die gestörte Gesamtdurch-blutung mittels neurohumoraler Umstellungen Kompensationsmechanismen aktivieren. Das vasopressorische System etwa kann in wenigen Minuten aktiviert werden, wenn Vorhof und Kammer bei einer ventrikulären Tachykardie gleichzeitig erregt werden und die Systolen beider Herzabschnitte zu einer Vorhofpfropfung führen (18).

Wenig erforscht, aber letztlich mit von entscheidender Bedeutung sind psychovege-tative Faktoren, deren Einstellung und Einwirkung insbesondere bei paroxysmal auftretenden Arrhythmien zum einen die Hämodynamik beeinflussen und zum anderen auf die Rhythmusstörungen selbst in jedweder Richtung Wirkung zeigen können (24).

Es wurde postuliert, daß kardiale Kompensationsmechanismen die Auswirkungen der Arrhythmie, insbesondere einer Tachykardie, durch Beeinflussung des Koppelungsvor-

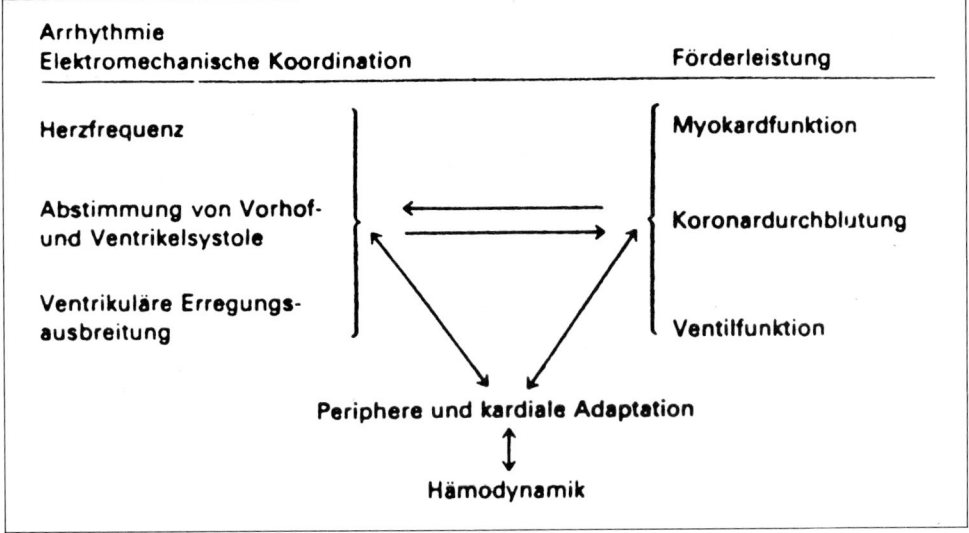

Arrhythmie
Elektromechanische Koordination   Förderleistung

Herzfrequenz   Myokardfunktion

Abstimmung von Vorhof-   Koronardurchblutung
und Ventrikelsystole

Ventrikuläre Erregungs-   Ventilfunktion
ausbreitung

Periphere und kardiale Adaptation

Hämodynamik

Abb. 1. Schematische Darstellung möglicher Zusammenhänge zwischen arrhythmieeigenen Faktoren und der elektromechanischen Koordination und Faktoren, die die Förderleistung des Herzens durch ihre Wirkung und Rückwirkung auf Mechanismen der peripheren und kardialen Adaptation bestimmen. Die Abstimmung dieser Faktoren bestimmt die hämodynamische Situation.

ganges zwischen Erregung und Kontraktion direkt verändern können. Welche Bedeutung diesem jetzt AFORMED (**a**lternating **f**ailure **o**f **r**esponse **m**echanical to **e**lectrical **d**epolarization) genannten Phänomen (8) jedoch wirklich zukommt, wurde bisher nicht durch weitere systematische Untersuchungen abgesichert.

Diese hier eher allgemein aufgezählten Faktoren, die über Suffizienz und Insuffizienz der kardialen Leistung und des peripheren Kreislaufes bei einer Herzrhythmusstörung entscheiden, bezeichnen wie Mosaiksteine die aktuelle hämodynamische Situation; nur ist ihr jeweiliger Beitrag im Einzelfall nicht so klar umrissen wie beim Mosaik, und nicht immer sind die Lücken zu füllen.

Daher macht es sich diese Darstellung zur Aufgabe, den Einfluß der einzelnen Faktoren zu untersuchen und Wissenslücken aufzuzeigen.

Herzfrequenz

Eine von der normalen Breite abweichende Frequenz ist das augenfälligste Merkmal einer Herzrhythmusstörung. Bei Tachykardien liegt eine „Wendemarke" bei ca. 170/min, von der ab die Verkürzung der Diastole, die eine immer ungenügendere Füllung der Ventrikel und ein sich stärker verringerndes Schlagvolumen zur Folge hat, durch die Frequenz nicht mehr ausgeglichen werden kann. Der Venendruck erhöht sich und das HZV, vorher angestiegen, fällt bei dieser kritischen Frequenz mit scharfem Knick ab. Diese Werte von Corday und Lang (9) geben freilich nur das allgemeine Prinzip wieder. Bei Hochleistungssportlern etwa sind ohne Einschränkung der kardialen Förderleistung Frequenzen über 220 Schläge/min möglich. Es handelt sich dann aber um eine Sinustachykardie, bei der die zeitliche Abstimmung von Vorhof- und Kammersystole erhalten bleibt. Genauere Untersuchungen an untrainierten Personen liegen nicht vor. Während also die Auswirkungen der Frequenz schon bei Gesunden durch interindividuelle Unterschiede bestimmt werden, lassen kardiale und extrakardiale Grunderkrankungen die Varianz der hämodynamischen Reaktionen auf die Frequenzerhöhung noch erheblich steigen.

Die Arbeit des Herzens bei plötzlich einsetzender Tachykardie kann an einer Druckvolumenkurve abgelesen werden. Diese wird pro Schlag zunächst kleiner, da bei plötzlichem Heraufsetzen der Frequenz von 100 auf 160 Schläge/min die Fläche unter der Kurve kleiner und das diastolische Volumen geringer werden. Die abgebildete Kurve zeigt nur diese erste Phase (Abb. 2). Später wird das diastolische Volumen des Herzens durch eine Art „kompensatorische Dilatation" (28) wieder größer.

Die hämodynamischen Auswirkungen eines alleinigen Frequenzabfalles sind noch spärlicher untersucht. Medikamente, die wie etwa die Betarezeptorenblocker einen Frequenzabfall auslösen, wirken gleichzeitig negativ inotrop, so daß die akutelle hämodynamische Situation aus dem Einfluß mehrerer Faktoren resultiert. Elektrische Verfahren, um die Frequenz unterschiedlich stark und lange zu senken, lassen sich als programmierte Stimulation in den Vorhöfen zur Erzeugung von eng gekoppelten und damit hämodynamisch unwirksamen Extrasystolen bis zu einem gewissen Grade einsetzen. Solche Methoden wurden zur Untersuchung der Hämodynamik bei Bradykardie bisher nicht angewandt und eignen sich auch nicht als Untersuchungsmodell. Die

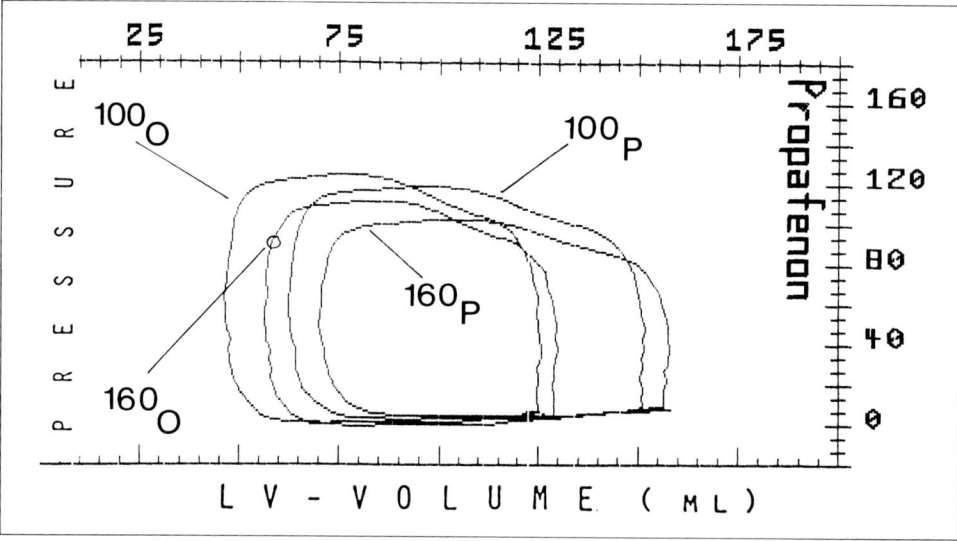

Abb. 2. Mit dem Conductance-Katheter nach Baan aufgenommene Druckvolumenschleifen des linken Ventrikels (gemittelte Kurven von 6 Patienten, die in Ruhe eine normale Ventrikelfunktion aufwiesen und trotz Koronarkrankheit bei einer Frequenz von 160 Schlägen/min keine Ischämie zeigten). Gegenüber einer bei einer Ventrikelfrequenz von 100 Schlägen/min (100 $_0$) aufgenommenen Kurve zeigt die bei ventrikelstimulierter Frequenz von 160 Schlägen/min aufgenommene Kurve (160$_0$) eine Verkleinerung der Fläche unter der Kurve als Maß für die verringerte Schlagarbeit, jedoch eine zusätzliche enddiastolische Volumenabnahme. Nach Gabe von 1,5 mg Propafenon i.v. (100$_p$ und 160 $_p$) werden die enddiastolischen Volumina deutlich vergrößert, und die Schlagarbeit wird bei stimulierter Frequenz von 160 Schlägen/min deutlich kleiner.

4

postextrasystolische Potenzierung der auf die induzierte Extrasystolie folgenden Systole könnte im Nettoeffekt die Verminderung der Pumpleistung teilweise oder ganz wieder aufheben (16). Sicher spielt bei der Bradykardie die Füllungsbehinderung der Ventrikel durch das Perikard auch bei sonst gesundem Herzen eine bedeutsame Rolle. Bis ca. 250 ml Blut können einströmen, bevor die „Korsettfunktion" des Perikards behindernd wirkt. Geht man davon aus, daß ca. 80% dieses Volumens als Ejektionsfraktion pro Schlag ausgeworfen werden, könnte ein HZV von 5 l/min mit 25 Herzschlägen aufrechterhalten werden. Solche Frequenzen werden aber weder akut noch auf Dauer toleriert (27). Auch hier muß bei Gesunden eine vom Trainingszustand abhängige, interindividuell verschieden große Streubreite in Betracht gezogen werden. Beim Herzkranken werden diese generellen Gegebenheiten durch die Grundkrankheit überlagert und entscheidend bestimmt. So bleiben Erhöhungen des HZV durch Anhebung der Herzfrequenz mit nach VVI-Modus arbeitenden Schrittmachern nur vorübergehend nachweisbar, obwohl die Frequenz des Schrittmachersystems sich im Verlauf nicht ändert (1, 19).

Cum grano salis könnte postuliert werden, daß die akut und für einige Zeit tolerable Herzfrequenz bei sonst Gesunden im Mittel zwischen 170 und 35 Schlägen/min liegt.

Abstimmung von Vorhof- und Kammersystolen

Dieser zweite der Arrhythmie selbst eigene, auf die Hämodynamik wirkende Faktor kommt vor allem dann zum Tragen, wenn die Unterstützungspumpfunktion der Vorhofsystole für die diastolische Füllung und damit für die Ejektionsfraktion der Ventrikel nötig wird. Generell ist dies bei Erhöhung des enddiastolischen Ventrikeldruckes der Fall, speziell bei einer Behinderung des Einflusses vorwiegend in den linken Ventrikel, z.B. bei einer Mitralstenose.

Im folgenden Beispiel (Tabelle 1) wird bei einem Patienten mit dilatativer Kardiomyopathie und einem am mittleren Pulmonalarterienmitteldruck von in Ruhe 32 mmHg abzulesenden erhöhten linksventrikulären enddiastolischen Druck ein Cardiac index von noch 2,3 l/min/m^2 gemessen. Die Herzfrequenz bei Sinusrhythmus beträgt 89 Schläge/min. Tritt Vorhofflimmern ein, fällt der Cardiac index auf 1,6 l/min ab. Die mittlere Kammerfrequenz liegt bei 120 Schläge/min, und der Mitteldruck in der Pulmonalarterie steigt weiter auf 38 mmHg an. Der Systemblutdruck fällt von 130/80 auf 115/80 mmHg. Wird der Sinusrhythmus wiederhergestellt, erhöht sich der Cardiac index auf 2,2 l/min/m^2, bei einem Pulmonalarterienmitteldruck von 33 mmHg und einer Herzfrequenz von 95 Schlägen/min. Um den Sinusrhythmus zu erhalten, wurden 500 mg/die Disopyramid gegeben; der Cardiac index fiel erneut auf 1,8 l/min bei Erhöhung des PAPm auf 36 mmHg bei nur gering gestiegener Herzfrequenz auf 98 Schläge/min.

Bei einem Patienten mit einer Mitralstenose (siehe Tabelle 1) bewirkt der Eintritt des Vorhofflimmerns bei Anstieg der mittleren Kammerfrequenz von 76 Schläge/min bei Sinusrhythmus auf 93 Schläge/min einen Abfall des Cardiac index von 2,5 auf 1,9 l/min/m^2. Die mangelnde Vorhofentleerung trägt zu einem stärkeren Anstieg des PAPm von 27 mmHg bei Sinusrhythmus auf 39 mmHg bei. Die Wiederherstellung des Sinusrhythmus führt zu einer Erhöhung des Cardiac index auf 2,5 l/min/m^2, und der PAPm sinkt auf 30 mmHg ab. Auch hier wird durch die zusätzliche Behandlung mit 4 x 250 mg/die Chinidin, einem Retardpräparat, zur Erhaltung des Sinusrhythmus, der

Tabelle 1. Beispiele je eines Patienten mit dilatativer Kardiomyopathie und Mitralstenose bei Übergang von Sinusrhythmus (SR) in Vorhofflimmern (AF), bei erneutem Sinusrhythmus und Sinusrhythmus bei Prophylaxe mit einem Antiarrhythmikum.

| | Dilatative Kardiomyopathie | | | |
	SR	AF	SR	SR + DISO
CI ($1/min/m^2$)	2,3	1,6	2,2	1,8
PAPm (mmHg)	32	38	33	36
HF (min^{-1})	89	120	95	98
RR (mmHg)	130/80	115/80	125/85	120/80

| | Mitralstenose | | | |
CI ($1/min/m^2$)	2,5	1,9	2,5	2,35
PAPm (mmHg)	27	39	30	32
HF (min^{-1})	76	93	80	79
RR (mmHg)	125/85	105/90	120/85	120/85

Cardiac index wieder reduziert, jedoch nicht so drastisch, von 2,5 auf 2,35 $1/min/m^2$. Das liegt einmal an der möglicherweise schwächer ausgeprägten negativ inotropen Wirkung des Chinidins gegenüber dem Disopyramid, mehr aber wohl daran, daß die Wirkung auf den Vorhof in dieser Hinsicht weniger Auswirkungen hat und der linke Ventrikel bei diesem Klappenfehler weder druck- noch volumenbelastet ist. Bei einer Behandlung zur Erhaltung des Sinusrhythmus müssen die hämodynamischen Vorteile einer zeitgerecht einfallenden Vorhofsystole und die regelmäßige Herzfrequenz stets gegenüber möglichen negativ inotropen Wirkungen der Antiarrhythmika abgewogen werden.

Wenige Befunde, denen allerdings bisher nicht systematisch nachgegangen wurde, zeigen, daß ein plötzlicher Ausfall der Vorhofkontraktion bei intermittierendem SA-Block (Abb. 3) nicht nur zu einem Abfall des linksventrikulären Spitzendruckes, sondern auch zur Abnahme von dp/dt max führen. Dieser Verlust an Kontraktilität ist noch nicht vollständig geklärt, jedoch spielt die erhöhte Faser-Anfangsspannung der Ventrikelmuskulatur durch die aktive atriale Entleerung sicher eine Rolle. Kritisch ist das Intervall zwischen Vorhof- und Ventrikelsystole, und zwar über einen weiten Frequenzbereich. Über die hämodynamische Auswirkung der Abhängigkeit dieses Intervalls von der Grundfrequenz liegen unterschiedliche Befunde vor (14, 22). In Untersuchungen des eigenen Arbeitskreises (25) konnte gezeigt werden, daß über einen weiten Frequenzbereich (geprüft wurden neben Sinusrhythmus Frequenzen von 110, 140 und 170 Schlägen/min) die AV-sequentielle Stimulation bezüglich des aortalen Druckes

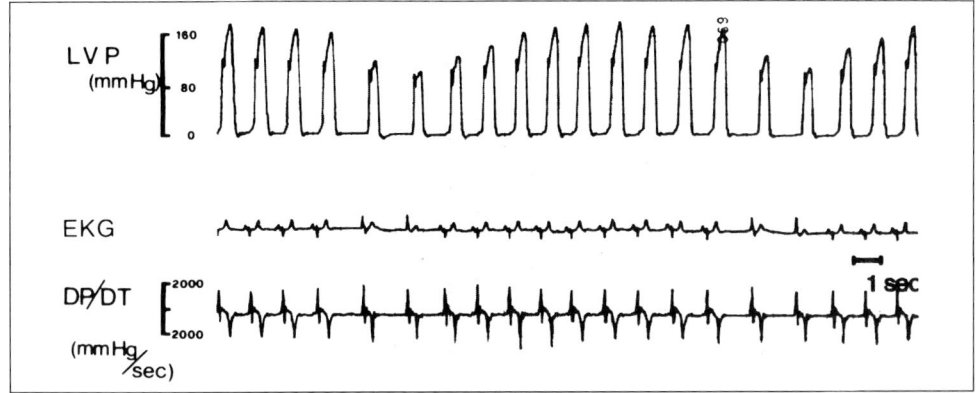

Abb. 3. Aufzeichnung von Druck im linken Ventrikel (LVP), EKG und Kontraktilitätsindex DP/DT bei intermittierender sinuatrialer Blockierung. Bei Ausbleiben der atrialen Systole oder einer nicht optimalen AV-Sequenz fällt der Druck im linken Ventrikel ab, gleichzeitig wird dp/dt vermindert (am deutlichsten in der letzten Episode des SA-Blockes (aus 27).

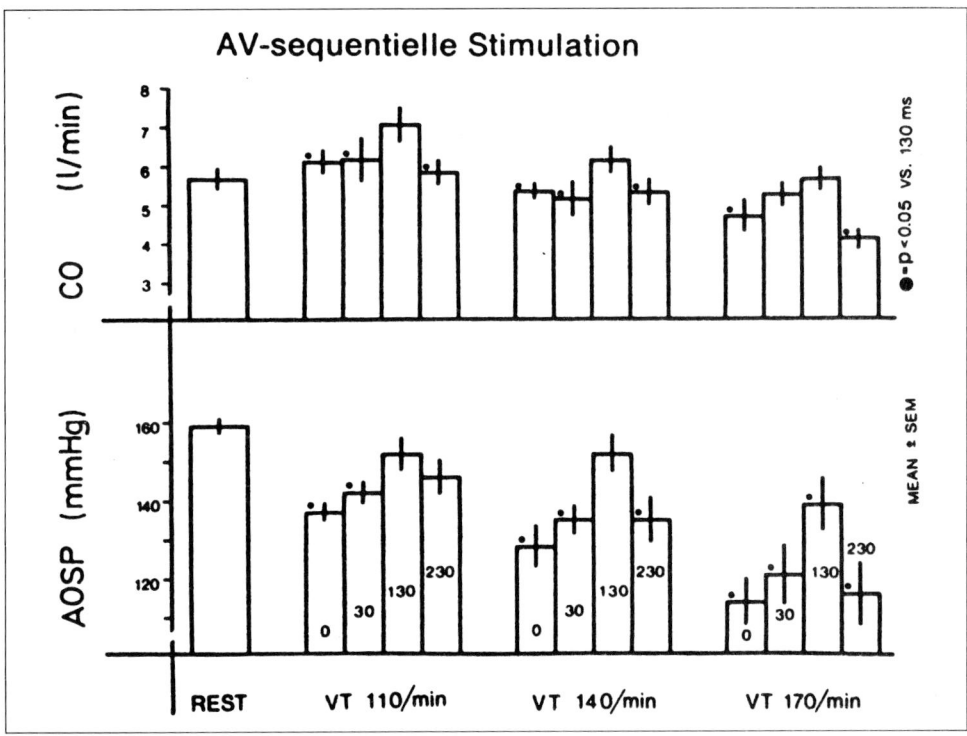

Abb. 4. Veränderung des HZV (Co[l/min]) und des aortalen Spitzendruckes (AOSP [mmHg]) gegenüber den Ruhewerten, wenn bei stimulierten ventrikulären Tachykardien von 110, 140 und 170 Schlägen/min das AV-Intervall bei sequentieller Stimulation zwischen 0 und 230 msec geändert wird. Für beide Werte stellt sich ein Abstand von 130 msec zwischen Vorhof- und Kammersystole als am günstigsten dar (aus 27).

und des HZV am effektivsten war, wenn das AV-Intervall 130 msec betrug (Abb. 4). Die atriale Transportfunktion kann selbst unter hohen Herzfrequenzen bei einem 130-msec-Intervall in zweifacher Hinsicht wirksam werden. Einmal kann die erhöhte Wandspannung der Vorhöfe bei Öffnung der AV-Klappen die Austreibung des angesammelten Blutes in die Ventrikel fördern, zum anderen entsteht eine Vorhofsystole, die aktiv zur Füllung der Ventrikel beiträgt (6, 13).

Erregungsausbreitung

Der letzte der Arrhythmie eigene Faktor hat sicherlich die geringste Bedeutung. Zwar kann durch eine intraventrikuläre Erregungsausbreitungsstörung z.B. der intrakavitäre Druckgradient zumindest vorübergehend vermindert werden, wenn eine hypertrophe obstruktive Kardiomyopathie vorliegt (15). Bisher gibt es jedoch keine Untersuchung über den Einfluß einer abnormen ventrikulären Erregungsausbreitung verglichen mit einer normalen Erregungsausbreitung bei identischen Frequenzen und ohne daß anterograde oder retrograde Vorhoferregungen eine Rolle spielen.

Werden z.B. Patienten mit einem kompletten anterograden und retrograden Block der Erregungsleitung im AV-Knoten einmal suprabifurkational vom His-Bündel stimuliert, resultiert daraus eine normale ventrikuläre Erregungsausbreitung; wird mit gleichen Frequenzen (70 und 90 Schläge/min) aus der Spitze des rechten Ventrikels stimuliert, unterscheiden sich die Auswirkungen bezüglich der Förderleistung des Herzens bei den 9 untersuchten Patienten statistisch nicht. Diese Messungen, jeweils nach 15minütiger Stimulation durchgeführt, beziehen sich jedoch nur auf die Akutveränderungen und fallen möglicherweise noch in die Adaptationsphase (Abb. 5).

Die Rückwirkungen der Arrhythmie auf das Herz sind mannigfach und sicher nicht in ein Schema einzuordnen. Wenn dennoch eine Unterteilung vorgenommen wird, dann um zu zeigen, daß bestimmte Faktoren in den Vordergrund treten können. Durch sie kann die hämodynamische Situation im wesentlichen bestimmt werden, und sie bestimmen auch mit die Therapie.

Myokardfunktion

Bei systolischen Funktionsstörungen des Myokards verliert das Herz in zunehmendem Maße die Fähigkeit, sein vergrößertes enddiastolisches Volumen durch Mobilisierung der „systolischen Restblutmenge" für eine erhöhte Ejektionsfraktion nutzbar zu machen. Diese allgemeine Überlegung gilt sowohl für bradykarde wie tachykarde Rhythmusstörungen. Liegt dazu – wie es meist der Fall ist – ein erhöhter enddiastolischer Druck vor, wirkt sich der Fortfall der atrialen Transportfunktion zusätzlich ungünstig aus.

Bei diastolischem Dehnbarkeitsverlust, d.h. einer Störung der Compliance, sind akute klinische Verschlechterungen durch Arrhythmien häufig unmittelbar durch einen Wegfall der Vorhofsystole bedingt, wie z.B. beim Vorhofflimmern, auch dann, wenn die Kammerfrequenz bei der absoluten Arrhythmie nicht wesentlich von der vorhergehenden Sinusfrequenz abweicht.

Bei reiner Hypertrophie der linken Kammer – untersucht an einem Patientenkollektiv mit Aortenstenose, aber unauffälligen Kranzarterien und verglichen mit nicht Herzkranken und Patienten mit koronarer Herzerkrankung – bewirkt eine durch ventrikuläre

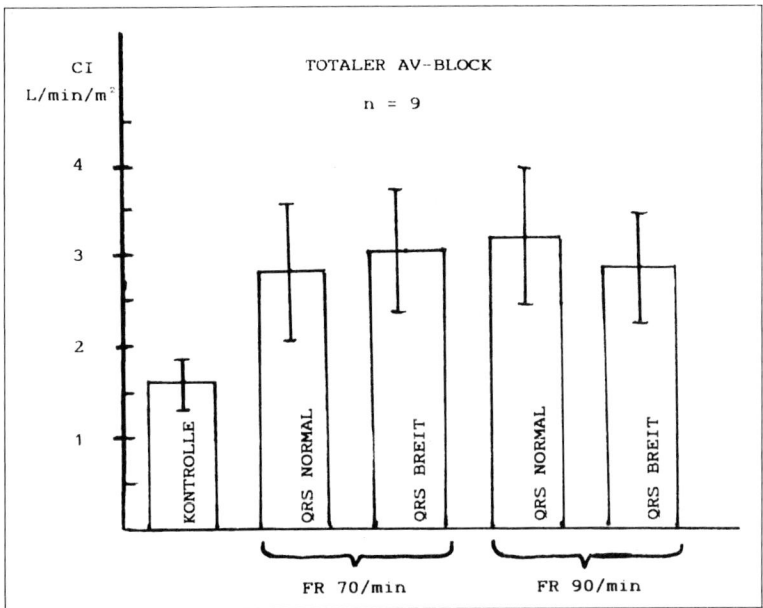

Abb. 5. Mittelwerte des Herzindex (CI, [l/min/m²]) bei 9 Patienten mit totalem anterogradem und retrogradem AV-Block. Verglichen mit den Kontrollwerten steigt das HZV bei Stimulation mit Frequenzen von 70 und 90 Schlägen/min an. Ein statistisch signifikanter Unterschied bei Stimulation vom His-Bündel (QRS normal) und von der Spitze des rechten Ventrikels (QRS breit) zeigt die Erhöhung des Herzindex bei der unterschiedlichen Erregungsausbreitung jedoch nicht.

Stimulation nachgeahmte Tachykardie von 170 Schlägen/min bei Patienten mit Hypertrophie zwar einen mit den beiden anderen Gruppen vergleichbaren Anstieg der Koronardurchblutung (gemessen am Koronarsinusausfluß); die Laktatproduktion ist aber ebenso hoch wie bei den Koronarkranken (Abb. 6). Durch die Tachykardie kann also eine Ischämie erzeugt werden, wobei drei extravaskuläre, nicht koronare Faktoren eine Rolle spielen:
1. die Verkürzung der Diastole bei der Tachykardie;
2. der Anstieg des enddiastolischen Druckes im linken Ventrikel;
3. die Erhöhung des Sauerstoffverbrauches, die auch ein gesundes Koronarsystem bei Hypertrophie nicht voll kompensieren kann.
Ob eine zusätzliche intramyokardiale Druckerhöhung eine weitere extrakoronarielle Durchblutungsbehinderung zur Folge hat, ist unklar. In den geschilderten Untersuchungen fiel der aortale Perfusionsdruck jedoch nicht ab (25, 27).

Ventilfunktion der Klappen

Bei einer durch einen erkrankten Klappenapparat hervorgerufenen Ventilstörung lassen sich generelle Aussagen machen. Eine Bradykardie wird die hämodynamische Situation bei Klappeninsuffizienzen verschlechtern. Die Größe des Regurgitationsvolumens bei Schlußunfähigkeit der Aortenklappe steht in direkter Beziehung zur Herzfrequenz (bei gleichem Grad der Klappenschlußunfähigkeit) (21). Bei einer Mitralklappeninsuffizienz

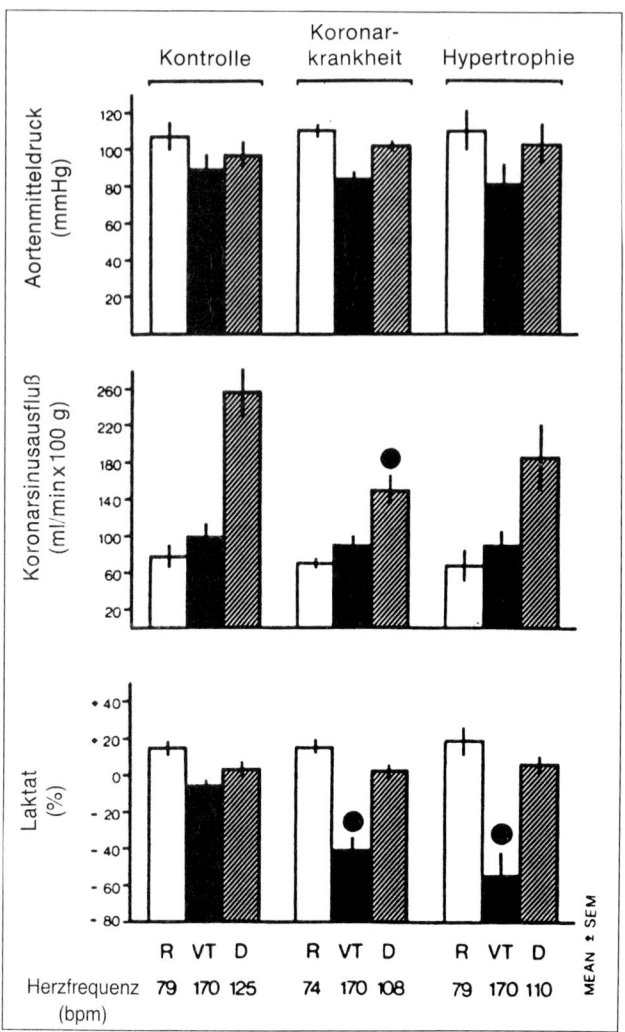

Abb. 6. Aortenmitteldruck (mmHg), Koronarsinusausfluß (ml/min x 100 g) und Laktat (%) bei einem gesunden Kollektiv, einer koronarkranken Patientengruppe und bei Patienten mit Hypertrophie des linken Ventrikels bei Aortenstenose. Bei einer stimulierten ventrikulären Frequenz von 170 Schlägen/min (VT) fällt der Aortenmitteldruck bei allen drei Gruppen etwa gleich stark ab. Die Koronardurchblutung steigt ebenfalls vergleichbar in allen drei Gruppen. Nur bei den Koronarkranken und bei den Patienten mit Hypertrophie erfolgt Laktatproduktion. Bei Mobilisierung der Koronarreserve durch Dipyridamol (D) zeigen die Gesunden eine deutlich größere Reserve als die Koronarkranken. Obgleich nicht statistisch unterschiedlich, ist die Koronardurchblutung auch bei den Patienten mit Hypertrophie erniedrigt (nach 27).

kann die verlängerte Systole bei Bradykardie ein größeres Volumen des zum Niederdrucksystem zählenden linken Vorhofes nach sich ziehen. Eine Bradykardie wirkt sich dagegen günstig bei einer Mitralstenose aus, da die Zeit für die Entleerung des linken Vorhofes und damit für die Ventrikelfüllung größer wird. Tachykardien wirken

10

sich bei diesen Klappenfehlern ebenso ungünstig aus wie bei Aortenstenosen. Hervorhebung verdient ein besonderer Befund bei Patienten mit Aortenstenosen, die an einer Tachykardie leiden.

In Abb. 7 sind die Befunde von Patienten mit geringer Aortenstenose (Druckgradient im Mittel 19 mmHg), denen von Patienten mit großem Druckgradient (im Mittel 74 mmHg) gegenübergestellt. Der geringe Druckgradient bei den Patienten mit leichten Stenosen war – wie aus den Ruhewerten des Herzindex und des Pulmonalarterienmitteldruckes zu ersehen ist – nicht durch einen schon versagenden linken Ventrikel bedingt. Die wiedergegebenen Werte wurden in Ruhe und unter ventrikulärer Stimulation mit Frequenzen von 110, 140 und 170 Schlägen/min gemessen bzw. errechnet. Mit steigender Frequenz verringert sich der Druckgradient bei den Patienten mit ausgangs höheren Gradienten stärker. Sowohl das Abfallen des linksventrikulären Spitzendruckes als auch des systolischen Aortendruckes tragen dazu bei. Dieses Abfallen des Aortendruckes bei hohen ventrikulären Frequenzen hängt ursächlich wohl mit der Verringerung des HZV bei Tachykardie zusammen. Der Adaptationsvorgang durch Erhöhung des peripheren Widerstandes, wie er bei dem Kollektiv mit leichten Stenosen zu erkennen ist, bleibt bei den Patienten mit hohem Druckgradienten und schweren Aortenstenosen aus. Eine mangelnde Widerstandsanpassung könnte hier ein begünstigender Faktor für das Auftreten von Synkopen sein. Dabei wären bei sich verschlechternder Herzleistung eher in Ruhe sowie während und nach Belastung

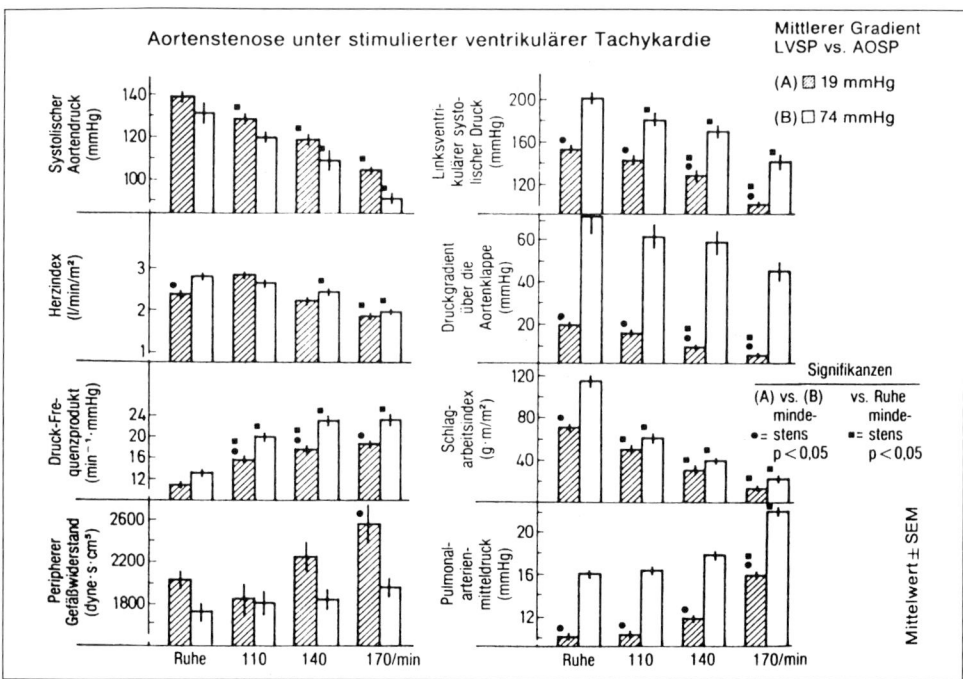

Abb. 7. Mittlere hämodynamische Veränderungen bei Patienten mit Aortenklappenstenose und kleinem Druckgradienten (schraffiert) und großem Druckgradienten. Verglichen werden Ruhewerte mit denen unter ventrikulärer Stimulation mit Frequenzen von 110, 140 und 170 Schlägen/min (aus 27).

11

erhöhte Widerstände zu erwarten. Die Befunde zeigen weiter die Erhöhung des Druckfrequenzproduktes, Maß für den O_2-Verbrauch des hypertrophierten Herzens, als einen Grund für die bereits erwähnte metabolische Umstellung bei Tachykardie.

Das Beispiel von Patienten mit Aortenklappenstenosen verdeutlicht bereits, wie schwer die zur jeweiligen hämodynamischen Situation beitragenden Faktoren zu differenzieren sind. Dies wird noch komplizierter, wenn Stenosen der Koronararterien die Koronarzirkulation beeinträchtigen. Wiederholt wurde darauf hingewiesen, daß sowohl in der kontraktilen Reserve als auch in der Koronarreserve gegenüber tachykarden Rhythmusstörungen nur wenig zureichende Kompensationsvorgänge zur Verfügung stehen (2).

Koronardurchblutung

Die Koronardurchblutung geschieht aktiv während der Diastole, die sich bei Tachykardie relativ stärker verkürzt als die Systole. Während der Systole wird aber das Blut in den Koronarien nicht nur in Richtung venöser Ausfluß, sondern auch in Richtung arterieller Einfluß bewegt. Dies hat, wenn nicht retrograden Fluß, dann zumindest Flußstillstand in den Koronarien zur Folge. Der diastolische Füllungsdruck muß zunächst die Flußrichtung umkehren bzw. den Koronarfluß wieder in Bewegung setzen, bevor eine effektive Flußversorgung stattfinden kann. Die Anzahl der Herzschläge und die Druckentwicklung bzw. der erreichte Spitzendruck, die Druckerhaltung sowie die Geometrie des Ventrikels und auch das geförderte Schlagvolumen oder die Schlagarbeit sind die Hauptdeterminaten des myokardialen Sauerstoffverbrauches (5, 20). Wird z.B. der O_2-Verbrauch nach der von Bretschneider (20) angegebenen Formel bestimmt – die beim Patienten eine gute Übereinstimmung mit dem direkt aus dem Koronarsinusausfluß und der AV-O_2-Verbrauch des Myokards zeigt (27) – findet sich eine mindestens 60%ige Erhöhung des O_2-Verbrauchs bei einer Tachykardie von 170 Schlägen/min gegenüber einer Sinusfrequenz von ca. 60–90 Schlägen/min. Daß die Verdoppelung der Frequenz nicht zur Verdoppelung des Sauerstoffverbrauches führt, ist durch den Druckabfall während der Tachykardie bedingt: Bei normalen Koronararterien kann eine solche Erhöhung des O_2-Verbrauchs durch die große Koronarreserve ausgeglichen werden, die allerdings bei Stenosen der größeren Gefäße trotz Erweiterungsfähigkeit der arteriolären Widerstandsgefäße von vornherein eingeschränkt ist.

Abbildung 8 macht deutlich, daß die mit Dipyridamol rekrutierbare Koronarreserve gemessen am Koronarsinusausfluß, bei den neun Patienten mit angiografisch nachgewiesener Mehrgefäßerkrankung gegenüber einem Kollektiv von sechs Gesunden bereits bei einer stimulierten Ventrikelfrequenz von 100 Schlägen/min statistisch deutlich geringer ist. Die gemessenen Werte differieren um den Faktor 1,8 (285 vs. 157 ml/min/100 g). Bei einer stimulierten Frequenz von 170 Schlägen/min sind die Unterschiede immer noch statistisch signifikant, aber nicht mehr so ausgeprägt. Die resultierende Dysfunktion des Ventrikels und die ventrikuläre bzw. arterielle Druckminderung führen zum Abfall der Ejektionsfraktion bzw. des Schlagvolumens (27). Kardiale Konsequenzen sind Ischämie mit Angina pectoris bis hin zur Infarzierung.

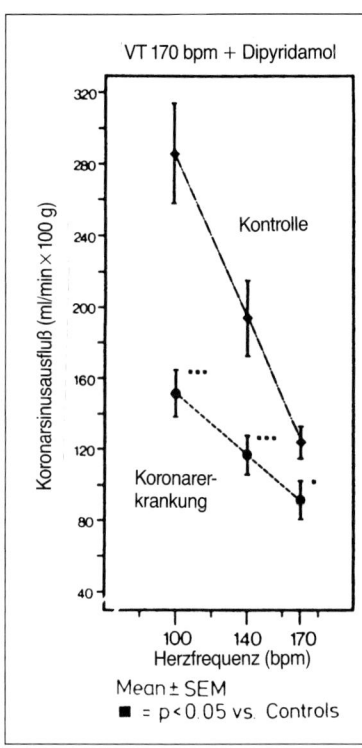

VT 170 bpm + Dipyridamol

Koronarsinusausfluß (ml/min × 100 g)

Kontrolle

Koronarer-
krankung

100   140   170
Herzfrequenz (bpm)

Mean ± SEM
■ = p < 0.05 vs. Controls

Abb. 8. Änderungen der Koronardurchblutung, gemessen am Koronarsinusausfluß bei 6 Herzgesunden und bei 9 Patienten mit Koronarerkrankung. Die Koronarreserve wurde durch Dipyridamol voll mobilisiert und eine stimulierte ventrikuläre Tachykardie von 100, 140 und 170 Schlägen/min erzeugt. Linearer Durchblutungsabfall in beiden Gruppen; die eingeschränkte Koronarreserve der Patienten mit Koronarerkrankung und der stärkere Verbrauch dieser Reserve unter Tachykardie ist gegenüber dem gesunden Vergleichskollektiv signifikant (nach 27).

Kompensationsmechanismen

Den peripheren Auswirkungen der Tachykardie durch den Abfall des HZV kann nur mit einer Umverteilung über Adaptations- und Kompensationsmechanismen zu begegnen versucht werden. Eine Adaptation mit dem Ziel, die gestörte Hämodynamik zu kompensieren, soll zunächst den schlagartig abgefallenen Druck wieder stabilisieren.

Bei einer supraventrikulären Tachykardie, ausgelöst durch programmierte atriale Stimulation, stellt sich zunächst ein frequenzabhängiger Rechtsschenkelblock für 10 Schläge ein. Diese intraventrikuläre Erregungsausbreitungsstörung hat jedoch keinen Einfluß auf die hämodynamischen Veränderungen, was die bereits herausgestellte relative Unwichtigkeit einer andersartigen ventrikulären Erregungsleitung unterstreicht (Abb. 9).

Der systolische Ventrikeldruck fällt unter den diastolischen aortalen Druck, so daß die Aortenklappe nicht geöffnet wird und die Herzaktionen frustran sind. Sehr langsam steigt der Ventrikeldruck danach wieder an, so daß der inzwischen erheblich abgefallene Aortendruck überwunden wird und sich erneut Druckwellen in der Aorta darstellen. Die Druckerhöhung in der Pulmonalarterie reflektiert nicht etwa die Erhöhung des linksventrikulären enddiastolischen Druckes, sondern vielmehr die durch die Reentry-Tachykardie gleichzeitig mit den Ventrikeln retrograd aktivierten Vorhöfe, deren Systole gegen die geschlossenen Klappen wirkt. Diese Erhöhung bleibt bestehen und zeigt keine Normalisierungstendenz, die eher den rechten Ventrikel belasten würde. Die übrigen hämodynamischen Veränderungen zeigen dagegen innerhalb von Minuten eine

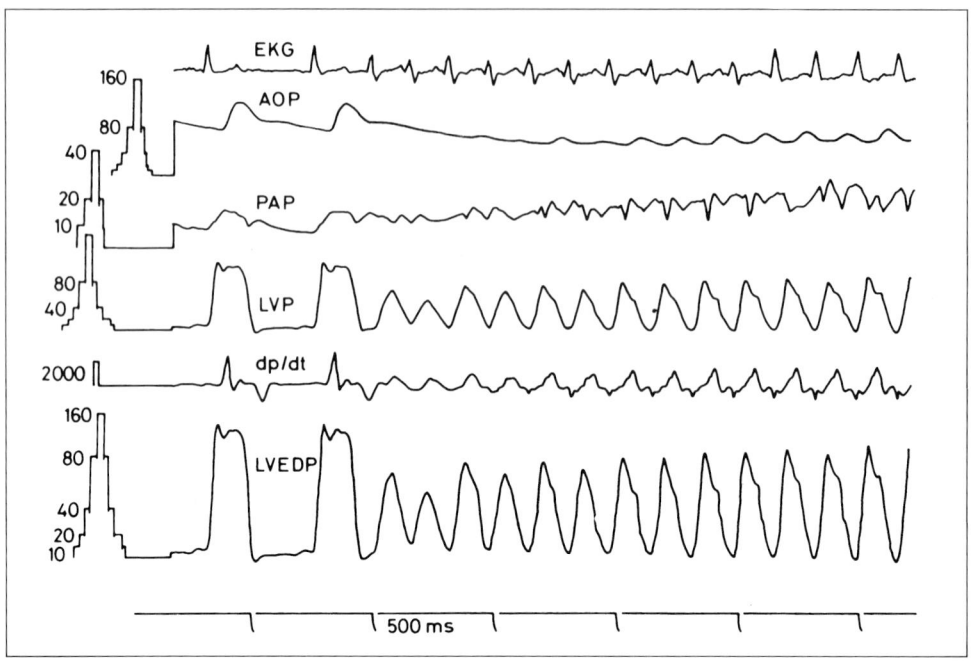

Abb. 9. Originalaufzeichnung einer paroxysmalen supraventrikulären Tachykardie (PST) bei einem 43jährigen Patienten, EKG (Abl. II), Aortendruck (AOP), Pulmonalarteriendruck (PAP), LV-Druck (LVP), dp/dt und linksventrikulärer enddiastolischer Druck (LVEDP). Der 3. QRS-Komplex ist durch eine Vorhofextrasystole initiiert, die die PST auslöste. Bei Tachykardiebeginn ist ein starker Abfall des AOP, des LVP und des dp/dt max und ein stetiger Anstieg des PAP sichtbar (aus 23).

Tendenz zur Normalisierung, wenn auch die Druckwerte in Ventrikel und Aorta und der Cardiac index nicht wieder den Ausgangswert erreichen. Während einer zweiten, ebenfalls durch elektrische Stimulation ausgelösten Reentry-Tachykardie unterschieden sich weder die Frequenzen noch die hämodynamischen Veränderungen signifikant vom ersten Durchgang (Abb. 10) (23).

Während sich diese Vorgänge sehr kurzfristig einspielen, muß bei einer längeren Tachykardie das erniedrigte HZV umverteilt werden. Für die Kompensation des Druck- und HZV-Abfalls ist in erster Linie eine überschießende sympathische Aktivierung verantwortlich. Sie führt durch Entspeicherung zu einem venösen „Depooling", und auch die arteriellen vaskulären Volumina fallen ab, aufgrund der unterschiedlichen Speicherfunktion zwischen Nieder- und Hochdrucksystem jedoch bedeutend weniger (22).

Diese Umverteilung des erniedrigten HZVs bei bradykarden und tachykarden Rhythmusstörungen wird prinzipiell auch bei jeder anderen Pathogenese einer Herzinsuffizienz folgen. Die spezielle Frage der Kompensation eines ungenügenden HZV – bedingt durch Rhythmusstörungen – ist bisher nur ungenügend untersucht. Ältere Befunde zielen mehr auf die Erklärung von Symptomen in bestimmten Gefäßprovinzen.

Salven von Extrasystolen können den zerebralen Blutfluß bereits bis zu 25% reduzieren, und in höherem Maße bewirken dies Tachykardien. Zur Manifestation der

14

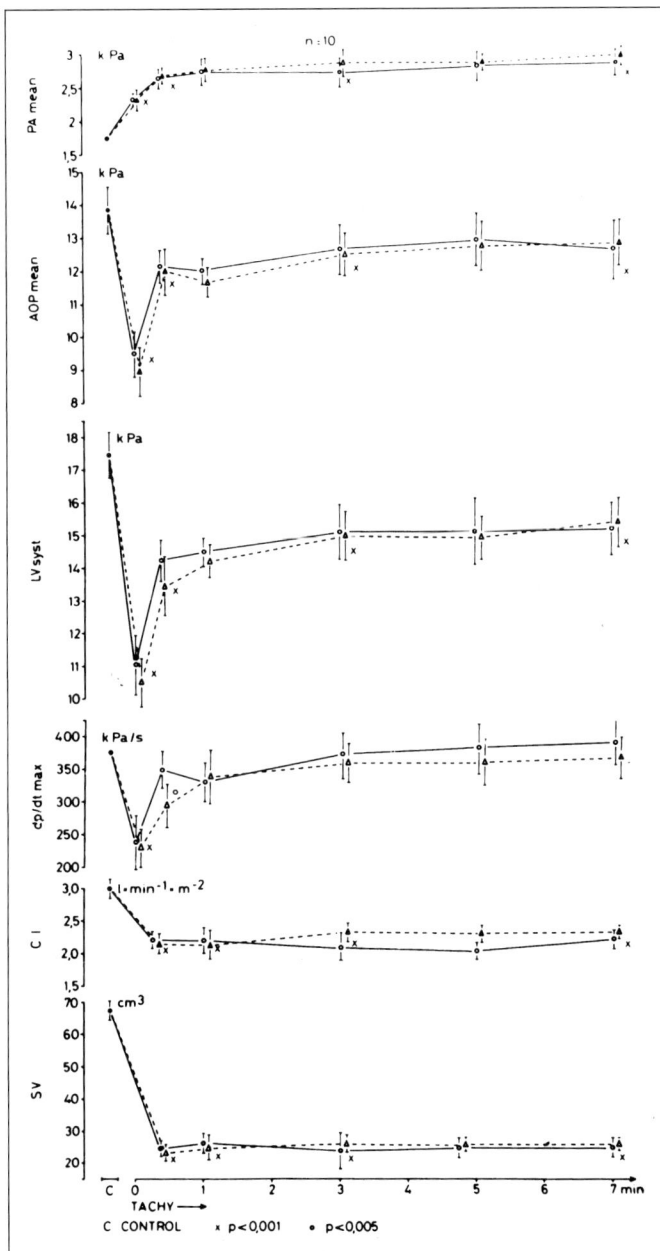

Abb. 10. Mittelwerte des mittleren Pulmonalarteriendruckes (PA mean), des mittleren arteriellen Druckes (AOP mean) und des LV-systolischen Druckes, (LV syst), dp/dt max, Cardiac index (CI) und Schlagvolumen (SV) bei 10 Patienten vor (C) und während einer paroxysmalen Tachykardie (TACHY) graphisch dargestellt. Es handelt sich um die Werte von Doppelmessungen bei zweimaliger Auslösung der Tachykardie (aus 23).

klinischen Symptomatik gehört aber die Koexistenz einer zerebralen Gefäßerkrankung (7, 17). Im muskulokutanen Gefäßbereich können Rhythmusstörungen durch überschießende Sympthatikusaktivierung Gefäßspasmen auslösen, die bei länger anhaltenden Tachykardien bis zur Gangrän der Akren führen können (12). Auch im Mesenterialkreislauf sind solche Gefäßspasmen als Antwort auf die Reduktion des Blutflusses im Gefolge einer Rhythmusstörung beobachtet worden, der bei hochfrequenten supraventrikulären Tachykardien bis zu 34% abfallen kann (4, 11). Diese Vasospasmen werden bei Beseitigung der Rhythmusstörung sofort behoben. Im Gegensatz dazu können die Spasmen am arteriellen Gefäßsystem der Nieren, die bei supraventrikulären und ventrikulären Tachykardien zwischen 18% bis 60% minderdurchblutet werden, auch nach Wiederherstellung des Sinusrhythmus noch länger andauern (3, 10).

Werden diese in älteren Untersuchungen beschriebenen Gefäßverengungen als regionale Veränderung des Widerstandes zur Umverteilung des HZV gewertet, so kann man nun betonen, daß die Adaptation an akute arrhythmiebedingte Veränderungen der Hämodynamik vornehmlich über das vegetative, autonome Nervensystem vermittelt wird.

Daneben spielt das schon erwähnte Phänomen des AFORMED als ein möglicher kardialer, auch akut nutzbarer Kompensations- und Adaptationsmechanismus eine absolut untergeordnete Rolle. Bei einer „2:1-Entkoppelung" von elektrischer und mechanischer Systole würde die Zeit der diastolischen Füllung deutlich verlängert und eine Art postextrasystolische Potenzierung ermöglicht werden. Dies wäre ein positiver Gesichtspunkt dieses Phänomens, das auch als Spielart des elektromechanischen Alternans eingeordnet werden könnte (8).

Letztlich bestimmt jedoch die Grundkrankheit des Herzens die hämodynamische Situation und nicht allein die Frequenzanpassung. Dies wird deutlich in den bereits zitierten älteren Untersuchungen (1, 19) an Patienten mit totalem AV-Block und Frequenzanhebung durch Schrittmacherbehandlung nach dem VVI-Modus. Der zunächst deutliche Gewinn an kardialer Auswurfleistung kann über die Zeit nicht gehalten werden, so daß nach 6 Monaten die vor der Schrittmacherbehandlung nachweisbare Reduktion des HZV wieder vorhanden ist. Dabei ist allerdings zu berücksichtigen, daß bei diesen Patienten die atriale Transportfunktion ausgefallen war.

Schlußfolgerung

Die elektrischen Vorgänge sind demnach nicht allein maßgebend. Sie können im Gegenteil durch Kompensationsvorgänge verschlechtert werden, wenn unter dem Einfluß einer Sympathikusaktivierung positiv dromotrope und positiv bathmotrope Eigenschaften stärker hervortreten und so die Arrhythmie im Sinne einer Rückkoppelung verändert wird. Es sind aber die hämodynamischen Auswirkungen, an denen die Patienten leiden und die letzten Endes auch den Ausgang bestimmen, so daß die therapeutische Unterstützung von Kompensations- und Adaptationsvorgängen und die Vermeidung überschießender Reaktionen mit Ziel einer antiarrhythmischen Behandlung bleiben.

Literatur

1. Adolph RJ, Homes JC, Fukusumi H (1968) Hemodynamic studies in patients with chronically implanted pacemakers. Am Heart J 76:829–832
2. Aronson RS (1981) The hemodynamic consequences of cardiac arrhythmias. Cardiovasc Rev 2: 603
3. Benchimol A, Matsuo S (1971) Continuous measurements of phasic aortic and coronary flow velocity during atrial fibrillation in man. Am J Med 51:466–473
4. Benchimol A, Desser KB, Gartlan JL (1972) Superior mesenteric artery blood flow velocity in man during cardiac arrhythmias. Gastroenterology 62:950–958
5. Bretschneider HJ (1967) Aktuelle Probleme der Koronardurchblutung und des Myokardstoffwechsels. In: Jahn D (Hrsg) Jb Ärztl Fortbild XV/1. Schattauer, Stuttgart
6. Burchell HB (1964) A clinical appraisal of atrial transport function. Lancet 1:775–788
7. Corday E, Rothenberg SF, Putnam TI (1953) Cerebral vascular insufficiency: An explanation of some types of localized cerebral encephalopathy. AMA Arch Neurol Psychiat 69:55–63
8. Corday E, Serruya A, Vyden JK, Gold H, Carvalho M (1969) Alternating failure of mechanical response to electrical depolarization (the AFORMED phenomenon) a new phenomenon in cardiac arrhythmias. Am J Cardiol 23:108–119
9. Corday E, Lang TW (1970) Hemodynamic consequences of cardiac arrhythmias. In: Hurst JW, Logue RB (eds) The Heart. McGraw Hill Book Company, New York pp 484–489
10. Corday F, Vyden JK (1970) Splanchnic vascular syndromes. Mod Concepts Cardiovasc Dis 29:85–98
11. Corday E, Vyden JK (1970) Splanchnic vascular syndromes. Mod Concepts Cardiovasc Dis 29:85–98
12. Greenbaum D (1958) Gangrene of the extremities following cardiac infarction and noradrenalin therapy. Lancet 1:1102–1109
13. Greenberg B, Chatterjee K, Parmley WW, Werner JA, Holly AN (1979) The influence of left ventricular filling pressure on atrial contribution to cardiac output. Am Heart J 98:742–750
14. Hartzler GO, Maloney JD, Curtis JJ, Barnhorst DA (1977) Hemodynamic benefits of atrioventricular sequential pacing after cardiac surgery. Am J Cardiol 40:232–243
15. Hassenstein P, Storch HH, Schmidtz W (1975) Erfahrungen mit der Schrittmacherdauerbehandlung bei Patienten mit obstruktiver Kardiomyopathie. Thoraxchirurgie 23:496
16. Hoffmann BF, Bindler E, Suckling EE (1956) Postextrasystolic potentiation of contraction in cardiac muscle. Am J Physiol 185:95–102
17. Lang TW, Rosselot E, Corday E (1971) Detection by monitoring devices in native environment. In: Russek H (ed) Advances in coronary heart disease. Pippincott, Philadelphia, pp 207–222
18. Mitrović V, Neuss H, Bayha G, Kringe KP, Kremer P, Schlepper M, Greb H (1986) Die Reaktion des vasopressorischen Systems bei Ergometerbelastung (EB) und bei stimulierter Kammertachykardie (VI). Z Kardiol 75 (Suppl 1):70
19. Nager F, Kappenberger L (1977) Hämodynamik nach Schrittmacherimplantation. Internist 18:14–20
20. Rooke GA, Feigl EO (1982): Work as a correlate of canine left ventricular oxygen consumption, and the problem of catecholamine oxygen wasting. Circ Res 50, 2, 273
21. Rothlin M, Rutishauser W, Wirz P (1968) Einfluß der Pulsfrequenz auf die Hämodynamik bei Aorteninsuffizienz. Z Kardiol 57:488–507
22. Ruskin J, Harley A, Rembert J, Greenfield JC (1968) Contribution of atrial systole to ventricular stroke volume in man. Circulation VI:168–173
23. Schlepper M, Weppner HG, Merle H (1978) Hemodynamic effects of supraventricular tachycardias and their alterations by electrically and verapamil induced terminations. Cardiovasc Res 12:28–33
24. Schlepper M (1986) Einflüsse des autonomen Nervensystems bei supraventrikulären Rhythmusstörungen. Z Kardiol 75 (Suppl 5):35–40
25. Thormann J (1980) Tachykardietoleranz bei gesunden, koronarkranken und hypertrophierten Herzen, gemessen an den Änderungen der Koronardurchblutung, der Hämodynamik, der Laktatkonzentration und unter medikamentöser Vasodilatation. Habilitationsschrift, Universität Gießen
26. Thormann J (1980) Die hämodynamische Wirkung von Tachykardie-Stress bei Aortenklappenste-

nosen mit hohen und geringen transvalvulären Gradienten und bei residualen Gradienten nach Klappenersatz. Habilitationsschrift, Universität Gießen.

27. Thormann J, Schlepper M (1983) Hämodynamische Auswirkungen kardialer Arrhythmien. In: Lüderitz B (Hrsg) Handbuch der Inneren Medizin, Bd. IX/1: Herzrhythmusstörungen. Springer, Heidelberg New York, S 355–421
28. Thormann J, Kramer W, Schlepper M (1986) Unveröffentlichte Befunde
29. Waxmann MB, Bonet JF, Finley, JP, Wald RW (1980) Effects of respiration and posture on paroxysmal supraventricular tachycardia. Circulation 62:1011–1020

Anschrift des Verfassers:
Prof Dr. med. M. Schlepper
Direktor der Kerckhoff-Klinik der Max-Planck-Gesellschaft
Benekestr. 4–6
6350 Bad Nauheim

Diskussion

LÜDERITZ:

Welche quantitative Bedeutung kommt den einzelnen Faktoren zu, welche die Hämodynamik, die Herzinsuffizienz und die Herzrhythmusstörungen wechselseitig beeinflussen, also der Herzfrequenz, der Abstimmung von Vorhof- und Ventrikelsystole, der Myokardfunktion, der Koronardurchblutung etc.?

Mein Eindruck ist, daß gerade der Abstimmung von Vorhof- und Ventrikelsystole besondere Bedeutung zukommt. Wenn man sich in diesem Zusammenhang die Schrittmacherentwicklung und -anwendung vor Augen hält, wirft dies Fragen auf im Hinblick auf die frequenzadaptiven Systeme, die ja als Alternative zu den AV-sequentiellen Schrittmachern ins Gespräch gekommen sind. Ist der frequenzadaptive Einkammerschrittmacher, der sich nach Muskelaktivität, Atmung usw. richtet, ein erfolgversprechender Weg, obwohl er bisher auf die Abstimmung von Vorhof- und Ventrikelsystole verzichtet?

SCHLEPPER:

Die zugrundeliegende Ventrikelfunktionsstörung macht es bei vielen Krankheiten notwendig, daß eine Abstimmung zwischen Vorhof- und Ventrikelsystole stattfindet. Es besteht überhaupt kein Zweifel, daß der Patient von dieser AV-sequentiellen Stimulation in ganz hohem Maße profitiert. Wenn man dies den frequenzadaptierenden Systemen gegenüberstellt, engt sich die Indikation für frequenzadaptierende Systeme ein auf die Bradyarrhythmia absoluta bei Vorhofflimmern, wo ohnehin die AV-Sequenz primär fehlt. Bei allen anderen Indikationen mit noch vorhandener AV-Überleitung und dort, wo möglicherweise eine Stimulation AV-sequentiell dadurch zustande kommt, daß ein Sinusrhythmus vorhanden ist, wie z.B. bei den Blockierungen, ist das AV-sequentielle System dem frequenzadaptierenden Einkammersystem mit Sicherheit weit überlegen.

FLEISCHMANN:

Herr Schlepper, auf der einen Seite betonen Sie die Wichtigkeit der Regulierung der AV-Dissoziation, auf der anderen Seite die ungünstige Wirkung der Dissoziation von Vorhöfen und Kammer, z.B. bei der Schrittmachertherapie. Wenn man die Schrittmachertherapie überblickt – die überwiegende Zahl der Patienten wird mit VVI-Schrittmachern versorgt, und es gibt sehr viele Patienten mit totalem Block und Durchwandern des Vorhofes während der Schrittmachertätigkeit – ist das eigentliche Schrittmachersyndrom doch selten. Wie ist das zu erklären?

SCHLEPPER:

Ganz so selten ist das nicht. Nach den Ergebnissen in der Literatur, die sich mit unseren decken, tritt es fast in 7% der Fälle auf, und daß die Auswirkungen ganz erheblich sein können, habe ich Ihnen aus der Literaturzusammenstellung gezeigt. Immerhin muß man mit einem 30%igen HZV-Abfall rechnen. Die Patienten leiden ja nicht an diesem Abfall an sich, sondern daran, daß dieser sich so akut vollzieht und sie den Abfall nicht kompensieren können. Ich wollte damit zeigen, daß dieser Kompensationsmechanismus, der auf einer Adaptation beruht, gelegentlich viel zu schnell ist und unseren Regelkreis immer

18

wieder „vermascht". Ich will jedoch nicht so verstanden werden, daß ich der Meinung wäre, daß alle Patienten in Zukunft AV-sequentielle Schrittmacher tragen sollten; ganz im Gegenteil, das muß man schon sehr sorgfältig überlegen.

BENDER:
Haben Sie Disopyramid intravenös oder oral gegeben, und in welcher Dosierung?

SCHLEPPER:
Wir haben intravenös zwischen 1 und 1,5 mg/kg Körpergewicht gegeben, also etwa die Dosis, wie sie in der Roten Liste steht. Im übrigen kann man dieses Phänomen der Compliancestörung unter Disopyramid auch echokardiographisch sehr gut nachweisen.

HAUCK:
Eine Frage aus der Sicht des Kreislaufphysiologen:
    Sie haben sich in Ihrem Regelkreissystem bei Ihren Daten immer nach vorn in Richtung Widerstand orientiert. Nun wissen wir ja, daß der linke Ventrikel zur Zeit der Diastole dem Niederdrucksystem angehört, also einen anderen Weg geht. Diese Daten habe ich vermißt.

SCHLEPPER:
Ich konnte die Zusammenhänge in dieser kurzen Zeit nur andeuten. Insbesondere bei den Ventildefekten, also den Klappenfehlern, ist die Zeit, in der der linke Ventrikel zum Niederdrucksystem gehört, natürlich von ganz erheblicher Bedeutung. Wenn z.B. bei einer Aorteninsuffizienz das Niederdrucksystem bei Bradykardie mehr und mehr zum Hochdrucksystem wird, weil durch den aortalen Rückfluß die Mitralklappe vorzeitig geschlossen wird und der Niederdruckanteil in der Diastole schon frühzeitig zum Hochdruckanteil wird, hat das erhebliche Bedeutung. Es ist bekannt, daß bei Wegfallen dieser Niederdruckfunktion innerhalb der Diastole bei Steifheit des Ventrikels, d.h. bei restriktiven Kardiomyopathien, welcher Genese auch immer, dies erhebliche Auswirkungen auf die nachfolgende Inotropie hat.

FLEISCHMANN:
Herr Schlepper, woher stammen die Daten darüber, daß bei höhergradigen Aortenstenosen der periphere Widerstand fixiert ist?

SCHLEPPER:
Diese Daten sind von uns, und sie sind veröffentlicht (Handbuch für Innere Medizin, herausgegeben von B. Lüderitz).

HAUCK:
Im Hinblick auf den peripheren Widerstand eine zweite kreislaufphysiologische Frage: Sie meinen wahrscheinlich in erster Linie den peripheren Widerstand der Muskelendstrombahn oder des muskulären Gewebes. Denn peripherer Widerstand ist ja organspezifisch zu definieren. Die Stelle, an der das Gefäßsystem sich mit dem Organ integriert, ist sehr unterschiedlich.

SCHLEPPER:
Richtig. Hierüber weiß man außerordentlich wenig. Messen kann man eigentlich immer nur den Gesamtwiderstand. Was man bisher nicht so genau wußte, ist die Tatsache, daß bei den höhergradigen Aortenstenosen die Fähigkeit, mit dem Widerstand herauf und herunter zu gehen, verloren gegangen ist. Man sollte annehmen, daß bei einem Abfall des HZV der Gesamtwiderstand ansteigt, um den Druck aufrechtzuerhalten. Das trifft aber nicht zu.

FLEISCHMANN:
Sollte man daher eine vasodilatatorische Therapie bei der Aortenstenose, z.B. bei zusätzlicher Koronarinsuffizienz, nicht durchführen?

SCHLEPPER:
Das ist die Frage. Immerhin ist in der älteren Literatur sehr wohl die Nitratsynkope bei Aortenstenose bekannt.

Hämodynamische Wirkungen der antiarrhythmischen Therapie

H. Gülker, H. Heuer

Medizinische Universitätsklinik und Poliklinik, Münster

Summary: Antiarrhythmic drugs do not form a homogeneous group. They differ greatly in their mechanisms of action, electrophysiological characterization, pharmacokinetic properties and haemodynamic side effects. In class Ia, disopyramide causes a significant depression of myocardial contractility and an increase in systemic arterial vascular resistance; cardiac output is dose-dependently diminished. Quinidine and procainamide also have significant negative inotropic effects; however, they decrease peripheral arterial vascular resistance, antagonizing partly the reduction in cardiac output. Class Ib antiarrhythmic agents (lidocaine, mexiletine, tocainide) are haemodynamically well-tolerated in therapeutic concentrations. They display only minor negative inotropic effects allowing these drugs to be used even in heart failure. Class Ic agents (encainide, flecainide, propafenone) are generally well-tolerated, too. However, myocardial depression may be significant in the setting of heart failure, which therefore proves a contraindication to the use of these drugs. ß-adrenoceptor blocking drugs depress myocardial contractility by blocking sympathetic drive. Only at high doses, above the therapeutic range, does a membrane-depressant effect occur. Cardiodepressant effects can be partly counteracted by an intrinsic sympathomimetic activity. However, in patients with severe left ventricular dysfunction, the use of ß-blockers has to be restricted. Class III-antiarrhythmic agents (amiodarone, bretylium) exert little or no depressant actions on cardiac muscle at therapeutic doses: they significantly reduce peripheral arterial vascular resistance. Thus, in most patients, cardiac output remains constant or with bretylium, even increases. Calcium antagonists, of verapamil type (verapamil, gallopamil, diltiazem), reduce cardiac contractility dose-dependently; however, therapeutic doses of these agents cause peripheral arterial vasodilation, leading to a decrease in afterload and a sympathetic reflex that opposes the direct cardiodepressant effects. Combined administration of disopyramide and ß-blockers, as well as intravenous combination of ß-blockers and calcium-antagonists, causes significant cardiodepression and cannot be recommended for clinical use. Haemodynamic side effects are of practical importance for antiarrhythmic therapy, particularly in patients with left ventricular dysfunction and heart failure.

Zusammenfassung: Die Verbesserung der Hämodynamik in Ruhe und unter Belastung ist eines der Hauptziele antiarrhythmischer Therapie. Dabei wird eine Normalisierung der Frequenz und die Wiederherstellung physiologischer Erregungsabläufe angestrebt. Bei bradykarden Rhythmusstörungen kann die Auswurfleistung des Herzens allein durch Frequenzanhebung gesteigert werden; eine physiologische, AV-sequentielle Stimulation mit/ohne Frequenzadaption unter Belastung ermöglicht eine individuelle Optimierung des Therapieeffektes. Bei ektopen und tachykarden Arrhythmien stehen medikamentöse Maßnahmen im Vordergrund. Im Einzelfall abzuwägen sind hämodynamische Vorteile der Regularisierung gegenüber kardiodepressiven Wirkungen der Antiarrhythmika. In der Gruppe der Lokalanästhetika entfalten vor allem die Chinidin-artigen Pharmaka, insbesondere Disopyramid, deutlich negativ inotrope Wirkungen, während Lidocain-artige Substanzen nur schwach kardiodepressiv sind. ß-Sympathikolytika wirken negativ chronotrop und inotrop, das Ausmaß dieser Effekte wird durch den Grad der sympathischen Stimulation des Herzens bestimmt, außerdem durch das Vorhandensein oder Fehlen intrinsischer sympathomimetischer Aktivität. Das Verhalten der Klasse-III-Antiarrhythmika ist uneinheitlich. Für einen Teil der Präparate (Amiodaron, Bretylium) wurde ein positiv inotroper Effekt nachgewiesen. Die herzwirksamen Kalziumantagonisten entfalten dosisabhängige negativ inotrope Wirkungen. Diese werden durch die arterielle Vasodilatation teilweise antagonisiert, so daß die Belastungshämodynamik weniger eingeschränkt wird als durch ß-Sympathikolytika. Bei Einsatz von Antiarrhythmikakombinationen ist mit additiven negativ inotropen Effekten zu rechnen. Hämodynamisch ungünstig erscheinen Kombinationen der Chinidin-artigen Pharmaka mit ß-Sympathikolytika und

– besonders bei kombinierter i. v. Anwendung – von ß-Sympathikolytika mit antiarrhythmisch
wirksamen Kalziumantagonisten.

Die Unterschiede der hämodynamischen Wirkungen sind von praktischer Bedeutung für die Auswahl
der Therapiemaßnahmen, besonders bei Myokardinsuffizienz. In der Neu- und Weiterentwicklung von
Antiarrhythmika sind geringe hämodynamische Nebenwirkungen, verbunden mit hoher Wirkstärke,
wesentliche Ziele. Beispiele hierfür sind das neue Lokalanästhetikum Barucainid (Klasse Ib) und die
Klasse-III-Substanz d-Sotalol.

Einleitung

Indikationen zur antiarrhythmischen Behandlung ergeben sich aus subjektiven Symptomen, hämodynamischen Auswirkungen der Arrhythmien und aus prognostischen Aspekten. Das Ziel der Verbesserung der Hämodynamik in Ruhe und unter Belastung ist durch Wiederherstellung einer physiologischen Erregungsausbreitung und Normalisierung der Herzfrequenz zu erreichen. Neben diesen sich aus der Unterdrückung von Arrhythmien ergebenden Effekten sind im Falle der medikamentösen Therapie direkte Einflüsse der Antiarrhythmika auf muskuläre Myokardfunktion, koronare Durchblutung und peripheren Kreislauf zu berücksichtigen.

Ziele der antiarrhythmischen Therapie

1. Regularisierung der Herzfrequenz in Ruhe und unter Belastung

Beim Herzgesunden beeinflussen Änderungen der Frequenz in einem Bereich von etwa
50 – 150 Schlägen/min das Herzminutenvolumen nicht signifikant (Abb. 1).

Erst bei Unter- bzw. Überschreiten dieser Frequenzgrenzen fällt das Herzminutenvolumen ab. Bei Störungen der linksventrikulären Pumpfunktion ist das weite Frequenzspektrum des Herzgesunden in individuell variablem Ausmaß auf die sogenannte

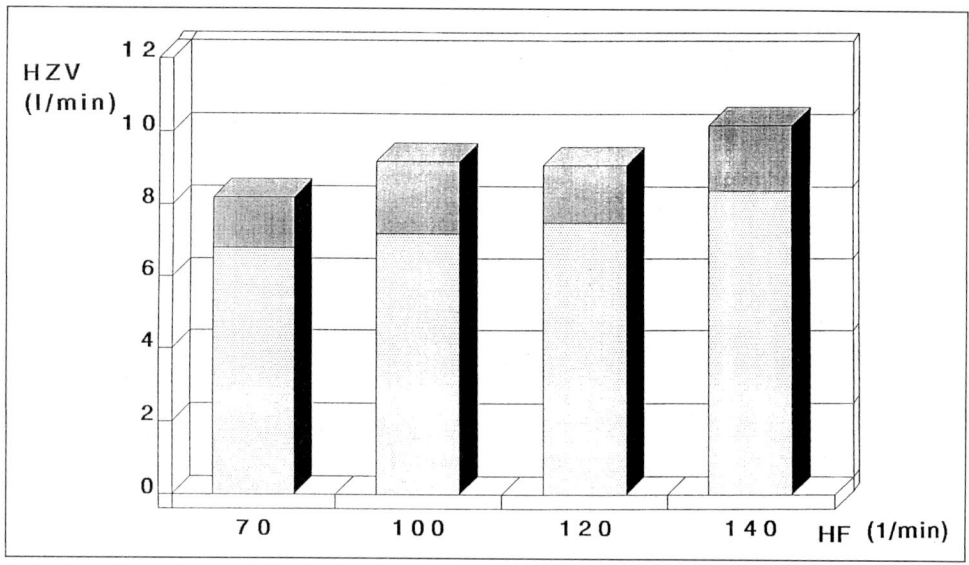

Abb. 1. Einfluß der Herzfrequenz (HF) auf das Herzzeitvolumen (HZV) bei Vorhofstimulation
(n=20)

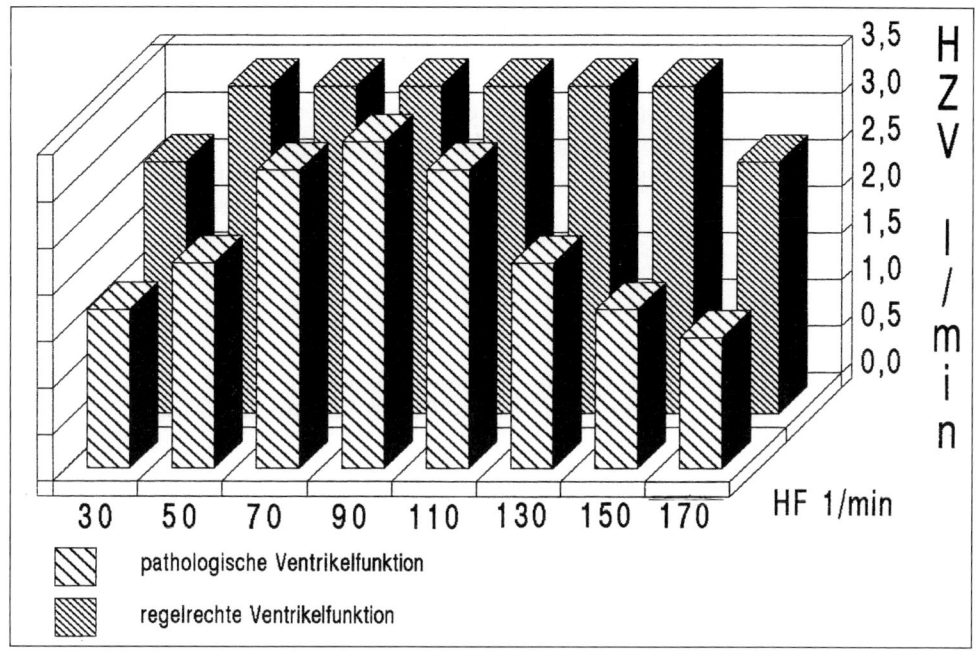

Abb. 2. Einfluß der Herzfrequenz (HF) auf das Herzzeitvolumen (HZV) bei regelrechter und pathologischer Ventrikelfunktion.
Schematische Darstellung: vergleichsweise schmaler Bereich eines Frequenzoptimums („optimale Herzfrequenz", nach 139) bei Ventrikelfunktionsstörung

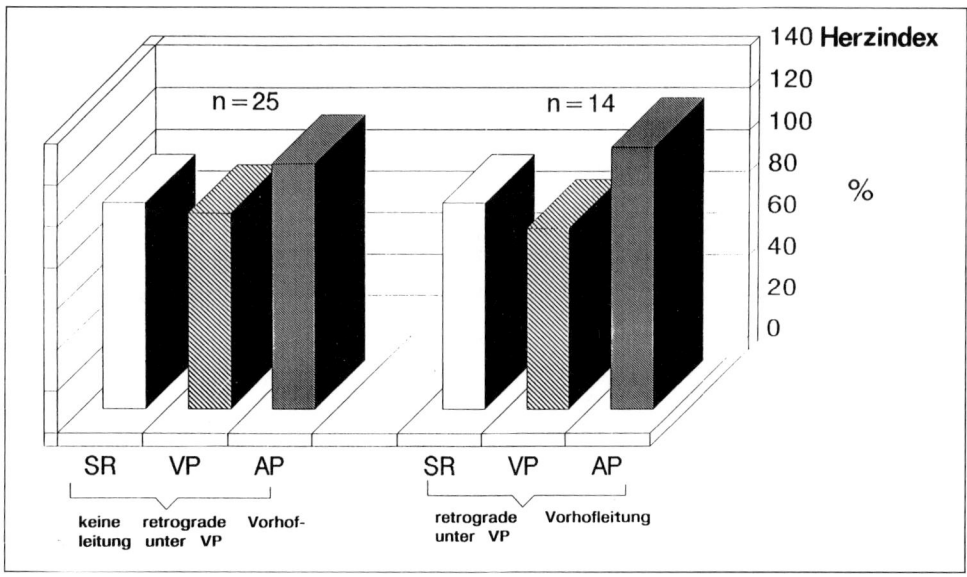

Abb. 3. Herzindex bei bradykardem Sinusrhythmus (SR, 50/min), Ventrikelstimulation (VP 70/min) und Vorhofstimulation (AP, 70/min) (nach 164)

„optimale" Herzfrequenz reduziert (Abb. 2). Eine Verbesserung der Hämodynamik als Folge der Wiederherstellung adäquater Herzfrequenzen ist dementsprechend um so ausgeprägter zu erwarten, je weiter die physiologischen Frequenzgrenzen durch pathologische Bradykardien oder Tachykardien überschritten werden und je ausgeprägter die Störung der linksventrikulären Pumpfunktion ist. Indikationen zur antiarrhythmischen Therapie bradykarder und tachykarder Rhythmusstörungen ergeben sich somit unter hämodynamischen Aspekten besonders bei Patienten mit eingeschränkter oder insuffizienter myokardialer Pumpleistung.

2. Wiederherstellung einer physiologischen („AV-sequentiellen") Erregungsausbreitung

Bei physiologischer Sequenz der Vorhof-Kammeraktivierung ist die Auswurfleistung des Herzens, unabhängig von der Frequenz, größer als bei Dissoziation von Vorhöfen und Kammern bzw. bei abnormer Erregungsausbreitung in Vorhöfen und Kammern. Eine Wiederherstellung der physiologischen Erregungssequenz unter antiarrhythmischer Therapie kann dementsprechend auch ohne Änderungen der Frequenz zur Verbesserung der Hämodynamik führen. Beispiele hierfür sind:
a) signifikant niedrigere Herzzeitvolumina unter Ventrikelstimulation im Vergleich zur Vorhof- oder AV-sequentiellen Stimulation bei Therapie bradykarder Arrhythmien (Abb. 3);
b) signifikant höhere Auswurfleistung des Herzens nach Wiederherstellung eines regelmäßigen Herzrhythmus im Vergleich zu Vorhofflimmern mit regulärer bzw. irregulärer AV-Überleitung (Abb. 4);

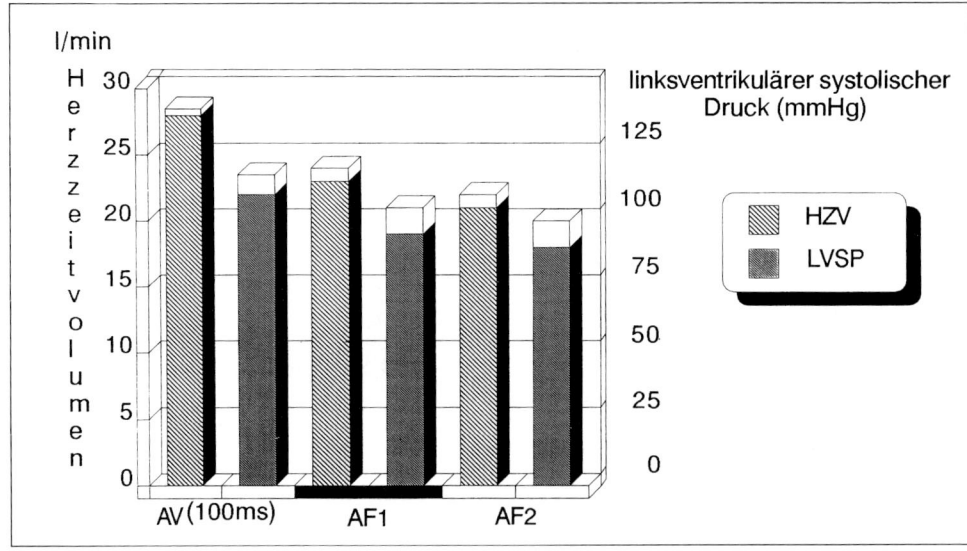

Abb. 4. Herzzeitvolumen (HZV) und linksventrikulärer systolischer Druck (LVSP) bei AV-sequentieller Stimulation (AV-Intervall 100 ms) und Vorhofflimmern mit regelmäßiger (AF1) bzw. unregelmäßiger (AF2) AV-Überleitungsrate (nach 45)

24

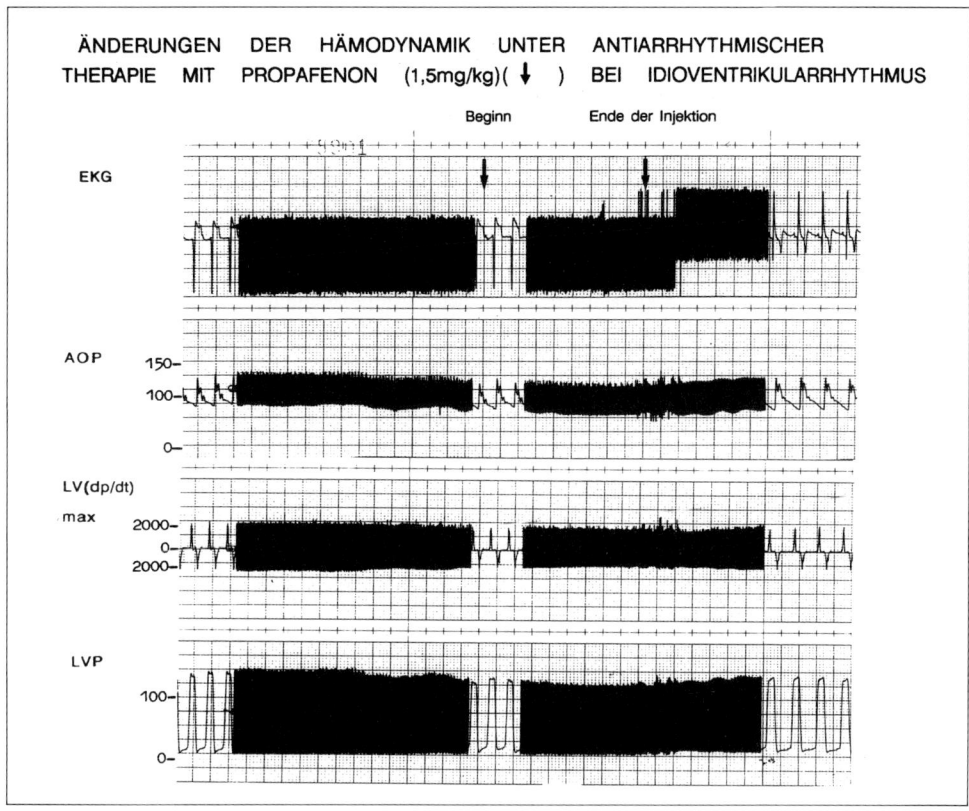

ÄNDERUNGEN DER HÄMODYNAMIK UNTER ANTIARRHYTHMISCHER THERAPIE MIT PROPAFENON (1,5mg/kg)(↓) BEI IDIOVENTRIKULARRHYTHMUS

Abb. 5. Änderungen der Hämodynamik unter antiarrhythmischer Therapie mit Propafenon (1,5 mg/kg) bei Idioventrikularrhythmus

c) signifikant höhere Auswurfleistung des Herzens durch Suppression von Ektopien ohne Änderung der Frequenz. Trotz negativ inotroper Effekte von Antiarrhythmika steigen Kontraktilität, Blutdruck und Herzzeitvolumen mit Wiederherstellung des Sinusrhythmus bei gleichbleibender Frequenz an (Abb. 5).

Hämodynamische Auswirkungen der Antiarrhythmika

Die Behandlung ektoper und tachykarder Rhythmusstörungen beruht in der Mehrzahl der Fälle auf dem Einsatz von Antiarrhythmika. Diese entfalten neben ihren spezifischen Effekten auf die normale und pathologische Erregungsbildung, Erregungsausbreitung und Erregungsrückbildung direkte Wirkungen auf das Myokard und beeinflussen darüber hinaus die koronare und peripher-arterielle Hämodynamik. Das Ausmaß dieser Wirkungen ist dosisabhängig und wird durch individuelle Faktoren, insbesondere die linksventrikuläre Pumpfunktion und die arterielle Gefäßregulation, wesentlich mitbestimmt. Dabei weisen die therapeutisch verfügbaren Antiarrhythmika z. T. erhebliche Unterschiede auf.

1. Lokalanästhetika

In der Gruppe der Lokalanästhetika ist zwischen chinidinartigen und lidocainartigen Substanzen zu unterscheiden. Zwischen beiden Gruppen bestehen beträchtliche hämodynamische Unterschiede.

Chinidinartige Antiarrhythmika (Klasse Ia): Das hämodynamische Wirkungsprofil der chinidinartigen Pharmaka ist nicht einheitlich (Tabelle 1). Therapeutische Dosen von

Tabelle 1. Hämodynamische Wirkungen chinidinähnlicher Antiarrhythmika

Substanz		Inotropie	Peripherer Widerstand	Arterieller Druck	Herzminuten- volumen
Chinidin	i.v.	↓ ↓	↓ ↓ ↓	↓ ↓ ↓	(↓)
	p.o.	↓	↓	↓	(↓)
Disopyramid	p.o.	↓ ↓ ↓	↑ ↑	↓	↓ ↓
Procainamid	p.o.	↓	↓	↓	(↓)

(↓) leichte Abnahme oder keine Wirkung; ↓ leichte Abnahme; ↑ ↑ deutliche Zunahme; ↓ ↓ mäßige Abnahme; ↓ ↓ ↓ deutliche Abnahme

Unter Berücksichtigung der Literaturangaben 2, 3, 6, 7, 8, 10, 13, 16, 20, 28, 33, 36, 38, 40, 43, 48, 50, 51, 58, 59, 65, 68, 69, 70, 73, 76, 77, 78, 81, 84, 94, 95, 97, 98, 102, 103, 105, 106, 109, 110, 123, 142, 145, 147, 150, 151, 152, 159, 160, 161, 165, 166

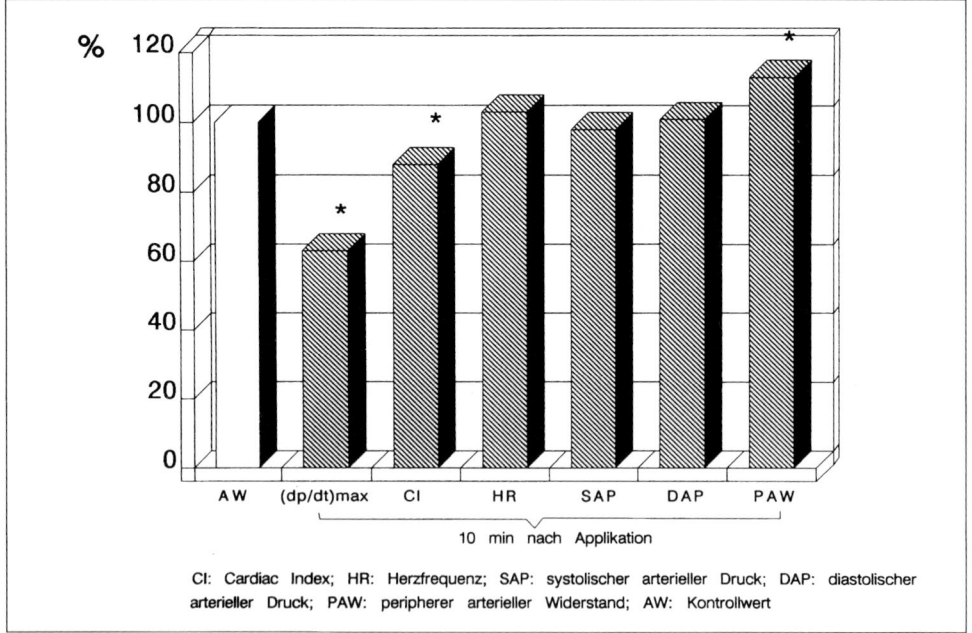

CI: Cardiac Index; HR: Herzfrequenz; SAP: systolischer arterieller Druck; DAP: diastolischer arterieller Druck; PAW: peripherer arterieller Widerstand; AW: Kontrollwert

Abb. 6. Hämodynamische Wirkungen von Disopyramid (1,7 mg/kg i.v.) bei Patienten mit ventrikulären Arrhythmien (nach 68)

Disopyramid führen zu einem signifikanten Abfall der linksventrikulären Kontraktilität und der Auswurfleistung des Herzens. Gleichzeitig steigt der periphere Widerstand an (siehe Tabelle 1, Abb. 6). Die kardiodepressiven Wirkungen sind bei i.v. Gabe und bei abnormer linksventrikulärer Funktion verstärkt (Abb. 7). Bei schwerer linksventrikulärer Funktionsstörung und Linksherzinsuffizienz kann hieraus ein in Einzelfällen akuter kardiogener Schock bis hin zur elektromechanischen Entkoppelung resultieren.

Chinidin entfaltet bei akuter i.v. Applikation ebenfalls ausgeprägte negativ inotrope Wirkungen (siehe Tabelle 1). Im Gegensatz zu Disopyramid wird jedoch gleichzeitig der periphere arterielle Widerstand erheblich gesenkt. Die Senkung des peripheren Widerstandes, verbunden mit einer reflektorisch ausgelösten Aktivierung des Sympathikus, führt zu einer weitgehenden Antagonisierung der kardiodepressiven Substanzeffekte, so daß das Herzminutenvolumen meist nicht oder nur geringfügig abfällt. Die klinische Symptomatik ist bei i.v. Gabe durch die Senkung des arteriellen Druckes geprägt. Die negativ inotropen, vasodilatierenden und blutdrucksenkenden Wirkungen von Chinidin bei i.v. Applikation sind bei oraler Gabe abgeschwächt. Hierbei fällt das Herzminutenvolumen auch bei pathologischer Ventrikelfunktion im allgemeinen nur geringgradig ab. Schwere hämodynamische Nebenwirkungen der chronischen oralen Chinidintherapie sind bei therapeutischer Dosierung selten, im Einzelfall allerdings nicht auszuschließen.

Procainamid entfaltet bei oraler Applikation nur schwach negativ inotrope Effekte, diese werden zudem durch eine Senkung der Nachlast weitgehend antagonisiert. Das Herzminutenvolumen fällt daher auch bei pathologischer Ventrikelfunktion nicht oder

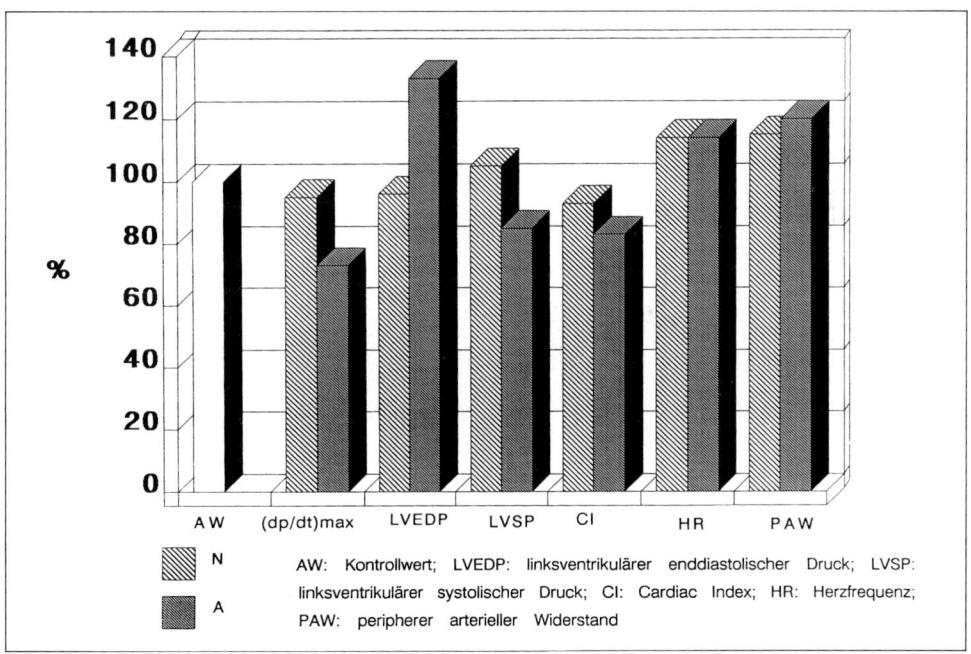

Abb. 7. Hämodynamische Wirkungen von Disopyramid (1,5 mg/kg i.v) bei Patienten mit normaler (N) und abnormer (A) linksventrikulärer Funktion (nach 148)

nur geringfügig ab (siehe Tabelle 1). In Einzelfällen, besonders bei höherer Dosierung und schwerer struktureller Erkrankung des Myokards, kann die kardiodepressive Wirkung jedoch überwiegen und die myokardiale Pumpleistung wesentlich beeinträchtigen.

Lidocainartige Antiarrhythmika (Klasse Ib): Die hämodynamischen Wirkungen der lidocainähnlichen Antiarrhythmika sind demgegenüber einheitlich. Die Substanzen dieser Stoffklasse entfalten im therapeutischen Dosisbereich nur geringfügige negativ inotrope Wirkungen (Tabelle 2). Auch bei schwerer Störung der muskulären Pumpfunktion, z. B. bei akutem ausgedehntem Myokardinfarkt, ist das Ausmaß kardiodepressiver Wirkungen sehr gering (siehe Tabelle 2, Abb. 8). Die periphere arterielle Gefäßregulation bleibt unbeeinflußt, Blutdruck und Herzzeitvolumen ändern sich nicht. Auch die Herzfrequenz und der Sauerstoffverbrauch des Herzens bleiben konstant.

Sonstige Lokalanästhetika (Klasse Ic): Die neueren Präparate der Klasse Ic, z.B. Encainid, Flecainid und Propafenon, die weder als chinidinartig noch als lidocainartig klassifiziert werden können, entfalten bei normaler Ventrikelfunktion und therapeutischer Dosierung ebenfalls nur geringfügige kardiodepressive Wirkungen (Tabelle 3, Abb. 9). Bei linksventrikulärer Dysfunktion sind jedoch eine Abnahme der linksventrikulären Kontraktilität und des Herzminutenvolumens nachweisbar. Der pulmonale Kapillardruck steigt an (Abb. 10). In Einzelfällen mit schwerer struktureller Erkrankung des Herzens kann hieraus ein akutes Pumpversagen des Herzens resultieren.

2. ß-Sympathikolytika

ß-Sympathikolytika entfalten dosisabhängige negativ-inotrope Wirkungen (Tabelle 4). Die Kontraktilität des chemisch sympathektomierten bzw. reserpinisierten Herzens wird nicht vermindert bzw. steigt bei Substanzen mit sympathomimetischer Eigenwirkung signifikant an (Abb. 11). Die negativ inotropen Wirkungen der ß-Sympathikolytika sind dementsprechend zur Aktivität des Sympathikus korreliert. Bei schwerer linksventrikulärer Funktionsstörung hängt die Aufrechterhaltung eines ausreichenden Herzminutenvolumens oft entscheidend von einer erhöhten adrenergen Stimulation des Myokards ab. Eine Blockade der ß-Rezeptoren kann in diesen Fällen zu akutem muskulären Pumpversagen des Herzens führen.

Tabelle 2. Hämodynamische Wirkungen lidocainähnlicher Antiarrhythmika

Substanz		Inotropie	Peripherer Widerstand	Arterieller Druck	Herzminutenvolumen
Lidocain	i. v.	(↓)	0	0	0
Mexiletin	i. v.	(↓)	0	0	0
	p. o.				
Tocainid	p. o.	(↓)	0	0	0

(↓) leichte Abnahme oder keine Wirkung; 0 keine Wirkung

Unter Berücksichtigung der Literaturangaben 3, 8, 10, 18, 20, 21, 30, 33, 37, 53, 59, 66, 80, 81, 83, 87, 103, 104, 112, 113, 119, 121, 124, 125, 141, 150, 152, 162

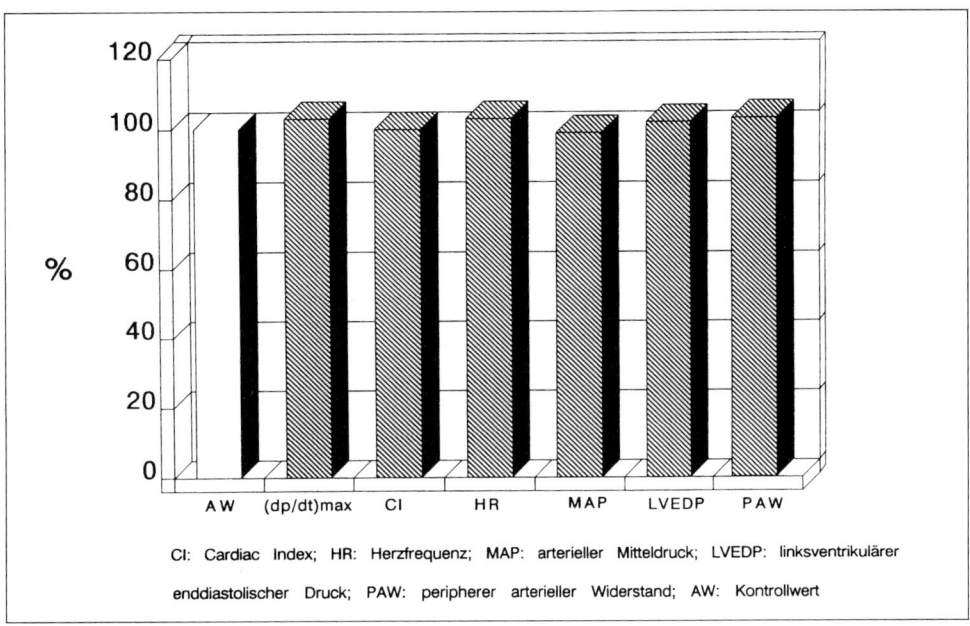

CI: Cardiac Index; HR: Herzfrequenz; MAP: arterieller Mitteldruck; LVEDP: linksventrikulärer
enddiastolischer Druck; PAW: peripherer arterieller Widerstand; AW: Kontrollwert

Abb. 8. Hämodynamische Wirkungen von Lidocain (3 mg/kg) bei akutem Myokardinfarkt (nach 113)

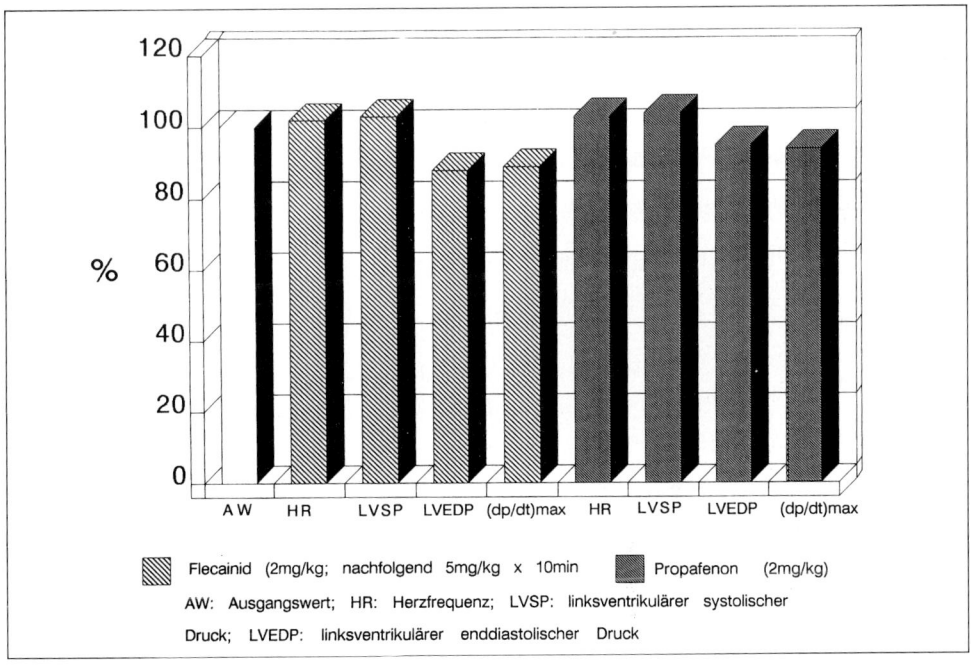

Flecainid (2mg/kg; nachfolgend 5mg/kg x 10min)   Propafenon (2mg/kg)

AW: Ausgangswert; HR: Herzfrequenz; LVSP: linksventrikulärer systolischer
Druck; LVEDP: linksventrikulärer enddiastolischer Druck

Abb. 9. Hämodynamische Wirkungen von Flecainid und Propafenon bei regelrechter linksventrikulärer Funktion (Flecainid: nach 56; Propafenon: nach 49)

Tabelle 3. Hämodynamische Wirkungen von Antiarrhythmika der Klasse Ic

Substanz		Inotropie	Peripherer Widerstand	Arterieller Druck	Herzminuten-volumen	
Encainid	p.o.	↓	0	0	(↓)	⎫
Flecainid	p.o.	↓	(↑)	0	(↓)	⎬ *
Propafenon	p.o.	↓	0	(↓)	(↓)	⎭

(↓) leichte Abnahme oder keine Wirkung; (↑) leichte Zunahme oder keine Wirkung; 0 keine Wirkung; ↓ leichte Abnahme; * bei Herzinsuffizienz u. U. deutliche Abnahme

Unter Berücksichtigung der Literaturangaben 5, 11, 22, 32, 44, 46, 56, 63, 64, 101, 122, 132, 153, 157

Tabelle 4. Hämodynamische Wirkungen der ß-Sympathikolytika

Wirkung	Inotropie		Peripherer Widerstand	Arterieller Druck		Herzminuten-volumen	
ß$_1$-Sympathikolyse	↓	↓ ↓ *	0	↓	↓ ↓ *	↓	↓ ↓ *
ß$_1$/ß$_2$-Sympathikolyse	↓	↓ ↓ *	↑ →	↓	↓ ↓ *	↓	↓ ↓ *
ß-Sympathikolyse + ISA	↓		↑ → (0)	↓		↓	

↓ Abnahme; ↓ ↓ Abnahme ausgeprägt; ↑ → Zunahme, bei chronischer Applikation teilweise keine Wirkung; 0 keine Wirkung; * Ausmaß abhängig von sympathischer Stimulation; ISA = sympathomimetische Eigenwirkung

Unter Berücksichtigung der Literatur: 1, 3, 9, 12, 17, 26, 27, 29, 31, 60, 71, 75, 86, 90, 100, 109, 111, 115, 118, 127, 130, 131, 135, 140, 143, 145, 152, 156

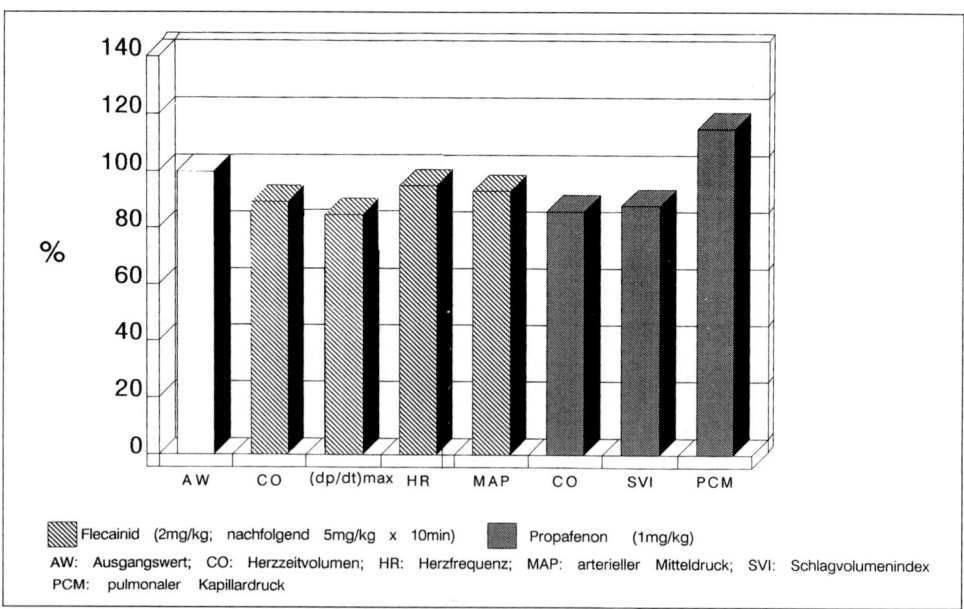

Flecainid (2mg/kg; nachfolgend 5mg/kg × 10min)   Propafenon (1mg/kg)

AW: Ausgangswert; CO: Herzzeitvolumen; HR: Herzfrequenz; MAP: arterieller Mitteldruck; SVI: Schlagvolumenindex
PCM: pulmonaler Kapillardruck

Abb. 10. Hämodynamische Wirkungen von Antiarrhythmika der Klasse Ic bei gestörter linksventrikulärer Funktion (Flecainid: nach 54; Propafenon: nach 11)

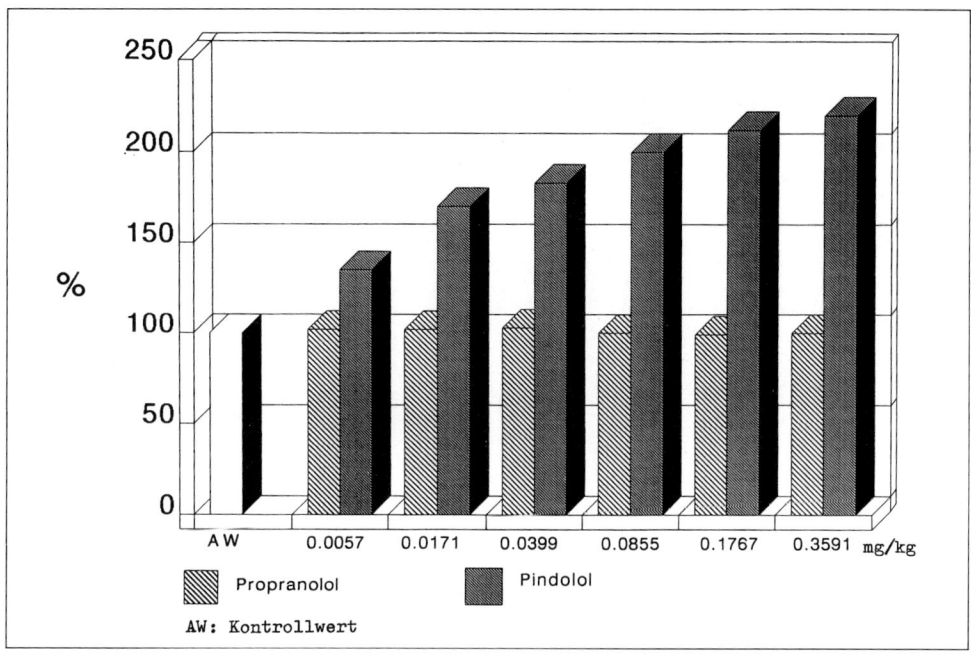

Abb. 11. Kontraktilität des reserpinisierten Herzens unter steigenden Dosen von Propranolol und Pindolol (nach 55)

Das Ausmaß negativ inotroper Effekte wird bei intaktem Sympathikus wesentlich durch das Fehlen bzw. Vorhandensein sympathomimetischer Eigenwirkungen bestimmt. Infolge seiner ausgeprägten sympathomimetischen Eigenwirkung führt Pindolol am reserpinisierten Herzen zu einem starken Anstieg der Kontraktilität (siehe Abb. 11). Am normalen, nicht reserpinisierten Herzen wird umgekehrt die negative Inotropie der ß-Sympathikolyse und der hierdurch bedingte Abfall des Herzminutenvolumens deutlich abgeschwächt (Abb. 12, 13, 14). Bei den handelsüblichen Substanzen reicht dieser Effekt jedoch nicht aus, um eine akute Herzinsuffizienz als Folge der ß-Blockade bei schwerer linksventrikulärer Funktionsstörung in jedem Fall zu verhüten.

Für die praktische Therapie der Arrhythmien mit ß-Sympathikolytika sind darüber hinaus weitere hämodynamische Effekte, besonders die Senkung des arteriellen Druckes und die Beeinflussung des peripheren Widerstandes von Bedeutung (siehe Tabelle 4). Im Unterschied zu Chinidin, Klasse III – Antiarrhythmika und herzwirksamen Kalziumantagonisten geht die antihypertensive Wirkung der ß-Sympathikolytika nicht mit einer arteriellen Vasodilatation einher. Der periphere Widerstand steigt vielmehr bei Akuttherapie an und ist bei chronischer Behandlung ebenfalls erhöht oder (bei kardioselektiven ß-Blockern) im Bereich der Norm.

3. Klasse-III – Antiarrhythmika

Klasse-III-Antiarrhythmika haben keine oder nur schwache kardiodepressive Wirkungen (Tabelle 5). Amiodaron bewirkt bei intravenöser Applikation eine leichte

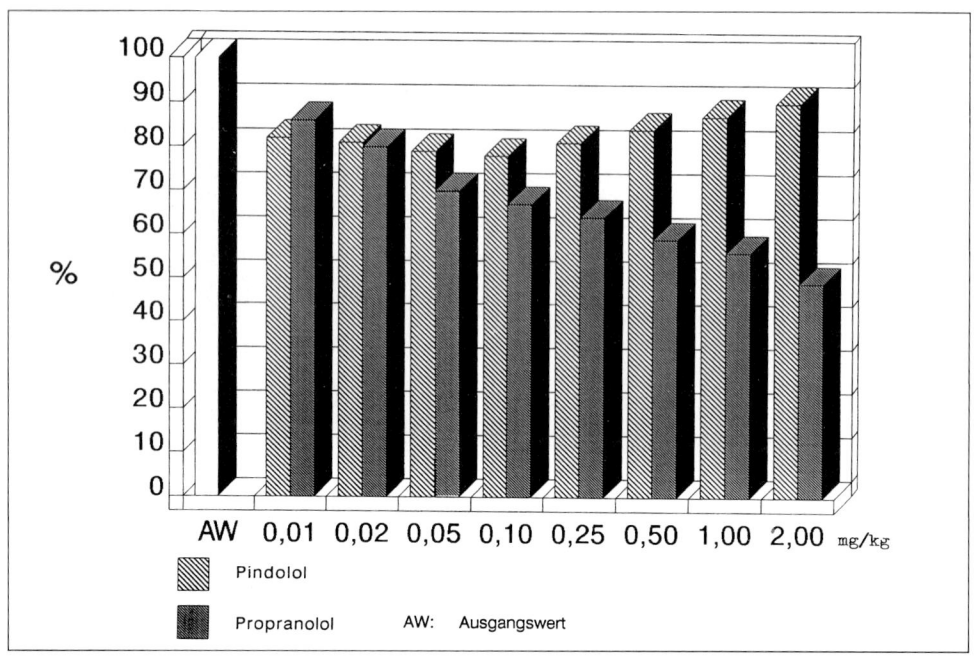

Abb. 12. Negativ inotrope Wirkungen steigender Dosen von Propranolol und Pindolol beim Infarkt-herzen (nach 67,144)

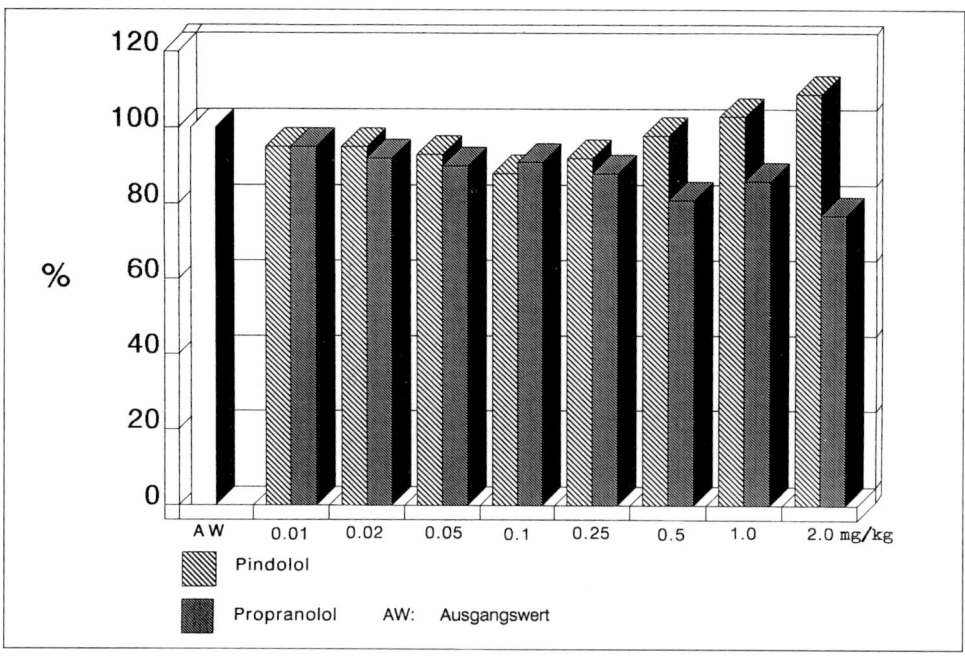

Abb. 13. Herzminutenvolumen unter steigenden Dosen von Propranolol und Pindolol beim Infarkther-zen (nach 67,144)

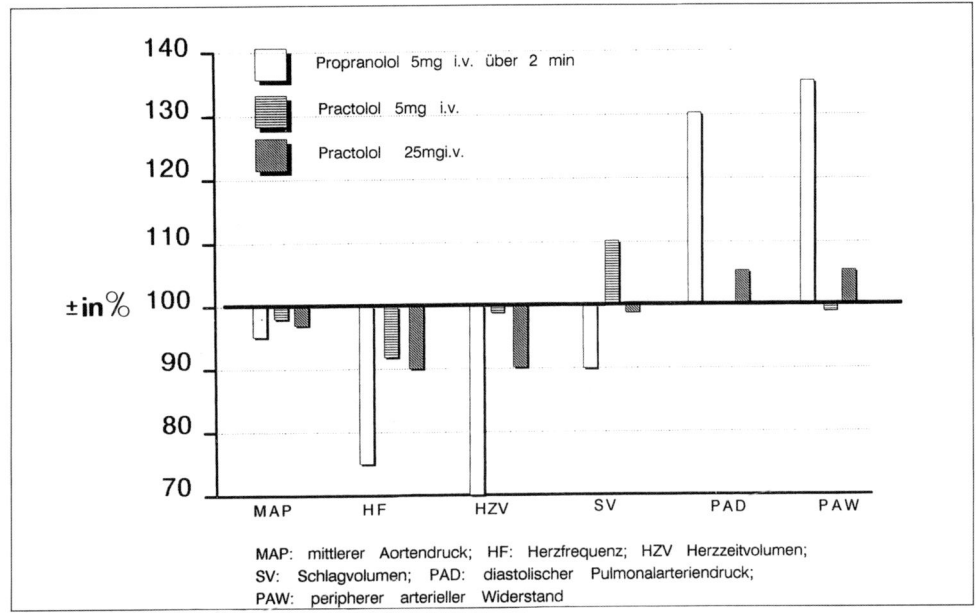

140 —
130 —
120 —
110 —
±in% 100
90
80
70

☐ Propranolol 5mg i.v. über 2 min

▤ Practolol 5mg i.v.

▨ Practolol 25mg i.v.

MAP   HF   HZV   SV   PAD   PAW

MAP: mittlerer Aortendruck; HF: Herzfrequenz; HZV Herzzeitvolumen;
SV: Schlagvolumen; PAD: diastolischer Pulmonalarteriendruck;
PAW: peripherer arterieller Widerstand

Abb. 14. Hämodynamische Wirkungen von Practolol (5/25 mg) und Propranolol (5 mg) beim Infarktherzen (nach 72)

Tabelle 5. Hämodynamische Wirkungen der Klasse – III-Antiarrhythmika

Substanz	Inotropie	Peripherer Widerstand		Arterieller Druck		Herminuten-volumen
Amiodaron i. v.	↓	↓	↓	↓		0
Bretylium	↑ 0	↓	↓	↓	↓	↑ 0

↓ leichte Abnahme; ↓ ↓ deutliche Abnahme; 0 keine Wirkung; ↑ 0 leichte Zunahme oder keine Wirkung

Unter Berücksichtigung der Literatur. 4, 24, 35, 41, 52, 73, 74, 88, 93, 96, 107, 126, 133, 136, 149, 166

Verminderung der linksventrikulären Kontraktilität; in einem Teil der Untersuchungen war überhaupt keine Abnahme der Kontraktilität nachweisbar (Abb. 15). Gleichzeitig nimmt der periphere arterielle Widerstand deutlich ab, so daß das Herzzeitvolumen gleichbleibt oder ansteigt. Der arterielle Blutdruck wird gesenkt. Unter Gabe von Amiodaron besteht auch bei Patienten mit chronischer Herzinsuffizienz infolge schwerer linksventrikulärer Dysfunktion bei therapeutischer Dosierung im allgemeinen keine Gefährdung einer akuten hämodynamischen Dekompensation. In Einzelfällen muß jedoch, besonders im oberen Dosierungsbereich und unter i. v. Gabe, mit einer Verschlechterung der Hämodynamik gerechnet werden.

Bretylium entfaltet am Beginn der Therapie positiv inotrope Wirkungen, da vermehrt Katecholamine freigesetzt werden (siehe Tabelle 5). Bei chronischer Applikation bleibt die linksventrikuläre Kontraktilität unbeeinflußt. Klinisch stehen die Folgen einer

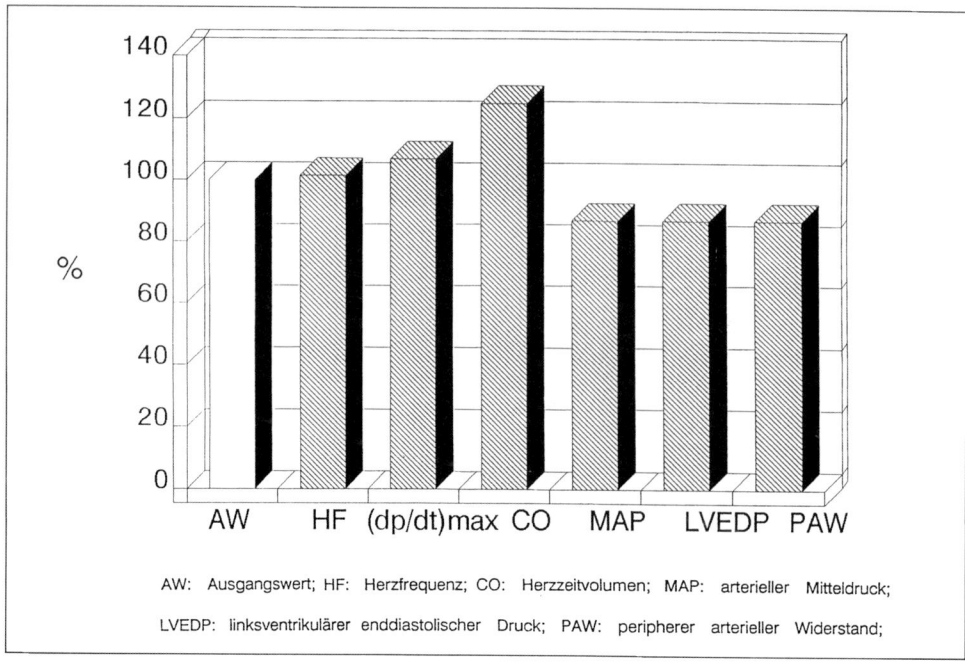

AW: Ausgangswert; HF: Herzfrequenz; CO: Herzzeitvolumen; MAP: arterieller Mitteldruck;

LVEDP: linksventrikulärer enddiastolischer Druck; PAW: peripherer arterieller Widerstand;

Abb. 15. Hämodynamische Wirkungen von Amiodaron (5 mg/kg i.v.) bei Koronarpatienten (nach 34,116)

Tabelle 6. Hämodynamische Wirkungen herzwirksamer Kalziumantagonisten

Substanz	Inotropie	Peripherer Widerstand	Arterieller Druck	Herzminuten- volumen
Diltiazem	↓	↓ ↓	↓ ↓	↓ 0 ↑
Gallopamil	↓ ↓	↓ ↓	↓ ↓	↓ 0 ↑
Verapamil	↓ ↓	↓ ↓	↓ ↓	↓ 0 ↑

↓ leichte Abschwächung; ↓ ↓ mäßige Abschwächung; ↓ 0 ↑ kein Effekt, im Einzelfall Zunahme oder Abnahme

Unter Berücksichtigung der Literaturangaben 14, 15, 19, 25, 47, 61, 62, 73, 82, 85, 89, 91, 92, 114, 117, 120, 127, 128, 129, 134, 137, 138, 146, 154, 155, 158, 166

deutlichen Vasodilatation mit Blutdrucksenkung und Orthostasesymptomatik im Vordergrund.

4. Herzwirksame Kalziumantagonisten

Das hämodynamische Wirkungsspektrum der herzwirksamen Kalziumantagonisten wird wesentlich durch Interaktionen zwischen direkten und indirekten Effekten geprägt. Am Papillarmuskel findet sich eine streng quantitative Korrelation zwischen der Hemmung des transmembranären Kalziuminflux und der mechanischen Spannungsentwicklung des Myokards. Am Herzen in situ sind dagegen nur schwach negativ inotrope Wirkungen nachweisbar (Tabelle 6, Abb. 16). Dies ist dadurch zu erklären, daß die

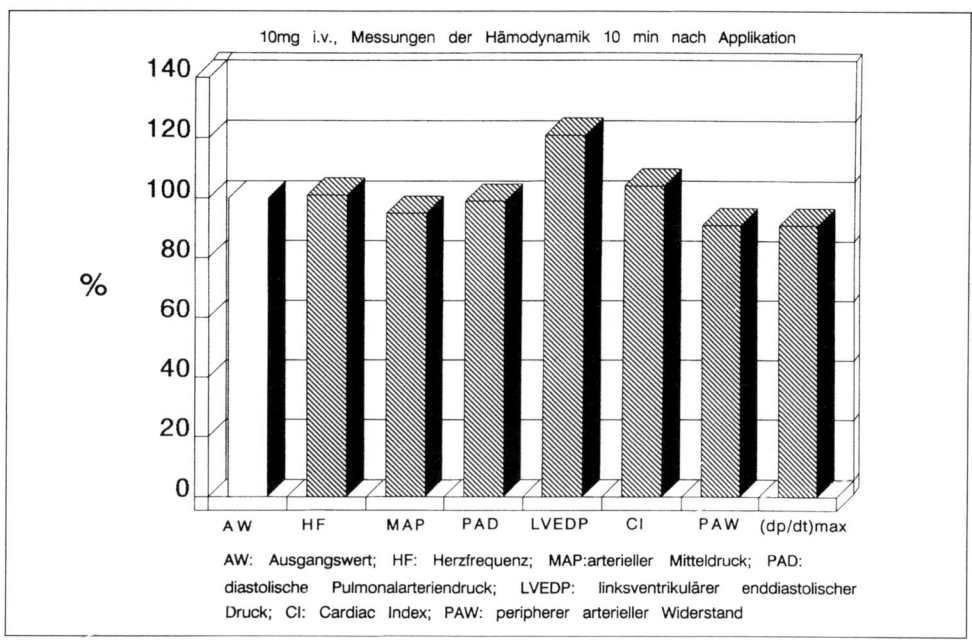

Abb. 16. Hämodynamische Wirkungen von Verapamil bei Patienten mit linksventrikulärer Funktionsstörung (nach 137)

kardiodepressiven Effekte durch ausgeprägte arteriell-vasodilatierende Wirkungen antagonisiert werden. Am suffizienten Herzen bleibt das Herzminutenvolumen unverändert oder steigt sogar an (siehe Tabelle 6). Bei schwerer struktureller Erkrankung des Myokards kann jedoch im Einzelfall der negativ inotrope Effekt im Vergleich zur Senkung der Nachlast überwiegen, so daß das Herzminutenvolumen kritisch gesenkt wird.

5. Antiarrhythmikakombinationen

Die hämodynamischen Wirkungen der Antiarrhythmikakombinationen wurden bisher nicht systematisch untersucht. Bei unterschiedlichen Effekten auf Herzfrequenz, Kontraktilität, Blutdruck, peripheren Widerstand und Auswurfleistung ist zum Teil von additiven kardiodepressiven und vasodilatierenden Effekten, teilweise auch von antagonistischen Wirkungen auszugehen. Die Auswahl der Antiarrhythmika für die Kombinationsbehandlung richtet sich nach elektrophysiologischen Parametern und nach der jeweiligen Arrhythmie. Über mögliche Kombinationen und ihre Indikationen informiert Tabelle 7. Unter hämodynamischen Aspekten sind dabei die gemeinsame Verabreichung von Disopyramid und ß-Sympathikolytika bzw. Sotalol i. v. und p. o., außerdem die gleichzeitige i. v. Anwendung von ß-Sympathikolytika und herzwirksamen Kalziumantagonisten (Abb. 17) als ungünstig anzusehen. Bei schwerer Störung der linksventrikulären Funktion ist auch die Anwendbarkeit von Klasse-Ic-Präparaten und ß-Sympathikolytika (Abb. 18) bzw. Sotalol und der Kombination Chinidin-Verapamil eingeschränkt.

Tabelle 7. Kombinationstherapie mit Antiarrhythmika

VES/VT	:	Klasse Ia + Ib; Klasse Ib/Ic + III
VT	:	Klasse I + II
Atriale Tachy-	:	Chinidin + Verapamil
arrhythmien		Digitalis + Klasse Ic

Hämodynamisch ungünstige Kombinationen:

i. v./p. o.	:	Disopyramid und Klasse II
		Disopyramid und Sotalol
i. v.	:	Klasse II + Klasse IV

bei schlechter Ventrikelfunktion: Klasse Ic + Sotalol

Unter Berücksichtigung der Literaturangaben 23, 39, 42, 79, 99, 108, 163

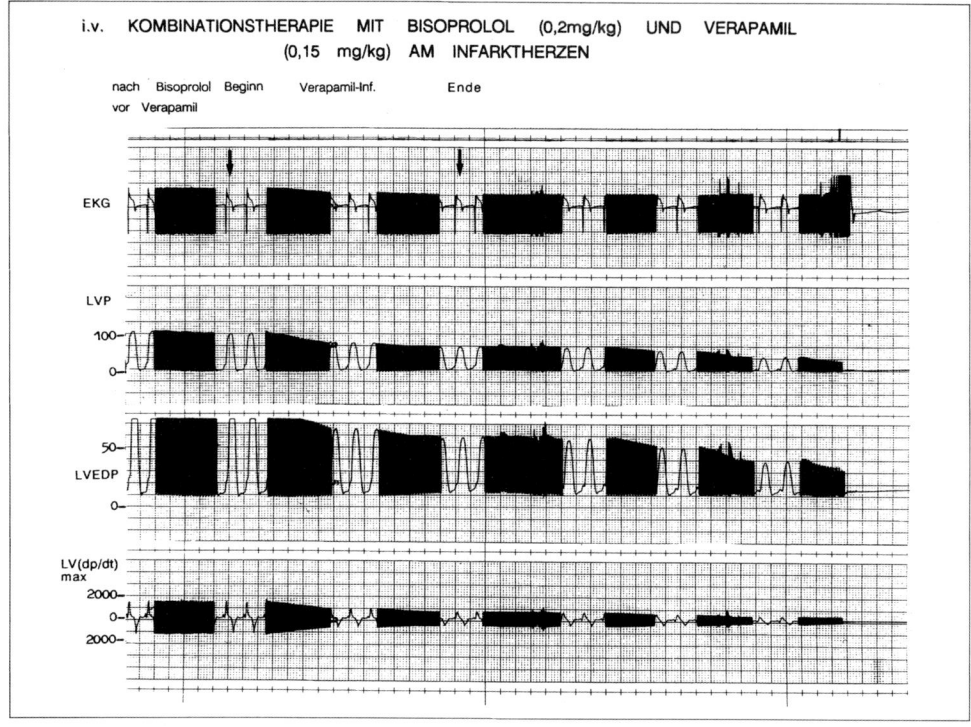

Abb. 17. I.v. Kombinationstherapie mit Bisoprolol (0,2 mg/kg) und Verapamil (0,15 mg/kg) am Infarktherzen (narkotisierter Hund)

Bedeutung der hämodynamischen Wirkungen von Antiarrhythmika für die Auswahl des Therapieverfahrens

Aus den differenten hämodynamischen Wirkungen der Antiarrhythmika ergeben sich unterschiedliche Schwerpunkte für den Einsatz dieser Substanzen in Abhängigkeit von der linksventrikulären Funktion. Bei regelrechter Pumpfunktion ist die Anwendbarkeit

36

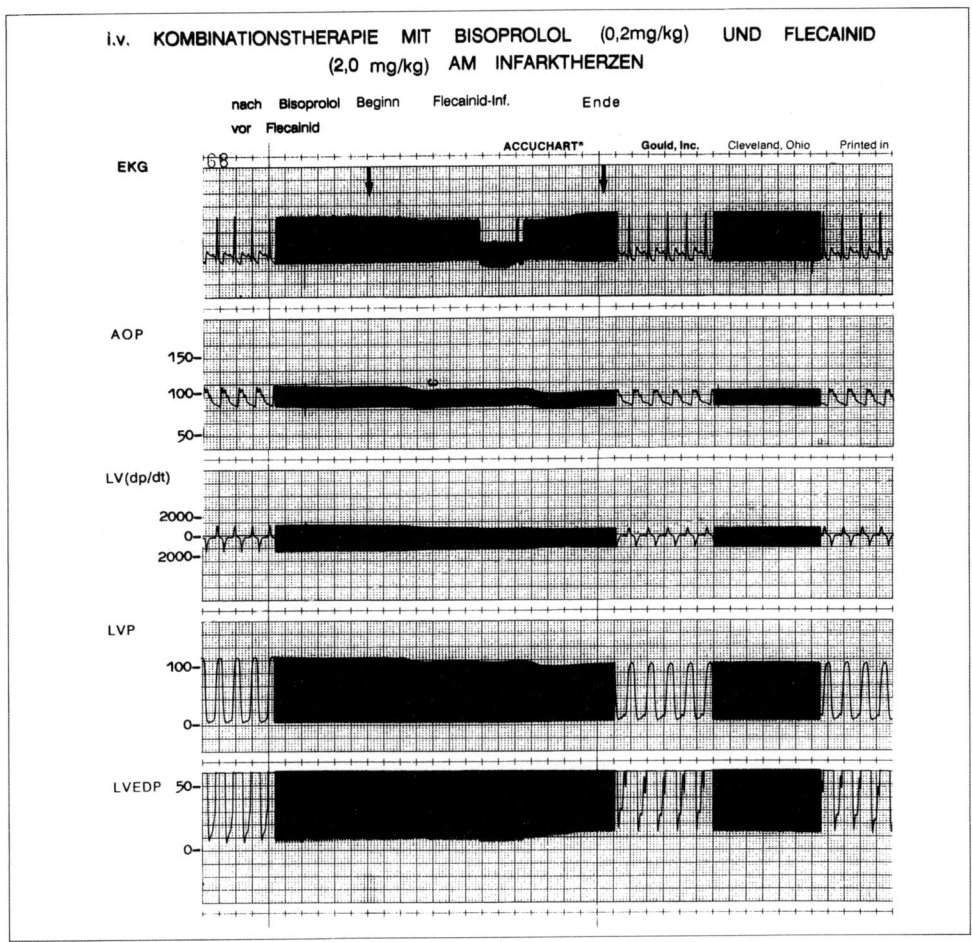

Abb. 18. I.v. Kombinationstherapie mit Bisoprolol (0,2 mg/kg) und Flecainid (2,0 mg/kg) am Infarktherzen (narkotisierter Hund)

der handelsüblichen Pharmaka nicht eingeschränkt. Dagegen ist das Spektrum der Substanzen, die bei muskulärer Pumpinsuffizienz in ausreichend hoher Dosierung mit Erfolg einsetzbar sind, begrenzt. Unbedenklich einsetzbar sind Pharmaka der Klasse Ib, im allgemeinen auch die Klasse-III-Antiarrhythmika (außer Sotalol). Über die Anwendbarkeit aller übrigen Präparate und mögliche Dosierungen ist im Einzelfall zu entscheiden. Der Mangel an geeigneten Pharmaka ist klinisch bedeutsam, da Klasse-Ib-Präparate eine vergleichsweise geringe Wirkstärke haben und die Substanzen der Klasse III (außer Sotalol) erhebliche Nebenwirkungen verursachen. Andererseits haben gerade ventrikuläre Arrhythmien auf dem Boden schwerwiegender Muskelfunktions-störungen oft eine ungünstige Prognose und gelten dementsprechend als behandlungs-bedürftig. Als Fortschritt in der Therapie ist hier die Entwicklung von Substanzen vom Typ des Barucainid (57) anzusehen, die bei nur geringen leitungsverzögernden Effekten keine negativ inotropen Wirkungen entfalten und dabei eine hohe Wirkstärke aufweisen, so daß sie mit Erfolg und ohne das Risiko eines Pumpversagens auch bei schwerer linksventrikulärer Dysfunktion eingesetzt werden können.

Literatur

1. Ablad B, Carlsson E. Dahlof C, Ek L (1976) Some aspects of the pharmacology of ß-adrenoceptor blockers. Drugs 11 (suppl 1): 100
2. Allard JR, Ware WH, Bennett LL (1960) Negative chronotropism and inotropism of procaine amide in the heart. J Lab Clin Med 55: 120
3. Alps BJ, Borrows ET, Johnson ES, Stainforth MW, Wilson AB (1972) A comparison of the cardiovascular actions of indoramin, propranolol, lignocaine, and quinidine. Cardiovasc Res 6: 226
4. Amsterdam EA, Spann JF, Mason DT, Zelis RF (1970) Characterization of the positive inotropic effects of bretylium tosylate: a unique property of an antiarrhythmic agent. Am J Cardiol 25: 81
5. Anderson JL, Stewart JR, Perry BA, van Hamersreld DD, Johnson TA, Conard GJ, Chang SF, Kvam DC, Pitt B (1981) Oral flecainide actetate for the treatment of ventricular arrhythmias. N Eng J Med 305: 473
6. Angelakos ET, Hastings EP (1960) The influence of quinidine and procainamide on myocardial contractility in vivo. Am J Cardiol 5: 791
7. Aquaro G, Poletti T, d'Arrigo A (1970) Cardiodynamic changes induced by disopyramide. Minerva Med 61 (suppl) 3707
8. Asokan MK, Frank MJ, Regan TJ (1968) Assessment of myocardial depression with therapeutic doses of lidocaine and procainamide. Am J Cardiol 21: 91
9. Aström H (1968) Haemodynamic effects of beta-adrenergic blockade. Br Heart J 30: 44
10. Austen WG, Moran JM (1965) Cardiac and peripheral vascular effects of lidocaine and procainamide. Am J Cardiol 16: 701
11. Bachour G, Hochrein H (1977) Hämodynamische Reaktionen unter Propafenon. In: Hochrein H, Hapke HJ, Beck OA (Hrsg.) Fortschritte in der Pharmakotherapie von Herzrhythmusstörungen. Fischer, Stuttgart, New York, S 39 – 44
12. Barrett AM (1971) A survey of the pharmacological properties of adrenergic beta-receptor antagonists. Int J Clin Pharmacol (suppl 3): 2
13. Bauman DJ (1981) Myocardial depression with disopyramide. Am Intern Med 94: 411
14. Bayer R, Hennekes R, Kaufmann R, Mannhold R (1975) Inotropic and electrophysiological actions of verapamil and D 600 in mammalian myocardium I. Pattern of inotropic effects of the racemic compounds. Naunyn Schmiedeberg's Arch Pharmacol 290: 49
15. Bayer R, Kaufmann R, Mannhold R (1975) Inotropic and electrophysiological actions of verapamil and D 600 in mammalian myocardium II. Pattern of inotropic effects of the optical isomers. Naunyn Schmiedeberg's Arch Pharmacol 290: 69
16. Befeler B (1975) The hemodynamic effects of Norpace (part I) Angiology 26 (suppl I): 99
17. Bilski A, Robertson HH, Wale JL (1979) A study of the relationship between cardiac ß-adrenoceptor blockade and intrinsic sympathomimetic activity in rats depleted of catecholamines. Clin Exp Pharm Phys 6: 1
18. Boudoulas H, Schaal StF, Lewis RP, Welch ThG, De Green P, Kates RE (1977) Negative inotropic effect of lidocaine in patients with coronary arterial disease and normal subjects. Chest 71: 170
19. Bourassa MG, Cote P, Theroux P, Tuban JF, Genain C, Waters DD (1980) Hemodynamics and coronary flow following diltiazem administration in anaesthetized dogs and in humans. Chest 78: 224
20. Burton JR, Mathew MT, Armstrong PW (1976) Comparative effects of lidocaine and procainamide on acutely impaired hemodynamics. Am J Med 61: 215
21. Campbell NPS, Zaidi SA, Adgey AAJ, Patterson GC, Pantridge JF (1979) Observations on hemodynamic effects of mexiletine. Br Heart J 41: 182
22. Carmeliet E, Janssen PAJ, Marsboom R, van Nueten JM, Xhonneux R (1978) Antiarrhythmic, electrophysiologic and hemodynamic effects of lorcainide. Arch Int Pharmacodyn 231: 104

23. Cathcart-Rake WF, Coker JE, Atkins FL, Hoffman JH, Hassanein KM, Shen DD, Azarnoff DL (1980) The effect of concurrent oral administration of propranolol and disopyramide on cardiac function in healthy men. Circulation 61: 938
24. Chatterjee K, Mandel WJ, Vyden JK, Parmley WW, Forrester JS (1973) Cardiovascular effects of bretylium tosylate in acute myocardial infarction. JAMA 223: 757
25. Chew ChYC, Hecht HS, Collet JT, Mc Allister RG, Singh BN (1981) Influence of severity of ventricular dysfunction on hemodynamic responses to intravenously administered verapamil in ischemic heart disease. Am J Cardiol 47: 917
26. Clark BJ (1982) Beta-Rezeptorenblocker und ihre Effekte auf Herz und Blutgefäße. In: Roskamm H, Holzgreve H (Hrsg) Die Beta-Rezeptorenblockade aus pathophysiologischer Sicht. Schattauer, Stuttgart, New York, S 13–28
27. Cocco G. Burkhart F, Chu D, Follath F (1978) Intrinsic sympathomimetic activity of ß-adrenoceptor blocking agents. Europ J Clin Pharmacol 13: 1
28. Cohen IS, Jick H, Cohen SI (1977) Adverse reactions to quinidine in hospitalized patients: findings based on data from the Boston Collaborative Drug Surveillance Program. Prog Cardiovasc Dis 20: 151
29. Cohn JJ (1983) Hemodynamic effects of ß-blockers. Drugs 25 (suppl): 100
30. Colfart DJ, Berndt TB, Vernoff R, Harrison DC (1974) Antiarrhythmic and circulatory effects of Astra W 36095. Am J Cardiol 34: 35
31. Connolly ME, Kersting F, Dollery CT (1977) The clinical pharmacology of beta-adrenoceptor-blocking drugs. Progr Cardiovasc Dis 19: 203
32. Connolly SJ, Kates RE, Lebsack CS, Harrison DC, Winkle RA (1983) Clinical pharmacology of propafenone. Circulation 68: 509
33. Cote P, Harrison DC, Basile J, Schroeder JS (1973) Hemodynamic interaction of procainamide and lidocaine after experimental myocardial infarction. Am J Cardiol 32: 937
34. Cote P, Bourassa MG, Delaye J, Janin A, Froment R, David P (1979) Effects of amiodarone on cardiac and coronary hemodynamics and on myocardial metabolism in patients with coronary artery disease. Circulation 59: 1165
35. Cote P, Bourassa MG, Delaye J (1983) Hämodynamische Wirkungen von Amiodaron beim Menschen. In: Breithardt G. und Loogen F (Hrsg) Neue Aspekte der medikamentösen Behandlung von Tachyarrhythmien – Die Bedeutung von Amiodaron. Urban & Schwarzenberg, München, S 112–119
36. Crawford MH, White DH, O'Rourke RA (1979) Effects of oral quinidine on left ventricular performance in normal subjects and patients with congestive cardiomyopathy. Am J Cardiol 44: 714
37. Cullhead I (1969) Hemodynamic effects of lidocaine. Acta Med Scand 186: 53
38. Danilo P, Rosen M (1976) Cardiac effects of disopyramide. Am Heart J 92: 532
39. Davies GJ, Joshi P. Muir JR (1977) The hemodynamic and electrophysiological effects of a combination of disopyramide and acebutolol given intravenously in man. Proceedings of disopyramide (Rhythmodan) seminar. St. John's College, Cambridge 24.–25.3.1977, S 37
40. Davies GJ, Marrott PK, Muir JR (1979) Hemodynamic and electrocardiographic effects of intravenous disopyramide following acute myocardial infarction. Br J Clin Pharmacol 7: 183
41. De Boer LWV, Nosta JJ, Kloser RA, Braunwald E (1982) Studies of amiodarone during experimental myocardial infarction: beneficial effects on hemodynamics and infarct size. Circulation 65: 508
42. Denis B, Pellet J, Machecourt J, Martin-Noel P (1977) Verapamil and beta-blockade: a dangerous combination. Nouv Presse Med 6: 2075
43. Desai J, Hirschfeld D, Peters R, Scheinman M, Gonzales R (1978) Electromechanical dissociation associated with disopyramide. Circulation 57–58 (suppl 2): II–178 (Abstract)
44. Di Bianco R, Fletcher RD, Cohen AJ, Gottdiener JS, Singh SN, Katz RJ, Bates HR, Sauerbrunn B (1982) Treatment of frequent ventricular arrhythmias with encainide: assessment using serial ambulatory electrocardiograms, intracardiac electrophysiological studies, treadmill exercise tests, and radionuclide cineangiographic studies. Circulation 65: 1134
45. Dreifuß LS, Naito M, David D, Michelson EL (1983) Hemodynamic consequences of abnormal atrioventricular sequencing. Pace 6: A–81
46. Duff HJ, Roden DM, Maffucci RJ, Vesper BS, Conard GJ, Higgins SB, Oates IA, Smith RF, Woosley RL (1981) Suppression of resistant ventricular arrhythmias by twice daily dosing with flecainide. Am J Cardiol 48: 1133

47. Ferlinz K, Easthope J, Aronow W (1979) Effects of verapamil on myocardial performance in coronary disease. Circulation 59: 313
48. Ferrer MJ, Harvey RM, Werko L, Dresdale DT, Cournand A, Richards DW (1948) Some effects of quinidine sulfate on the heart and circulation in man. Am Heart J 36: 816
49. Fill WD (1977) Anwendung von Propafenon am Menschen – Effekte auf elektrophysiologische und hämodynamische Parameter – klinische Ergebnisse. In: Hochrein H, Hapke HJ, Beck OA (Hrsg) Fortschritte in der Pharmakotherapie von Herzrhythmusstörungen. Fischer, Stuttgart, New York, S. 71–74
50. Folle LE, Aviado DM (1966) The cardiopulmonary effects of quinidine and procainamide. J Pharmacol Exp Ther 154: 92
51. Geleris P, Bondoulas H, Schaal SF, Lewis RP, Lima JJ (1980) Effect of procainamide on left ventricular performance in patients with primary myocardial disease. Eur J Clin Pharmacol 18: 311
52. Gottdiener JS, Di Bianco R, Fletcher RD (1982) Effects of antiarrhythmic agents in cardiac function. Angiology 33: 228
53. Grossman JI, Cooper JA, Frieden J (1969) Cardiovascular effects of infusion of lidocaine on patients with heart disease. Am J Cardiol 24: 191–197
54. Gülker H, Bender F, Brisse B, Thale J, Heuer H, Kristek J, Schindelhauer F, Teerling K (1981) Behandlung akuter experimenteller Infarktarrhythmien mit Flecainid. Z Kardiol 70: 124
55. Gülker H, Kristek J, Heuer H, Bender F (1981) Sympathomimetic and cardiodepressant effects of acebutolol, oxprenolol, pindolol and propranolol. Drug Res 31: 1416
56. Gülker H, Thale J, Heuer H, Bender F (1984) Hämodynamik und Schwellenwerte elektrisch induzierter atrialer und ventrikulärer Arrhythmien am nicht-ischämischen Myokard des Hundes unter Flecainid. In: Bender F, Cronheim G (Hrsg) Flecainid – experimentelle Befunde und klinische Erfahrungen, 2. Auflage. Fischer, Stuttgart, S 29–44
57. Gülker H, Heuer H, Haverkamp W, Hindricks G (1987) Barucainide, a new type of class Ib agent with a strong antiarrhythmic potency; experimental and clinical results. Circulation 76 (suppl IV): 132
58. Hammermeister KE, Boerth RC, Warbasse JR (1972) The comparative inotropic effects of 6 clinically used antiarrhythmic agents. Am Heart J 84: 643
59. Harrison DC, Sprouse JH, Morrow AG (1963) The antiarrhythmic properties of lidocaine and procainamide: clinical and physiologic studies of their cardiovascular effects in man. Circulation 28: 486
60. Harry JD (1982) The relevance of intrinsic sympathomimetic activity (ISA) in the clinical efficacy of ß-adrenoceptor blocking drugs. Int J Clin Pharm Res II: 191
61. Hecht HS, Chew ChYC, Burnam MH, Hopkins J, Schnugg St, Singh BN (1981) Verapamil in chronic stable angina: amelioration of pacing-induced abnormalities of left ventricular ejection fraction, regional wall motion, lactate metabolism and hemodynamics. Am J Cardiol 48: 536
62. Henry PD (1980) Comparative pharmacology of calcium-antagonists: nifedipine, verapamil, and diltiazem. Am J Cardiol 46: 1047
63. Hodges M, Hangland JM, Granrud G, Conard GJ, Asinger RW, Mikell FL, Krejci J (1982) Suppression of ventricular ectope depolarizations by flecainide acetate, a new antiarrhythmic agent. Circulation 65: 879
64. Hodges M (1984) Die Wirkung von Flecainid auf hämodynamische Parameter in Probanden und in herzkranken Patienten. In: Bender F, Cronheim G (Hrsg) Flecainid – experimentelle Befunde und klinische Erfahrungen, 2. Auflage. Fischer, Stuttgart, S 59–70
65. Hoffman BF, Rosen MR, Wit AL (1975) Electrophysiology and pharmacology of cardiac arrhythmias. VII Cardiac effects of quinidine and procaine amide. Am Heart J 89: 804
66. Holmes B, Brogden RN, Speight TM, Avery GS (1983) Tocainide. Drugs 26: 93
67. Hübner H, Stephan K, Meesmann W, Abendroth RR (1976) Akuter Myokardinfarkt und Pindolol. Wirkung eines ß-Sympathikolytikums mit intrinsic sympathomimetic activity auf Hämodynamik und Kontraktilität. Arzneim Forsch 26: 1561
68. Hulting J, Rosenhamer G (1979) Kinetics of hemodynamic and electrocardiographic changes following intravenous disopyramide. Acta Med Scand 205: 417
69. Jawad-Kauber C, Sherrod TR (1974) Effect of loading dose of procaine amide on left ventricular performance in man. Chest 66: 269
70. Jensen G, Sigurd B, Uhrenholt A (1975) Hemodynamic effects of intravenous disopyramide in heart failure. Eur J Clin Pharmacol 8: 167

71. Jewitt E (1971) Comparison of the hemodynamic effects of antiarrhythmic drugs. In: Scott BD, Julian DG (eds) Lidocaine in the treatment of ventricular arrhythmias. Livingstone, Edingburgh, London, S 243–245
72. Jewitt DE, Singh BN (1974) The role of ß-adrenergic blockade in myocardial infarction. Progr Cardiovasc Dis XVI: 421
73. Jewitt DE (1980) Hemodynamic effects of newer antiarrhythmic drugs. Am Heart J 100: 984
74. Jorgensen CR, Bache JR, Wang Y, van Tassel RA, Duval DL (1971) The inotropic effects of bretylium in man. Circulation 43 (suppl II) : II–183
75. Kaltenbach M, Becker HJ, Mitron P, Petersen P, Kober G, Meier-Sydow J, Krehan L, Guldner N, Dierkesmann R, Böhlau V (1971) Comparable doses of different beta-blockers in man, their effects on hemodynamics, heart rate, peripheral blood flow, heart size, bronchial resistance and angina pectoris. In: Kaltenbach M, Lichtlen P (Hrsg) Coronary heart disease. Thieme, Stuttgart, S 198
76. Karlsson E, Sonnhag C (1976) Hemodynamic effects of procainamide and phenytoin at apparent therapeutic plasma levels. Eur J Clin Pharmacol 10: 305
77. Kayden HJ, Brodie BB, Steele JM (1957) Procaine amide: a review. Circulation 15: 118
78. Kennedy BL, West TC (1969) Factors influencing quinidine-induced changes in excitability and contractility. J Pharmacol Exp Ther 154: 92
79. Kieval J, Kirsten EB, Kessler KM, Mallon StM, Myerburg RJ (1982) The effects of intravenous verapamil on hemodynamic status of patients with coronary artery disease receiving propranolol. Circulation 65: 653
80. Klein SW, Sutherland RIL, Morch JE (1968) Hemodynamic effects of intravenous lidocaine in man. Can Med Ass J 99: 472
81. Kötter V, Linderer T, Schröder R (1980) Effects of disopyramide on systemic and coronary hemodynamics and myocardial metabolism in patients with coronary artery disease: comparison with lidocaine. Am J Cardiol 46: 469
82. Koiwaya Y, Takeshita A, Nakamura M (1982) Hemodynamic effects of intravenous diltiazem in patients with recent myocardial infarction. Clin Ther 4: 381
83. Kuhn P, Klicpera M, Kroiss A, Zilcher H, Kaindl F (1977) Antiarrhythmic and hemodynamic effects of mexiletine. Postgrad Med 53: 81
84. Leach AJ, Brown JE, Amstrong PW (1980) Cardiac depression by intravenous disopyramide in patients with left ventricular dysfunction. Am J Med 68: 839
85. Lewis BS, Mitha AS, Gotsman MS (1975) Immediate hemodynamic effects of verapamil in man. Cardiology 60: 366
86. Liang Ch. Hood WB (1974) The myocardial depressant effect of beta-receptor blocking agents. Cir Res 35: 272
87. Lieberman NA, Harris RS, Katz RJ, Lipsschutz HM, Dolgin M, Fisher VJ (1968) The effects of lidocaine on the electrical and mechanical activity of the heart. Am J Cardiol 22: 275
88. Lotto A, Satolli R, Baldini MR (1980) Hemodynamic effects of amiodarone. Circulation 62: 666
89. Low RJ, Takeda P, Mason DT, De Maria AN (1982) The effects of calcium channel blocking agents on cardiovascular function. Am J Cardiol 49: 547
90. Lydtin H (1970) ß-Rezeptorenblocker. Ergebn Inn Med Kinderheilk 30: 97
91. Maler WG, Szeto J (1972) Effect of verapamil on contractility, oxygen utilization and calcium exchangeability in mammalian heart muscle. Cardiovasc Res 6: 120
92. Mangiardi LM, Hariman RJ, Mc Allister RG, Bhargara V, Surawicz B, Shabetai R (1978) Electrophysiologic and hemodynamic effects of verapamil: Correlation with plasma drug concentrations. Circulation 57: 366
93. Marcus FI, Fontaine GH, Frank R, Grosgogeat Y (1981) Clinical pharmacology and therapeutic applications of the antiarrhythmic agent, amiodarone. Am Heart J 101: 480
94. Mark LC, Kayden HJ, Steele JM, Cooper JR, Berlin I, Rovenstine EA, Brodie BB (1951) The physiological disposition and cardiac effects of procaine amide. J Pharmacol Exp Ther 102: 5
95. Markiewicz W, Winkle R, Binetti G, Kernoff R, Harrison DC (1976) Normal myocardial contractile state in the presence of quinidine. Circulation 53: 101
96. Markis JE, Koch-Weser J (1971) Characteristics and mechanism of inotropic and chronotropic actions of bretylium tosylate. J Pharmacol Exp Ther 178: 94

97. Mason JW, Winkle RA, Ingels NB, Daughters GT, Harrison DC, Stinson EB (1977) Hemodynamic effects of intravenously administered quinidine on the transplanted human heart. Am J Cardiol 40: 99

98. Mc Clendon RL, Hansen WR, Kinsman JM (1951) Hemodynamic changes following procaine amide administered intravenously. Am J Med Sci 222: 375

99. Mc Gourty JC, Silas JH (1984) ß-blockers and verapamil: a cautionary tale. Brit med J 289: 1624

100. Meesmann W (1969) Arzneimittelbedingte Herzinsuffizienz. Verh Dtsch Ges Kreislauff 34: 110

101. Meinertz T, Kersting F, Kasper W. Just H, Bechtold H, Jähnchen E (1980) Hemodynamic effects of a single intravenous dose of lorcainide in patients with heart disease. Eur J Clin Pharmacol 18: 461

102. Mierzwiak DS, Mitchell JH, Shapiro W (1967) The effect of diphenylhydantoin and quinidine on left ventricular function in dogs. Am Heart J 74: 780

103. Miller RR, Hilliard G, Lies JE, Massumi RA, Zelis R, Mason DT, Amsterdam EA (1973) Hemodynamic effects of procainamide in patients with acute myocardial infarction and comparison with lidocaine. Am J Med 55: 161

104. Nyquist O, Forssell G, Nordlander R, Schenck-Gustafsson K (1980) Hemodynamic and antiarrhythmic effects of tocainide in patients with acute myocardial infarction. Am Heart J 100: 1000

105. O'Rourke RA, Bishop VS, Stone HL, Rapaport E (1969) Lack of effect of procainamide on ventricular function of conscious dogs. Am J Cardiol 23: 238

106. O'Rourke RA, Horowitz LD (1981) Effects of chronic oral quinidine in left ventricular performance. Am Heart J 101: 769

107. Ourbak P, Rocher R, Aziza JP, Manin JP, Vagner D, Leclerc M, Maurice P (1976) Effects hemodynamiques de l'injection intraveineuse de chlorhydrate d'amiodarone chez le sujet normal et le coronarien. Arch Mal Coeur 3: 293

108. Packer M, Meller J, Medina N, Yushak M, Smith H, Holt J, Guererro J, Todd GD, Mc Allister RG, Gorlin R (1982) Hemodynamic consequences of combined ß-adrenergic and slow calcium channel blockade in man. Circulation 65: 660

109. Parmley WW, Braunwald E (1967) Comparative myocardial depressant properties of d-propranolol, dl-propranolol and quinidine. J Pharmacol Exp Ther 158: 11

110. Podrid PJ, Schoeneberger A, Lown B (1980) Congestive heart failure caused by oral disopyramide. New Engl J Med 302: 614

111. Post St, Cobb FR, Jones RH (1980) Effects of Propranolol on left ventricular function in normal men. Circulation 61: 358

112. Pozenel H (1977) Hemodynamic studies on mexiletine, a new antiarrhythmic agent. Postgrad Med J 53: 78

113. Rahimtoola SH, Sinno MZ, Loeb HS, Chuquimia R, Rosen KM, Gunnar RM (1971) Lidocaine infusion in acute myocardial infarction. Arch Intern Med 128: 416

114. Raschak M, Gries J, Bühler V, Maurer R (1983) Untersuchungen zur kardialen und vasalen Wirksamkeit von Gallopamil. In: Kaltenbach M, Hopf R (Hrsg) Gallopamil – pharmakologisches und klinisches Wirkungsprofil eines Kalzium-Antagonisten. Springer, Berlin Heidelberg New York, S 75–82

115. Reale A (1980) Significance of instrinsic activity of ß-blocking agents. In: Roskamm H, Graefe KH (Hrsg) Advances in ß-blocker therapy. Excerpta Medica Amsterdam S. 62–70

116. Remme WJ, Krauss XH, van Hoogenhuyze DCA, Kruyssen HACM, Stoom CJ (1983) Effects of intravenous amiodarone on pacing induced coronary sinus blood flow changes and myocardial ischemia in patients with coronary artery disease. Symposium „Amiodarone in Cardiology", Utrecht (Abstracts)

117. Ribeiro LGT, Brandon TA, De Bauche TL, Maroko PR, Miller RR (1982) Antiarrhythmic and hemodynamic effects of calcium channel blocking agents during coronary arterial reperfusion: comparative effects of verapamil and nifedipine. Am J Cardiol 48: 69

118. Robertson JIS, Kaplan NM, Caldwell ADS, Speight TM (1983) Symposium on ß-blockers in the 1980's. Focus on atenolol. Drugs 25 (suppl 2): 1

119. Ryan WF, Karliner JS (1979) Effects of tocainide on left ventricular performance at rest and during acute alternations in heart rate and systemic arterial pressure. Br Heart J 41: 175

120. Ryden L, Saetre H (1971) The hemodynamic effect of verapamil. Eur J Clin Pharmacol 3: 153

121. Saunamäki KI (1975) Hemodynamic effects of a new antiarrhythmic agent, mexiletine, in ischemic heart disease. Cardiovasc Res 9: 788
122. Schlepper M, Neuss H (1983) Wirkung von Propafenon auf die Hämodynamik und die Inotropie des Herzens. In: Schlepper M, Olsson B (Hrsg) Kardiale Rhythmusstörungen. Springer, Berlin, Heidelberg New York, S 143–150
123. Schmid PG, Nelson LD, Heistad DD, Mark AL, Abboud FM (1974) Vascular effects of procaine amide in the dog: predominance of the inhibitory effect of ganglionic transmission. Circ Res 35: 948
124. Schumacher RR, Lieberson AD, Childress RH, Williams JF Jr (1968) Hemodynamic effects of lidocaine in patients with heart disease. Circulation 37: 965
125. Schwartz M, Covino B, Duce B, Narang R, Fiore J, Markels M, Rizvi S, Smith E (1979) Acute hemodynamic effects of tocainide in patients undergoing cardiac catheterization. J Clin Pharmacol 19, Band II, 3: 100
126. Schwartz A, Shen E, Scheinman M, Morady F, Chatterjee K (1983) Hemodynamic effects of intravenous amiodarone in patients with recurrent ventricular tachycardia and depressed left ventricular function. Clin Res 31: 81 A
127. Seabra-Gomes R, Richards A, Sutton R (1976) Hemodynamic effects of verapamil and practolol in man. Eur J Cardiol 4: 79
128. Sebening H, Sauer E (1983) Beeinflussung der Koronararterien und Hämodynamik durch Gallopamil. In: Kaltenbach M, Hopf R (Hrsg) Gallopamil – pharmakologisches und klinisches Wirkungsprofil eines Kalzium-Antagonisten. Springer, Berlin Heidelberg New York, S 117–120
129. Sesto M, Ivancić R, Custović F (1983) Die Wirkung von Gallopamil auf die Hämodynamik bei Patienten mit KHK. In: Kaltenbach M, Hopf R (Hrsg) Gallopamil – pharmakologisches und klinisches Wirkungsprofil eines Kalzium-Antagonisten. Springer, Berlin Heidelberg New York, S 97–100
130. Shand DG (1983) State-of-the-Art: comparative pharmacology of the ß-adrenoceptor blocking drugs. Drugs 25 (suppl 2): 92
131. Shanks RG (1983) Clinical pharmacology of ß-adrenoceptor blocking drugs. In: Morselli PL, Kilborn JR, Cavero I, Harrison DC, Langer SZ (eds) Betaxolol and other ß1-adrenoceptor antagonists. Raven Press, New York, S. 73–88
132. Shita A, Bernard R, Mostinckx R, Debacker M (1981) Hemodynamic reactions after intravenous injection of lorcainide hydrochloride in acute myocardial infarction. Eur J Cardiol 12: 237
133. Sicart M, Besse P, Choussat A, Bricaud H (1977) Action hemodynamique de l'amiodarone intra-veineuse chez l'homme. Arch Mal Cour 3: 219
134. Simonsen S (1978) Effect of verapamil on coronary hemodynamics in patients with coronary heart disease. Eur J Cardiol 8: 9
135. Simonsen S, Ihlen H (1982) Der Einfluß verschiedener ß-Rezeptorenblocker auf Hämodynamik und myokardialen Sauerstoffverbrauch. In: Roskamm H, Holzgreve H (Hrsg) Die Beta-Rezeptorenblockade aus pathophysiologischer Sicht. Schattauer, Stuttgart, New York, S 57–66
136. Singh BN, Jewitt DE, Downey JM, Kirk ES, Sonnenblick EH (1976) Effects of amiodarone and L 8040 novel antianginal and antiarrhythmic drugs, on cardiac and coronary hemodynamics and on cardiac intracellular potentials. Clin Exp Pharmacol Physiol 3: 427
137. Singh BN, Roche A (1977) Effects of intravenous verapamil on hemodynamics in patients with heart disease. Am Heart J 94: 592
138. Singh BN, Chew CC, Josephson MA, Packer M (1982) Pharmacologic and hemodynamic mechanisms underlying the antianginal actions of verapamil. Am J Cardiol 50: 886
139. Sowton E (1964) Hemodynamic studies in patients with artificial pacemakers. Br Heart J 26: 737
140. Sowton E, Hamer J (1966) Hemodynamic changes after beta adrenergic blockade. Am J Cardiol 18: 317
141. Stannard M, Sloman G, Sangster L (1968) Hemodynamic effects of lignocaine in acute myocardial infarction. Brit Med J 2: 468
142. Stearns NS, Callahan EJ, Ellis LB (1952) Value and hazards of intravenous procaine amide therapy. JAMA 148: 360
143. Stepanek J, Brunner H (1975) Influence of the sympathomimetic activity of oxprenolol on hemodynamics in the anaesthetized dog. Bas Res Cardiol 70: 574

144. Stephan K, Meesmann W, Bischoff KO, Hübner H, Geigenmüller L, Diesch J (1975) Wirkung von Atenolol auf Kontraktilität und Hämodynamik im Vergleich zu Propranolol und Practolol beim Infarktherzen. Arzneim Forsch 25: 1170

145. Stern S (1971) Hemodynamic changes following separate and combined administration of beta-blocking drugs and quinidine. Eur J Clin Invest 1: 432

146. Stone PH, Antman EM, Muller JE, Braunwald E (1980) Calcium channel blocking agents in the treatment of cardiovascular disorders. Part II: hemodynamic effects and clinical applications. Am Intern Med 93: 886

147. Story JR, Abdulla AM, Frank MJ (1979) Cardiogenic shock and disopyramide phosphate. JAMA 242: 654

148. Sutton R (1976) Hemodynamics of intravenous disopyramide. J Int Med Res 4 (suppl 1): 46

149. Taylor SH, Saxton C, Davies PS, Stoker JB (1970) Bretylium tosylate in prevention of cardiac arrhythmias after myocardial infarction. Br Heart J 32: 326

150. Taylor SE, Nash CB (1978) A comparison of the effects of quinetholate, lidocaine, and procainamide on ouabain-induced ventricular tachycardia and cardiac function. Arch Int Pharmacodyn 232: 279

151. Thadani U, Mangari D, Gregor P, Olowoyeye J, Leach A, West RO, Parker JO (1981) Hemodynamic effects of disopyramide at rest and during exercise in normal subjects. Cathet Cardiovasc Diagn 7: 27

152. Tomoda H, Chuck L, Parmley WW (1972) Comparative myocardial depressant effects of lidocaine, ajmaline, propranolol and quinidine. Jpm Circ J 36: 433

153. Tucker CR, Winkle RA, Peters FA, Harrison DC (1982) Acute hemodynamic effects of intravenous encainide in patients with heart disease. Am Heart J 104: 209

154. Tzivoni D (1978) The marked myocardial depressant effect of verapamil. Jsr J Med Sci 14: 933

155. Valette H, April E (1980) Hemodynamic effects of diltiazem in healthy volunteers. Br J Clin Pharmacol 10: 623

156. Vaughan Williams EM, Bagwell EE, Singh BN (1973) Cardiospecificity of ß-receptor blockade. Cardiovasc Res 7: 226

157. Verdouw PD, Deckers JW, Conard GJ (1979) Antiarrhythmic and hemodynamic actions of flecainide acetate in the ischemic porcine heart. J Cardiovasc Pharmacol 1: 473

158. Vincenzi M, Morlino T, Allegri P, Barbieri E, Cappelletti F, De Lio U, Ometto R, Maiolino P (1981) Changes in cardiovascular function induced by verapamil in healthy subjects and in patients with ischemic heart disease. Clin Cardiol 4: 15

159. Walsch RA, Horwitz LD (1979) Adverse hemodynamic effects of intravenous disopyramide compared with quinidine in conscious dogs. Circulation 60: 1053

160. Walsch RA, O'Rourke RA, Ludden T, Horwitz LD (1979) Adverse hemodynamic effects of intravenous disopyramide compared with quinidine in conscious dogs. Am J Cardiol 43: 358

161. Willis PW (1975) The hemodynamic effects of Norpace (Part II). Angiology 26 (suppl 1): 102

162. Winkle RA, Anderson JL, Peters F, Meffin PJ, Fourles RE, Harrison DC (1978) The hemodynamic effects of intravenous tocainide in patients with heart disease. Circulation 57: 787

163. Winniford MD, Marham RV, Firth BG, Nicod P, Hillis LD (1982) Hemodynamic and electrophysiologic effects of verapamil and nifedipine in patients on propranolol. Am J Cardiol 50: 704

164. Wirtzfeld A, Himmler FC, Präuer HW, Klein G (1979) Atrial and ventricular pacing in patients with sick sinus syndrome. In: Meere C (ed) Proceedings of the VIth world Symposium on cardiac pacing, Montreal, p 15

165. Yeh B, Sung PK, Scherlag B (1973) Effects of disopyramide on electrophysiological and mechanical properties of the heart. J Pharmacol Sci 62: 1924

166. Zipes DP, Troup PJ (1978) New antiarrhythmic agents: amiodarone, aprindine, disopyramide, ethmozin, mexiletine, tocainide, verapamil. Am J Cardiol 41: 1005

Anschrift der Verfasser:
Prof. Dr. H. Gülker, Priv.-Doz. Dr. H. Heuer
Medizinische Universitätsklinik und Poliklinik
Albert-Schweitzer-Str. 33
D-4400 Münster

Diskussion

BRISSE:
Herr Gülker, die vielen Nebenwirkungen, insbesondere im Hinblick auf die Einschränkung der Pumpfunktion unter den Antiarrhythmika, sind ja sicherlich immer dann von Bedeutung, wenn Patienten bereits eine eingeschränkte Pumpfunktion aufweisen. Das sind bei streng gestellter Indikation die überwiegende Zahl der Patienten. Wie würden Sie Ihre Ergebnisse einschätzen, wenn man gleichzeitig bedenkt, daß durch die antiarrhythmische Therapie ja ein günstiger Effekt auf die Hämodynamik durch Aufhebung der Arrhythmien hervorgerufen wird. Welches Resultat bleibt dann für die Klinik übrig? Ist die negative Inotropie, die Verminderung der Pumpfunktion, so wie Sie sie dargestellt haben, der Meßwert, nach dem sich der Kliniker richten sollte?

GÜLKER:
Nein. Man kann eindeutig sehen, daß bei Patienten mit Rhythmusstörungen schon allein durch Wiederherstellung eines normalen Rhythmus oder zusätzlich durch die Wiederherstellung einer adäquaten Frequenz dieser negativ inotrope Effekt mehr als antagonisiert wird. Das ganze ist ein Bilanzproblem. Die Auswahl der einen oder anderen Antiarrhythmikagruppe bzw. der Ausschluß bestimmter Präparate ist abhängig vom individuellen Befund.

LÜDERITZ:
Es besteht gar kein Zweifel, daß die Rhythmusstörung selbst stärker negativ-inotrop in Erscheinung tritt als die negativ inotrope Eigenwirkung der Therapie. Eine Frage zu Ihrer Tabelle, auf der Sie die günstigen und ungünstigen Kombinationspräparate für die Indikation vorschlagen: Glauben Sie, daß man aufgrund der negativen Inotropie früher zu einer Kombination greifen sollte oder daß man die konventionelle Haltung beibehalten sollte, zunächst die Monotherapie „auszureizen", bevor man bei ventrikulären Rhythmusstörungen eine Kombination wählt?

GÜLKER:
Man muß im individuellen Fall zunächst die Monotherapie austesten und dann zu einem relativ späten Zeitpunkt, z. B. unter dem Aspekt der Vermeidung von Substanzen mit schweren Nebenwirkungen, zu einer Kombination greifen. Dies gilt zumindest, wenn ein überadditiver Effekt nicht nachgewiesen wurde. Bei der Kombination Chinidin/Verapamil wurde nachgewiesen, daß die Rhythmisierungsrate bei Vorhofflimmern erhöht ist. Diese Kombination sollte man nicht so weit hintenanstellen.

BEHRENBECK:
Bei der absoluten Arrhythmie handelt es sich ja um eine permanente Desynchronizität zwischen Vorhof und Kammer mit entsprechender Herabsetzung der hämodynamischen Parameter. Bei ventrikulärer Arrhythmie sind das ja nur situative Einzelschläge, die hämodynamisch weniger wirksam werden. Würde man also dann, wenn keine elektrische Instabilität zu erwarten ist, radikal fordern müssen, daß man keine Therapie einsetzt, oder wo gibt es da einen Grenzwert?

GÜLKER:
Im Einzelfall ist bei einer Extrasystolie mit einer bestimmten mittleren Herzfrequenz schwer zu entscheiden, ob die Beseitigung dieser Extrasystolen in der Bilanz pro Minute gemessen, von größerem hämodynamischen Wert ist als der Verzicht auf eine Therapie, die negativ inotrope Effekte hat. Gerade unter Belastung kann der negative Effekt der Arrhythmie besonders im Vordergrund stehen.
    Ein besonderes Problem ist die Frage der Verstärkung der Rhythmusstörung unter antiarrhythmischer Therapie. Dieses Phänomen tritt bei Lokalanästhetika und weniger deutlich auch bei den Antiarrhythmika der Klasse III auf. Es ist als direktes elektrophysiologisches Problem keine Frage für die

Betablocker und die Kalziumantagonisten, bei denen man davon ausgehen kann, daß sich hier indirekte frequenzabhängige Faktoren auswirken. Die arrhythmogene Wirksamkeit in der Klasse I ist ganz klar korreliert zum Ausmaß vorhandener ventrikulärer bzw. intraventrikulärer Leitungsverzögerungen und deren Dispersion. Wir haben das am Beispiel des Flecainids am zweiten Infarkttag experimentell gemessen und können anhand der Leitungsverzögerungen voraussagen, wann Arrhythmien auftreten werden oder nicht. Dieses Ereignis tritt umso häufiger auf, je schwerer, diffuser und verschiedenartiger die Leitungsstörungen sind. Sicher spielen auch Faktoren des autonomen Nervensystems eine Rolle.

FLEISCHMANN:
Wenn diese Antiarrhythmika alle negativ inotrop sind, halten Sie dann in jedem Fall vor einer solchen Therapie eine Digitalisierung für erforderlich?

GÜLKER:
Nein, nicht in jedem Fall. Man kann klinisch unterscheiden zwischen Patienten mit normalem Ventrikel, Patienten mit erheblicher linksventrikulärer Funktionsstörung ohne Pumpinsuffizienz oder mit Herzinsuffizienz. Nur in dem letztgenannten Fall, meine ich, kann eine Digitalisierung diskutiert werden. Andererseits sind aber auch bei Digitalisierung Schwerpunkte bei bestimmten Antiarrhythmikaklassen zu setzen, indem z. B. Präparate mit erheblicher negativ inotroper Wirkung und fehlender vasodilatierender Wirkung dann nicht eingesetzt werden können.

PIPPIG:
Herr Gülker, Sie haben die Kombination Klasse Ic und Betablocker, letzterer in kleiner Dosierung, als hämodynamisch ungünstig eingestuft. Wie sind Ihre Erfahrungen bei Kleinstdosen, die wirklich keine negative Inotropie bewirken, aber nach unserer klinischen Erfahrung doch eine ganz erstaunliche Potenzierung der antiarrhythmischen Wirkung hervorrufen?

GÜLKER:
Ich muß einschränken: Diese Kombination, die wir selbst auch einsetzen, ist nicht generell als hämodynamisch ungünstig einzuordnen, sondern als eine Kombination, die bei einer schweren Funktionsstörung im Einzelfall einen hämodynamischen ungünstigen Effekt bewirken kann. Der zweite Aspekt ist die Frage der Potenzierung der antiarrhythmischen Wirkung dieser Kombinationstherapie. Es gibt Untersuchungen aus der Arbeitsgruppe von Herrn Lüderitz aus den Jahren 1982/1983, nach denen Gabe des Betablockers an der reinen Ektopiefrequenz nicht viel ändert, sondern daß eher der Aspekt der Prävention von Tachykardien bzw. die Sekundärprävention im Vordergrund stehen. Wenn man diese Aspekte in den Vordergrund stellt, dann ist die Wirksamkeit gegenüber Tachykardien zu prüfen und davon Dosierung und Einsatz abhängig zu machen. Für den Effekt der Prophylaxe des Kammerflimmerns, d. h. plötzlichen Herztodes bei Postinfarktpatienten scheint nach allen experimentellen Befunden eine gewisse Mindestdosierung notwendig zu sein, und diese ist höher als eine „ganz kleine Dosis".

STEINBECK:
Zur arrhythmogenen Wirkung von Flecainid: Sie haben eigene Untersuchungen erwähnt, die darauf schließen lassen, daß diese arrhythmogene Wirkung dosisabhängig ist. Gilt das Ihrer Ansicht nach für alle Antiarrhythmika, oder gibt es auch dieses Phänomen der Idiosynkrasie, was ja ein Argument gegen eine Kombinationstherapie wäre?

GÜLKER:
Auf der einen Seite ist dieser Effekt zwar dosisabhängig, andererseits hängt er aber ganz erheblich von dem elektrophysiologischen Vorbefund des Myokards ab, so daß im einen Fall mit derselben Dosierung überhaupt nichts passiert, im Fall ausgeprägter Leitungsverzögerungen dagegen ein arrhythmogener Effekt ausgelöst wird. Wir haben dieses Phänomen bisher nicht systematisch mit verschiedenen Substanzen untersucht. Ich glaube, daß man diese Wirkung genauso mit anderen intraventrikulär leitungsverzögernden Substanzen nachweisen kann. Zur zweiten Frage nach der Wirkung bei kleinster Dosierung ist mir nichts bekannt.

SCHLEPPER:
Bei Chinidin kann die erste Tablette bereits das QT-Syndrom und damit das Kammerflimmern auslösen. Eine Ergänzung zu der Frage nach der Arrhythmogenität: Hier spielen drei Dinge eine Rolle, wobei der

Natriumeinstrom ja mit dem Kalziumeinstrom zusammenhängt, und zwar im Quadrat, d. h. die negativ inotropen Wirkungen hängen durchaus auch mit der arrhythmogenen Wirkung zusammen. Sie sind nur nicht streng korreliert. Wir Kliniker stehen vor der schwierigen Situation, daß wir Arrhythmogenität nicht erkennen können. Die neuen Untersuchungen über programmierte Stimulation in Maastricht haben gezeigt, daß die arrhythmogene Wirkung im akuten Versuch bei Arzneimitteln überhaupt nicht aussagefähig ist für die chronische Behandlung. Punkt 2: Wir richten uns nach QRS-Verbreitung und nach QT-Verlängerungen und möglicherweise nach dem verfrühten Einfall des zweiten Herztones vor dem Ende von T., d. h. der Dissoziation zwischen elektrischer und mechanischer Systole. Die Elektrophysiologen und andere Physiologen sind uns bisher die Antwort auf die Frage schuldig geblieben, wieviel Myokardgewebe mit einer verzögerten Leitung behaftet sein muß, damit wir im Oberflächen-EKG eine Verbreitung von QRS sehen, und wieviel Myokardgewebe verzögert repolarisiert werden muß, damit wir im EKG eine QT-Verlängerung sehen. Wir wissen lediglich aus der Elektrophysiologie, daß sehr geringe Mengen Myokardgewebe genügen, um die Basis für die Arrhythmie zu schaffen, und wahrscheinlich viel mehr vorhanden sein muß, damit wir es klinisch als prämonitorisches Zeichen erkennen können.

Änderungen der Herzfunktion bei medikamentöser Rhythmisierung von Vorhofflimmern

B. Brisse, Th. Behrenbeck, B. Send, F. Bender

Medizinische Universitätsklinik und Poliklinik Münster

Summary: In a randomized, cross-over, controlled clinical study, a total of 23 patients with chronic atrial fibrillation was treated with disopyramide 100 mg t. i. d. for 3 days and 200 mg t. i. d. for the following 7 days or with cordichin (160 mg quinidine and 80 mg verapamil), 1 tablet t. i. d. for 3 days and 2 tablets t. i. d. for 7 days. Out of 20 cases (15 men, five women) a medication-induced conversion to sinus rhythm was achieved in 17 patients with cordichin. Echocardiographic measurements in these patients showed a decrease of the systolic ventricular diameter, no change in diastolic diameter, an increase in fractional shortening of the left ventricle, in the systolic thickness of the posterior left ventricular wall, in the mean and maximal velocity of the posterior wall motion in systole and diastole as well as normalized motion of the posterior wall. The duration from the beginning of the ventricular phase to maximal motion did not change. There was no change in the normalized PEP and LVET values. VCF mean and VCF max and delta VCF increased. Under treatment with disopyramide, no changes of the initial values were recognized.

The results show that after digoxin, the often described negative inotropic effects of the three substances did not appear and that medication-induced conversion to sinus rhythm using cordichin led to a marked improvement of left ventricular pump function.

Zusammenfassung: An 23 Patienten mit chronischem Vorhofflimmern wurde nach einem Cross-over-Randomisierungsschema eine medikamentöse Therapie mit Disopyramid 3×100 bis 3×200 mg/die bzw. Cordichin (160 mg Chinidin + 80 mg Verapamil) 3×1 bis 3×2 Tbl./die über insgesamt jeweils 10 Tage durchgeführt. In 20 Fällen (15 männliche, 5 weibliche Patienten) wurde unter Cordichin eine medikamentöse Rhythmisierung erzielt. Bei diesen Patienten wurde mit Hilfe der echokardiographischen Messungen eine Abnahme des systolischen Ventrikeldurchmessers bei gleichbleibendem diastolischem Durchmesser, eine Zunahme der Verkürzungsfraktion des linken Ventrikels, eine Zunahme der systolischen Hinterwanddicke und eine Steigerung der mittleren und maximalen systolischen Hinterwandsteigung sowie diastolischen Hinterwanderschlaffung und auch der normalisierten Hinterwandbewegung festgestellt. Die Zeiten vom Beginn der Systole bis zum Erreichen der maximalen Steigung sowie vom Beginn der Diastole bis zum Erreichen der maximalen Erschlaffung änderten sich nicht. Ebenso konnte keine Veränderung der systolischen Zeitintervalle, auch nicht der frequenzkorrigierten Werte, gefunden werden. Die VCF_{mean}, VCF_{max} und Delta-VCF nahmen signifikant zu. Für sämtliche Parameter fand sich unter Disopyramid keine Änderung im Vergleich zum Ausgangswert der Patienten. Die Ergebnisse zeigen, daß bei vorangehender Digitalisierung die vielfach beschriebenen negativ-inotropen Eigenschaften der angewendeten Substanzen nicht manifest wurden und im Falle der medikamentösen Rhythmisierung durch Cordichin eine deutliche Verbesserung der Pumpfunktion auch unter diesem Pharmakon resultierte.

Einleitung

In der medikamentösen Konversion des chronischen Vorhofflimmerns wurden zahlreiche Antiarrhythmika und auch Kombinationen erprobt. In der Literatur werden unterschiedliche Erfolgsraten insbesondere bei Anwendung von Chinidin, Disopyramid, Verapamil, Glykosiden, Betarezeptorenblockern und Lidoflazin und anderen (10, 14) mitgeteilt. In der eigenen Arbeitsgruppe hatte sich bereits in den vergangenen Jahren die Anwendung von Chinidinbisulfat mit Verapamil sowie die zusätzliche

Digitalisierung der Patienten bewährt. Auch bei Patienten mit lange bestehendem Vorhofflimmern wurde eine Erfolgsrate der medikamentösen Konversion in den Sinusrhythmus von etwa 70 bis 80% erzielt (10, 17). Über die hämodynamischen Auswirkungen dieser Rhythmisierung des Vorhofflimmerns liegen jedoch keine entsprechenden Ergebnisse vor. Es ist insbesondere unbekannt, wieweit die bekannte negativ-inotrope Wirkung der verfügbaren Pharmaka etwa eine günstige hämodynamische Veränderung wieder aufhebt (3, 4, 5, 6, 8, 16, 19). Dies ist jedoch von erheblicher klinischer Bedeutung, da auch nach Wiederherstellung des Sinusrhythmus die Patienten zumindest über einige Wochen weiterhin die antiarrhythmische Behandlung benötigen.

Patientengut und Methodik

Die folgenden Untersuchungen wurden nach einem Randomisierungsschema an 23 Patienten mit chronischem Vorhofflimmern und absoluter Arrhythmie durchgeführt. Nach Feststellung der Indikation zur Therapie erfolgte die randomisierte Zuteilung zum Schema A, in dem zuerst Cordichin und eventuell anschließend Disopyramid gegeben wurden, oder zum Schema B, in dem zunächst Disopyramid, eventuell anschließend Cordichin verabreicht wurden. Der Untersuchungsablauf ist aus der Abb. 1 ersichtlich. Die Patienten erhielten in achtstündigen Medikationsintervallen mit fest vorgegebener Uhrzeit (8, 16 und 24 Uhr) während der ersten drei Tage der Behandlung 3 × 1 Tbl., anschließend über 7 Tage 3 × 2 Tbl. Cordichin bzw. Disopyramid (Tabletten à 100 mg). Vor Therapie, am Ende des jeweiligen Untersuchungsabschnittes und bei erfolgreicher Rhythmisierung erfolgten eine Registrierung nach der Holter-Methode über 24 Stunden und eine echokardiographische Untersuchung.

Patientendaten: In die folgende Auswertung wurden 20 Patienten einbezogen, da bei diesen eine echokardiographische Kontrolle in sämtlichen Abschnitten des Untersuchungsschemas durchgeführt werden konnte. In drei weiteren Fällen war dies aus technischen Gründen nicht möglich. Es handelte sich um 15 Männer und 5 Frauen mit

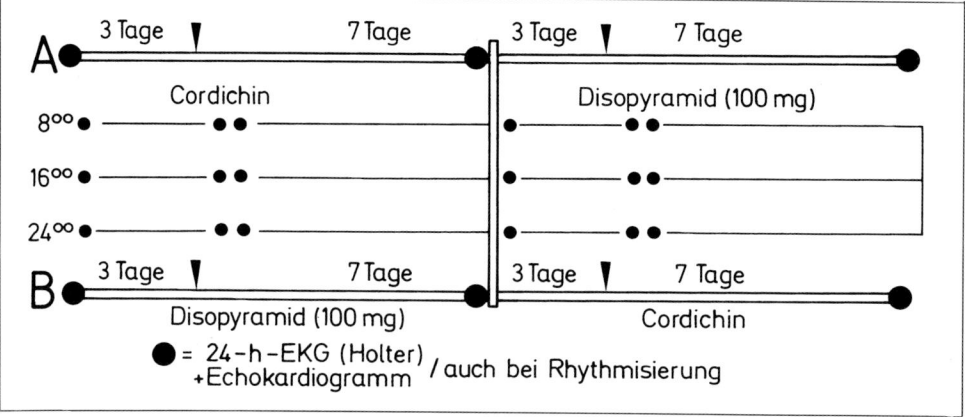

Abb. 1. Schema des Untersuchungsablaufes einer medikamentösen Rhythmisierung nach Randomisierung der Patienten

einem Durchschnittsalter von 49,6 Jahren (s=9,2). Das Gewicht betrug durchschnittlich 76,9 kg (s=12,5), die Körpergröße 173,4 cm (s=8,3). Bei diesen Patienten bestand das Vorhofflimmern konstant über einen Zeitraum von 1 bis 15 Jahren, durchschnittlich 4,2 Jahre (s=3,9). Es lagen folgende Erkrankungen zugrunde: 9 × eine Kardiomyopathie, davon 2 × auf dem Boden einer arteriellen Hypertonie, 1 × bei einer koronaren Herzerkrankung, 1 × bei einer Hyperthyreose und 1 × bei einem Zustand nach Chemotherapie. Bei 2 Patienten bestand eine chronische Myokarditis. Bei 6 Patienten handelte es sich um Mitralklappenfehler, davon 3 × einen Zustand nach Mitralklappenersatz, 1 × einen Zustand nach Mitralkommissurotomie. Ein Patient wies einen Zustand nach einer Lungenembolie auf, bei einem Patienten bestand ein Aortenvitium des Schweregrades I in Kombination mit einer koronaren Zweigefäßerkrankung.

Die echokardiographischen Registrierungen im M-Mode wurden mit Hilfe eines Graphiktabletts über einen Apple-2-Computer digitalisiert, zusätzlich wurden die entsprechenden Zeiten für die systolischen und diastolischen Intervalle markiert. Die erzielte Auflösung bei einer Registriergeschwindigkeit der Kammerkomplexe von 50 mm/sec lag bei 0,5 mm entsprechend 0,01 sec. Die statistische Auswertung wurde mit Hilfe des Wilcoxon-Tests für gepaarte Daten durchgeführt.

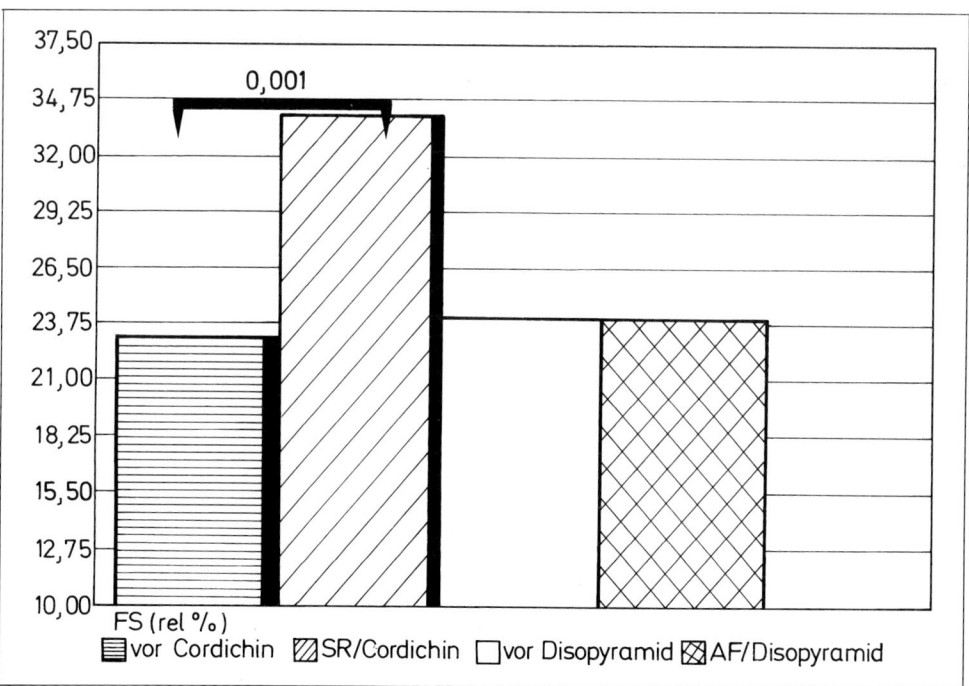

Abb. 2. Änderungen der Verkürzungsfraktion (FS) des linken Ventrikels unter Disopyramid (n=11) und Cordichin (n=17)

Ergebnisse

Unter der o. g. Therapie konnte in 20 von 23 Fällen der Sinusrhythmus wiederhergestellt werden. Dies entspricht einer Rhythmisierungsrate von 86%. Von diesen 23 Patienten wurden 20 echokardiographisch kontrolliert und für die folgenden Auswertungen berücksichtigt. Von diesen 20 Patienten wiesen nach Behandlung 17 einen Sinusrhythmus auf. Dies entspricht einer medikamentösen Rhythmisierung in 85% der Fälle. Unabhängig vom gewählten Therapieschema wurde diese Rhythmisierung nur unter Cordichin, in keinem Fall unter Disopyramid erzielt. Von den 17 Patienten waren 8 nach dem Schema B, 9 nach dem Schema A behandelt worden.

Vergleich der Meßwerte vor Therapie und unter Cordichin im Sinusrhythmus sowie vor Therapie und unter Disopyramid im Vorhofflimmern

Im folgenden werden die Untersuchungsergebnisse der 17 rhythmisierten Patienten vor Behandlung und unter der Behandlung mit Cordichin im Sinusrhythmus sowie die entsprechenden Werte bei 11 Patienten vor Therapie und unter Disopyramid im Vorhofflimmern verglichen. Aus der letztgenannten Gruppe konnten 8 Patienten später mit Cordichin in den Sinusrhythmus überführt werden. Der Durchmesser des linken Ventrikels nahm unter Cordichin von 4,15 cm (s=0,93) auf 3,77 cm (s=1,14) signifikant ab (p=0,05), während unter Disopyramid der Durchmesser von 4,01 cm (s=1,18) vor Therapie auf 4,08 cm (s=0,94) praktisch unverändert blieb. Die diastolischen Werte waren vor und unter Cordichin mit 5,41 cm (s=0,88) und 5,77 cm (s=1,94) statistisch nicht verschieden, ebenso die Werte vor und unter Disopyramid mit 5,17 (s=1,10) und 5,39 cm (s=1,05). Die Verkürzungsfraktion des linken Ventrikels (Abb. 2) nahm unter Cordichin von 23 (s=7) auf 34% (s=11) statistisch signifikant zu (p=0,0012), während unter Disopyramid konstant ein Wert von 24% (s=9) bzw. (s=4) erhalten blieb. Die systolischen Zeitintervalle der frequenzkorrigierten Präejektionsphase bzw. frequenzkorrigierten linksventrikulären Ejektionszeiten blieben unter Cordichin und unter Disopyramid vor und unter der Therapie konstant. Auch die Kollektive unterschieden sich nicht. Der Durchmesser des linken Vorhofs nahm während der enddiastolischen Ventrikelphase unter Cordichin von durchschnittlich 4,0 auf 3,6 cm ab (s=0,8), vor und unter Disopyramid betrugen die Werte 3,9 cm (s=0,5 bzw. 0,7). Während der endsystolischen Phase des linken Ventrikels betrug der linke Vorhofdurchmesser vor und unter Cordichin 4,5 cm (s=4,4 bzw. 0,8), vor und unter Disopyramid 4,5 cm (s=0,7). Im Hinblick auf die hämodynamische Auswirkung der Ventrikelkontraktion ist die Verkürzungsfraktion des linken Ventrikels in Relation zur Austreibungszeit ein klinisch bedeutsamer Parameter. Die Untersuchungen zeigten, daß unter Cordichin und Rhythmisierung die VCF_{mean} von 0,71 Circ/sec (s=0,24) auf 1,01 (s=0,39) signifikant zunahm (p=0,002). Unter Disopyramid betrugen die Werte 0,73 (s=0,30) bzw. unter Therapie 0,78 (s=0,17) und unterschieden sich damit nicht voneinander (Abb. 3). Die VCF_{max} nahm unter Cordichin und Rhythmisierung von 1,70 (s=0,42) auf 2,77 (s=0,89) signifikant zu (p=0,001). Vor und unter Disopyramid betrugen die Werte 1,87 (s=0,74) bzw. 2,01 (s=0,71). Ein signifikanter Unterschied bestand nicht. Die Delta-VCF gilt als besonders frequenzunabhängiger Parameter der linksventrikulären Kontraktion. Hier wurde unter Cordichin und Rhythmisierung eine Zunahme von 0,98 (s=0,31) auf 1,73 cm/sec (s=0,65) festgestellt. Der P-Wert betrug 0,0034. Vor und unter Disopyramid betrug der Meßwert 1,12 (s=0,55) bzw. 1,22 cm/sec (s=0,62). Auch diese beiden Meßwerte unterschieden sich unter Disopyramid nicht.

Der Ablauf der Kontraktion und Dilatation des linken Ventrikels weist in Abhängigkeit besonders von der Inotropie, der Vorlast und Nachlast des Herzens typische Veränderungen auf. Es wurden daher die Anstiegssteilheiten und die Zeiten bis zum Erreichen der Maxima beider Phasen untersucht. Systolisch wurde vor Cordichin eine mittlere Kontraktionsgeschwindigkeit von 2,67 cm/sec (s=0,67), nach Cordichin von 4,09 cm/sec (s=0,85) gemessen. Der P-Wert betrug 0,0006. Vor und unter Disopyramid betrugen die Werte 2,50 cm/sec (s=0,67) und 2,98 cm/sec (s=0,87, p=0,19). Die maximale Steigung in der Systole errechnete sich vor Cordichin mit 6,93 cm/sec (s=1,61) und nahm unter Cordichin und Rhythmisierung auf 10,98 cm/sec (s=3,28) mit einem P-Wert von 0,0005 signifikant zu. Vor Disopyramid betrug die maximale Steigung der Hinterwand des linken Ventrikels 7,10 cm/sec (s=1,69), unter Disopyramid 8,15 cm/sec (s=3,05). Der P-Wert errechnete sich mit 0,37. Für die Diastole betrugen die Geschwindigkeiten der maximalen Erschlaffung der Hinterwand vor Cordichin 2,66 cm/sec (s=0,77), nach Rhythmisierung unter Cordichin 3,72 cm/sec (s=1,4). Der Unterschied war mit einem P-Wert von 0,0034 statistisch signifikant. Vor und unter Disopyramid betrugen die Werte 4,37 cm/sec (s=0,57) bzw. 3,18 cm/sec (s=1,05). Hier ergab sich mit einem P-Wert von 0,0036 eine statistisch signifikante Abnahme der Wandbewegung. Die maximale diastolische Erschlaffung der Hinterwand des linken Ventrikels betrug vor und unter Cordichin 8,60 cm/sec (s=2,81) bzw. 13,80 cm/sec (s=6,31). Auch dieser Unterschied war mit einem P-Wert von P=0,0034 statistisch signifikant. Vor und unter Disopyramid betrug die maximale Erschlaffungs-

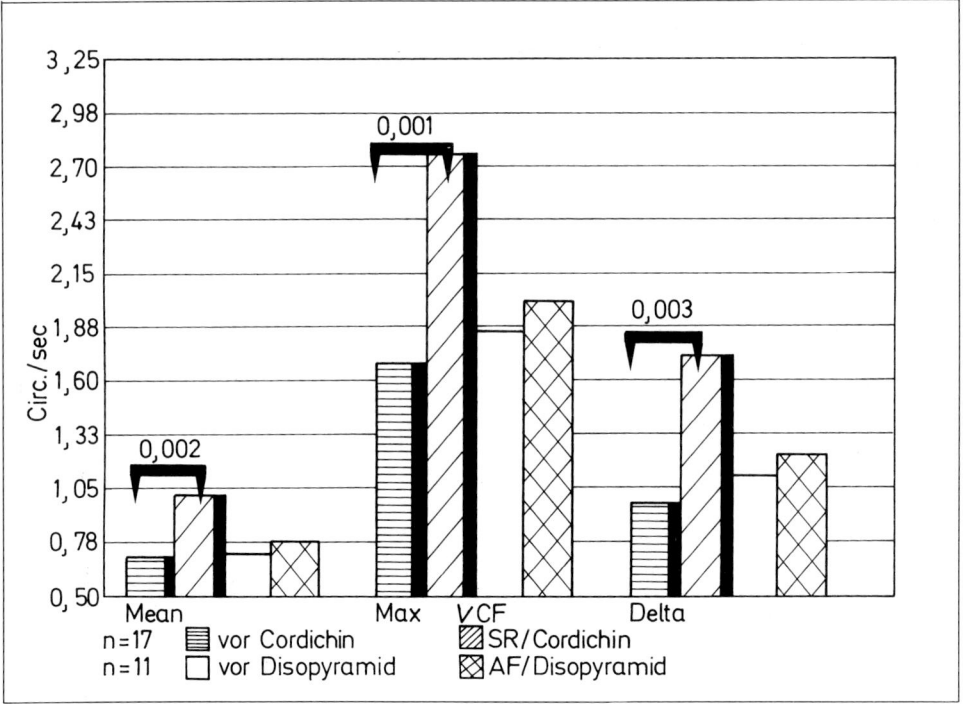

Abb. 3. Veränderungen der zirkumferenziellen Faserverkürzungsgeschwindigkeit des linken Ventrikels unter Anwendung von Disopyramid und Cordichin bei einer medikamentösen Rhythmisierung

geschwindigkeit der Hinterwand des linken Ventrikels 8,48 cm/sec (s=2,59) bzw. 8,70 cm/sec (s=3,19). Der P-Wert ergab mit 0,72 keinen Unterschied. Die Zeiten bis zum Erreichen der maximalen systolischen Kontraktion waren vor und unter Cordichin mit 41 (s=20) bzw. 43 (s=14) msec nach Beginn der Depolarisation statistisch nicht verschieden, ebenso die Werte vom Beginn der Diastole bis zum Erreichen der maximalen diastolischen Erschlaffung mit 27 (s=12) und 20 (s=9) msec. Vor und unter Disopyramid betrugen die Zeiten bis zum Erreichen der maximalen systolischen Kontraktion der Hinterwand 56 (s=17) bzw. 51 (s=11) msec, vom Beginn bis zum Erreichen der maximalen Erschlaffung 25 (s=12) bzw. 27 (s=10) msec. Beide Differenzen ergaben keinen signifikanten Unterschied. Die normalisierte Hinterwand-bewegung nahm unter Cordichin von 2,8 cm/sec (s=0,75) auf 3,97 cm/sec (s=1,24) signifikant zu mit einem P-Wert von 0,0034, während vor und unter Disopyramid wiederum mit 2,73 (s=0,77) und 3,24 cm/sec (s=0,92) keine signifikanten Unterschiede festgestellt werden konnten.

In den folgenden Ergebnissen sind für die wichtigsten Parameter nochmals die Unterschiede bei denjenigen Patienten dargestellt, die nach dem Rhythmisierungsschema B zunächst mit Disopyramid, anschließend mit Cordichin behandelt wurden und unter dieser Therapie mit Cordichin dann in einen Sinusrhythmus überführt werden konnten. Die Meßwerte beziehen sich auf den Zeitpunkt vor Beginn der Behandlung, Abschluß der Disopyramidbehandlung im Vorhofflimmern und Rhythmisierung unter Therapie mit Cordichin. Mittelwerte und Standardabweichungen sind den jeweiligen Abbildungen zu entnehmen. Sie zeigen den signifikanten Anstieg der Verkürzungsfrak-

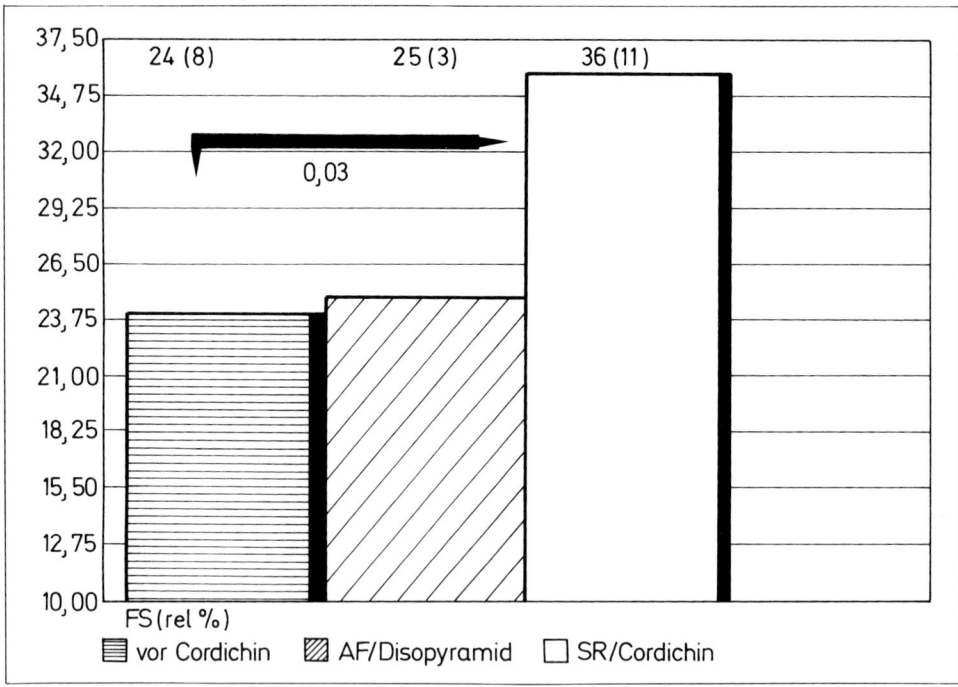

Abb. 4. Vergleich der intraindividuellen Veränderungen der Verkürzungsfraktion unter Disopyramid bei Vorhofflimmern und Cordichin nach Rhythmisierung (n=8)

tion unter Cordichin im Sinusrhythmus (Abb. 4), die ebenfalls signifikante Zunahme der mittleren und maximalen Verkürzungsfraktion des linken Ventrikels (Abb. 5) und der Hinterwandbewegung des linken Ventrikels (Abb. 6).

Diskussion

Die Wirkung einer intravenösen und oralen Applikation von Disopyramid und von Chinidin bzw. Verapamil wurde unter experimentellen und klinischen Bedingungen mit Kontrolle hämodynamischer Parameter wiederholt untersucht (1, 5, 6, 15, 22, 23). Es konnte zunächst festgestellt werden, daß die Substanzen sämtlich nach intravenöser Applikation eine Verminderung der systolischen Kontraktion und der diastolischen Erschlaffung sowie eine Reduktion der Auswurffraktion und eine Zunahme der Präejektionsphase bzw. des Quotienten aus PEP und LVET hervorrufen (6, 11). Diese Verminderung der linksventrikulären Pumpfunktion wurde in Abhängigkeit von der applizierten Dosis und den damit erreichten Serumspiegeln sowie in Abhängigkeit von der vorangehenden Verschlechterung der Ventrikelfunktion (5, 9, 11, 12, 21) gemessen. Für Disopyramid konnte unter den gewählten klinischen Bedingungen diese Abnahme der linksventrikulären Funktion in den eigenen Ergebnissen nicht bestätigt werden. Dies ist wahrscheinlich zu einem Teil darauf zurückzuführen, daß die vorangehende Digitalisierung sämtlicher Patienten mit Verbesserung der entsprechenden Reserve der Inotropie hier zu einer Kompensierung der Medikamentenwirkung führte (7). Außer-

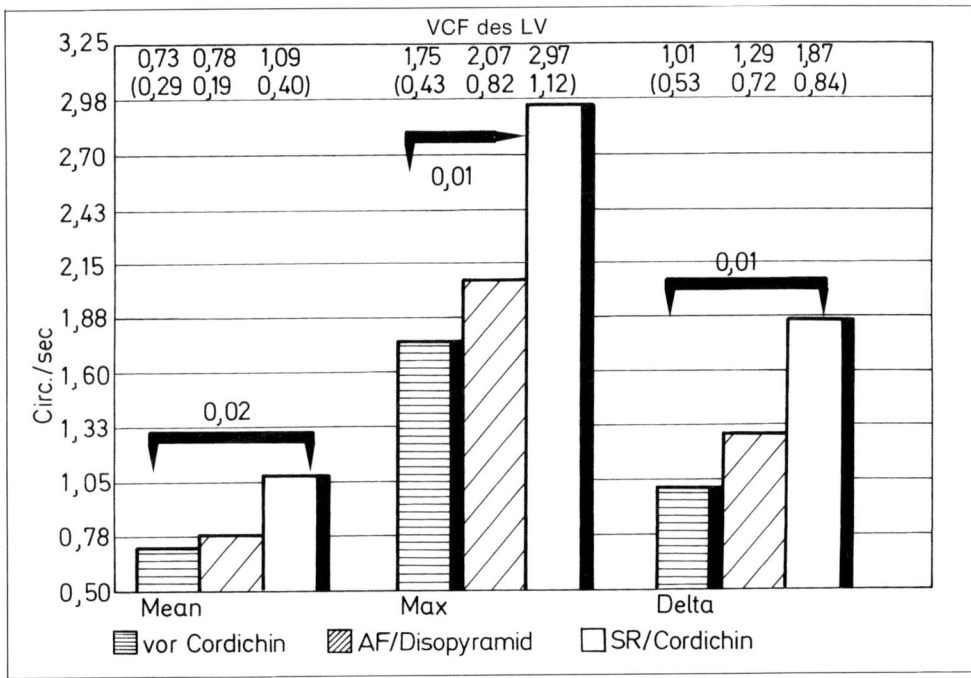

Abb. 5. Vergleich der intraindividuellen Veränderungen der VCF unter Disopyramid bei Vorhofflimmern und Cordichin nach Rhythmisierung (n=8)

55

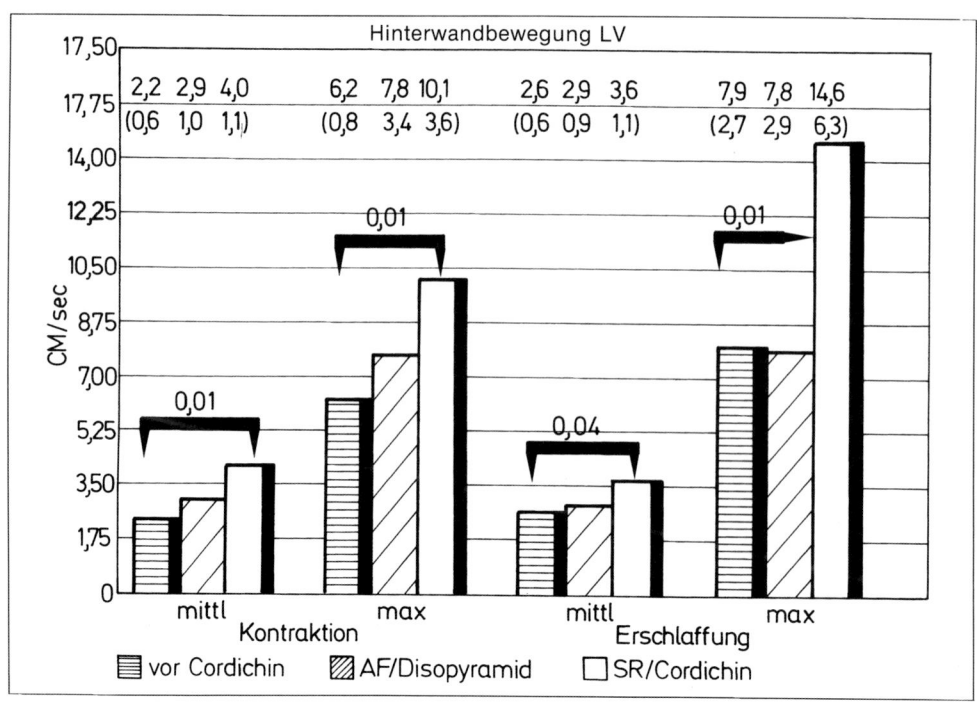

Abb. 6. Änderungen der Hinterwandbewegung des linken Ventrikels bei intraindividuellem Vergleich unter dem Einfluß von Disopyramid und Cordichin nach medikamentöser Rhythmisierung (n=8)

dem ist in Kenntnis der Abhängigkeit der Verschlechterung der ventrikulären Pumpfunktion vom Ausgangswert ebenfalls mit günstigeren hämodynamischen Bedingungen unter der Therapie zu rechnen. Die Ergebnisse der Literatur sind aber keineswegs einheitlich und zeigen neben den o. g. Nachweisen der negativen Veränderung der Ventrikelleistung auch, daß bei oraler Anwendung der Medikamente, insbesondere des Disopyramids, eine vergleichsweise geringe hämodynamische Wirkung zustandekommt (2). Die von uns gewählte Dosis von 600 mg Disopyramid, verteilt auf achtstündige Medikationsintervalle, führte dann auch bei kontrollierter Untersuchung anderer Arbeitsgruppen nicht zu einer Abnahme der linksventrikulären Funktion. Es war andererseits bereits bekannt, daß mit der genannten Dosis therapeutisch wirksame Plasmaspiegel bereits nach 6 Stunden erzielt und auch aufrecht erhalten werden können (13). In Hinblick auf die bislang unzureichende antiarrhythmische Wirkung im dargestellten Patientengut wäre, eventuell unter Kontrolle der Serumspiegel, hier eine Dosissteigerung zu diskutieren.

Für die therapeutische Anwendung von Chinidin wurde ebenfalls eine Verschlechterung der Ventrikelfunktion unter wiederholten Kontrollen nachgewiesen. In dem von uns untersuchten Patientengut erfolgten die Überprüfungen mit Hilfe des Echokardiogrammes fast ausschließlich bereits nach Konversion in den Sinusrhythmus, so daß am Resultat mehrere Faktoren beteiligt sein können. Es ist bekannt, daß die Wiederherstellung der koordinierten Vorhof- und Ventrikelkontraktion zu einer Verbesserung der Hämodynamik führt (18). In 12 von 17 Fällen überprüften wir gleichzeitig den

Chinidinspiegel unter Steady-state-Bedingungen und die Digoxinkonzentration. Hierbei fanden sich Werte im mittleren therapeutischen Bereich. Die in der Literatur mitgeteilten Verminderungen der Pumpfunktion des linken Ventrikels unter der Therapie mit Chinidin und Verapamil konnten jedoch nicht bestätigt werden. Vielmehr stellte sich aufgrund der umfangreichen Messungen sowohl für die systolische wie für die diastolische Funktion eine Verbesserung heraus. Wie bereits am Beispiel des Disopyramids dargestellt, dürfte auch an diesem Ergebnis die vorangehende Digitalisierung der Patienten beteiligt sein. Mitteilungen aus der Literatur (7) wiesen jedoch auch nach Digitalisierung noch eine Abnahme der Herzleistung nach. Die Situation der Rhythmisierung eines chronischen Vorhofflimmerns durch die Kombination von Chinidin und Verapamil ist daher mit den zahlreichen in der Literatur mitgeteilten Anwendungen der einzelnen Komponenten bei Extrasystolien nicht vergleichbar. Es resultiert eine Verbesserung der systolischen und diastolischen Ventrikeleigenschaften sowie der gesamten Pumpfunktion. Aus diesem Grund kann auch die anschließende Fortführung der antiarrhythmischen Therapie unmittelbar nach der medikamentösen Rhythmisierung über einen längeren Zeitraum erfolgen.

Literatur

1. Angermann Ch, Jahrmärker H (1983) Vergleichende Untersuchungen zur kardiodepressorischen Wirkung von Disopyramid, Mexiletin und Propafenon. Z Kardiol 72: 665-674
2. Boecker K, Koehler E, Seipel L, Loogen F (1982) Die Wirkung von Disopyramid, Mexiletin und Propafenon nach intravenöser und oraler Gabe auf die Funktion des linken Ventrikels im M-Mode-Echokardiogramm. Z Kardiol 71: 839-845
3. Bonow RO, Leon MB, Rosing DR, Kent KM, Lipson LC, Bacharach SL, Green MV, Epstein SE (1982) Effects of verapamil and propranolol on left ventricular systolic function and diastolic filling in patients with coronary artery disease: radionuclide angiographic studies at rest and during exercise. Circulation 65: 1337-1350
4. Bonow RO, Rosing DR, Bacharach SL, Green MV, Kent KM, Lipson LC, Maron BJ, Leon MB, Epstein SE (1981) Effects of verapamil on left ventricular systolic function and diastolic filling in patients with hypertrophic cardiomyopathy. Circulation 64: 787-796
5. Crosby HH, Hamlin RL, Strauch SM (1984) Effects of disopyramide on the electrocardiogram and ventricular function in the unanesthetized dog. J Vet Pharmacol Ther 7: 167-175
6. Ferro G, Chiariello M, Tari MG, Vigorito C, Ungaro B, Condorelli M (1983) Inotropic effects of several antiarrhythmic drugs. JPN Heart J 24/3: 377-390
7. Goldman S, Hager WD, Olajos M, Perrier D, Mayersohn M (1983) Effect of the ouabain-quinidine interaction on left ventricular and left atrial function in conscious dogs. Circulation 67: 1054-1058
8. Goldman S, Olajos M, Morkin E (1982) Effects of verapamil on positive inotropic stimulation in the left atrium and ventricle of conscious dogs. J Pharmacol Exp Ther 222: 270-275
9. Gottdiener JS, Dibianco R, Bates R, Sauerbrunn BJ, Fletcher RD (1983) Effects of disopyramide on left ventricular function: assessment by radionuclide cineangiography. Am J Cardiol 51: 1554-1558
10. Gülker H, Bramann HU, Brisse B, Kuhs H (1980) Kombinierte Behandlung chronischer Vorhof-Rhythmusstörungen mit Chinidin-Verapamil. Med Klin 75: 196-201
11. Holt GW, Norris RL, Ravenscroft PJ, Bett JG, Dryburgh LG, Boyle CM (1983) Effect of disopyramide on left ventricular performance: the relationship of free and total concentrations of the drug and of its mono-N-dealkylated metabolite to noninvasive indices of function. J Cardiovasc Pharmacol 5: 51-54
12. Kowey PR, Friedman PL, Podrid PJ, Zielonka J, Lown B, Wynne J, Holman BL (1982) Use of radionuclide ventriculography for assessment of changes in myocardial performance induced by disopyramide phosphate. Am Heart J 104/4I: 769-774

13. Nauta ILD, Van de Calseyde J, Hertzberger DP (1983) Plasma levels of disopyramide after administration of conventional capsules and sustained-release tablets. Curr Med Res Opin 8/8: 582-593
14. Nolan PE, Fenster PE (1987) Management of Atrial Fibrillation: Role of Intravenous Procainamide. Arrhythmia Clinic 2: 32-37
15. Pollick C, Giacomini KM, Blaschke TF, Nelson WL, Turner-Tamiyasa K, Briskin V, Popp RL (1982) The cardiac effects of d- and l- disopyramide in normal subjects: A noninvasive study. Circulation 66/2I: 447-453
16. Schreiber G, Barak A, Sokolovsky M (1985) Disopyramide and quinidine bind with inverse selectivity to muscarinic receptors in cardiac and extracardiac rat tissues. J Cardiovasc Pharmacol 7/2: 390-393
17. Thale J, Gülker H, Dorsel M, Bender F (1985) Chinidin-Kombinationen bei experimentellen atrialen und ventrikulären Rhythmusstörungen. In: Bender F, Greeff K (Hrsg.) Kombinationstherapie der Herzrhythmusstörungen mit Chinidin und Verapamil. Steinkopff, Darmstadt, S 17-24
18. Thormann J, Schlepper M (1983) Hämodynamische Auswirkungen kardialer Arrhythmien. In: Lüderitz B (Hrsg) Herzrhythmusstörungen. Handbuch der Inneren Medizin, Band IX. Springer, Berlin Heidelberg New York, pp 335-424
19. Topol EJ, Traill TA, Fortuin NJ (1985) Hypertensive hypertrophic cardiomyopathy of the elderly. N Engl J Med 312/5: 277-283
20. Trimarco B, Ricciardelli B, De Luca N (1983) Disopyramide, mexiletine and procainamide in the long-term oral treatment of ventricular arrhythmias: Antiarrhythmic efficacy and hemodynamic effects. Curr Ther Res Clin Exp 33/3I: 472-487
21. Vogt M, Mohrmann J, Ott B, Jacob R (1986) Myocardial and ventricular mechanics as influenced by disopyramide. Arzneimittelforschung 36: 1049-1053
22. Wester HA, Mouselimis N (1982) Einfluß von Antiarrhythmika auf die Myokardfunktion. Dtsch Med Wochenschr 107/34: 1262-1266
23. Yamamoto S, Kawai N, Okada M, Matsushima H, Kato R, Sotobata I, Tanahashi Y (1985) Gated blood pool imaging in the diagnosis and management of arrhythmia. J Cardiogr 15: 513-523

Anschrift des Verfassers:
Prof. Dr. med. B. Brisse
Med. Universitätsklinik und Poliklinik
Albert-Schweitzer-Straße 33
4400 Münster

Diskussion

KAINDL:

Wir haben keine eigenen Erfahrungen mit dieser Substanz. Sind bei der Kombinationstherapie mit Cordichin häufiger oder weniger häufig Verlängerungen der QT-Zeit bzw. des QT-Intervalls beobachtet worden? Zweitens, wenn eine Verlängerung dieses QT-Intervalls vorliegt, geben Sie dann diese Kombination, und wie häufig kommen Sie mit der Komplikation der Chinidin-Synkope in Konflikt? Drittens, wenn Sie einen Rhythmisierungsversuch auch beim Vorhofflattern durchführen, haben Sie hier Erfahrungen mit verminderter AV-Blockierung, so daß praktisch dann eine 2:1- und 1:1-Überleitung erfolgt, die zu einer entsprechenden Akzeleration dieser Tachykardie führt?

BRISSE:

Wir hatten uns mit dem Auftreten der QT-Verlängerung unter dieser Medikation schon in vorangehenden Studien beschäftigt und festgestellt, daß bei der angewandten Dosis praktisch keine Verlängerung der frequenzkorrigierten QT-Zeit vorkommt. Anders verhält es sich, wenn man die Medikation nüchtern verabreicht und damit andere Plasmaspiegel erzielt. Bei postprandialer Gabe haben wir dieses Phänomen nicht nachweisen können. Natürlich haben wir Nebenwirkungen unter der antiarrhythmischen Therapie gesehen, und zwar bei drei Patienten unter Cordichin und erstaunlicherweise auch bei 5 oder 6 Patienten unter Disopyramid. Beim letztgenannten Präparat lagen die Nebenwirkungen insbesondere im Bereich der anticholinergen Wirkung und der gastrointestinalen

Nebenwirkungen. Unter Cordichin trat eine passagere Bradykardie auf. Tachykarde Veränderungen haben wir nicht gesehen, weder Kammertachykardien noch eine entsprechende klinische Komplikation. Ein Abfallen des Blutdruckes sieht man eigentlich nur, wenn man Cordichin nüchtern, also bei großer Resorptionsgeschwindigkeit verabreicht. Es wurde keine beschleunigte AV-Überleitung beobachtet. Die Kammerfrequenz nimmt vor Rhythmisierung nicht zu, sie nimmt eher leicht ab.

BENDER:
Herr Theisen, München, hat diese Frage mit Hilfe der His-Bündelelektrographie untersucht und festgestellt, daß die gelegentliche deblockierende Wirkung des Chinidins durch die Verapamil-Komponente im Cordichin wieder aufgehoben wird.

KAINDL:
Kann man durch diese Kombination das Deblockieren verhindern, und wird die gleichzeitige Digitalisierung damit überflüssig?

BRISSE:
Das trifft zu!

FRAGE:
Würden Sie vor der Rhythmisierung obligat eine Antikoagulantientherapie einleiten?

BRISSE:
Wir haben alle unsere Patienten zwei bis drei Wochen vor Beginn des Rhythmisierungsversuches im therapeutisch wirksamem Bereich antikoaguliert, zur Thrombo-Embolieprophylaxe. Die Meinungen in der Literatur hierüber gehen auseinander, aber nach den Ergebnissen neuester Studien sollte man diese Antikoagulation wohl betreiben, da im Einzelfall das Risiko einer solchen Komplikation überhaupt nicht abgeschätzt werden kann.

HAUCK:
Was ist das morphologische Korrelat für die von Ihnen beschriebene Ventrikelwandveränderung? Ist das eine transiente Erscheinung unter der Medikation, die man evtl. mit dem diastolischen Herztonus erklären könnte?

BRISSE:
Hierzu wäre es notwendig diese Meßwerte über längere Zeit zu bestimmen. Das haben wir bisher nicht getan.

LÜDERITZ:
Ist bei diesen komplexen nichtinvasiven, hämodynamischen Parametern, die Sie verwandt haben eine Alterskorrektur notwendig? Es bestehen hier ja bestimmte Vorstellungen hinsichtlich der Einschränkungen. Für die Pulswellenerscheinungszeiten kommen z. B. keine Patienten mit Blockbildern und keine Schrittmacherpatienten in Frage und auch das Alter spielt eine gewisse Rolle.

BRISSE:
Patienten mit Schenkelblockbildern waren natürlich ausgeschlossen. Das Alter des Patienten spielte in dieser Auswahl jedoch keine Rolle. Wir haben verschiedene Altersklassen in die Studie aufgenommen, das Durchschnittsalter lag bei 49±9 Jahren, d. h. daß die Schwankung in diesem Kollektiv nicht so groß ist, daß man sich Schwankungen alleine aufgrund der Altersstruktur erklären könnte.

FLEISCHMANN:
Frau Brisse, welche Grunderkrankungen bestanden in dem Kollektiv? Waren dies Patienten mit idiopathischem Vorhofflimmern oder KHK oder Herzklappenfehlern?

BRISSE:
Es handelte sich um 10 Patienten mit dilativen Kardiomyopathien, davon die Hälfte sekundärer Genese, und 6 Patienten mit Mitralklappenfehlern, 3 davon mit Mitralklappenersatz, und folgende Einzelfälle: eine Lungenembolie, ein Zustand nach Chemotherapie, ein Zustand nach Myokarditis, eine KHK.

Hämodynamische Parameter und Plasmakatecholaminspiegel vor und nach medikamentöser Rhythmisierung

Th. Behrenbeck*, B. Brisse, F. Lewe, S. Kerber, Th. Dorsel, F. Bender

Abteilung für Innere Medizin (Kardiologie und Angiologie) der Westfälischen Wilhelmsuniversität, Münster; * Division of Cardiovascular Diseases and Internal Medicine, Mayo Clinic, Rochester, Minnesota

Summary: Swan-Ganz catheterization was performed on 11 patients before and after chemical conversion from atrial fibrillation to sinus rhythm (SR) using a fixed combination of quinidine and verapamil. Cardiac output (by thermodilution), stroke volume, heart rate, right heart and systemic pressures at rest and during exercise (at increments of 25 watts) were measured. Plasma catecholamine levels were determined at rest and at 25 watts. Dye curves with indocyanine green were performed at rest and during every stage of exercise.

Cardiac output increased slightly in sinus rhythm at rest. Heart rate dropped significantly ($p<0.001$) compared with atrial fibrillation, while stroke volumes increased accordingly. Right heart pressures and systemic blood pressure did not change except for a minor drop in pulmonary wedge pressure during SR. Plasmacatecholamine levels were significantly lower in SR ($p<0.05$).

The increase in stroke volume accompanied by the decrease in heart rate demonstrated an improvement in cardiac mechanics.

Zusammenfassung: Bei 11 Patienten wurden vor und nach chemischer Rhythmisierung mittels Rechtsherzkatheterismus die hämodynamischen Änderungen in Ruhe und Belastung (jeweils in 25-Watt-Stufen) erfaßt. Das Herzzeitvolumen (mittels Thermodilution), Schlagvolumen, die Herzfrequenz, Kleinkreislauf- und systemischen Blutdrücke wurden bestimmt und bei vier dieser Patienten Proben zur Analyse der Plasmakatecholamine gewonnen. Mittels Indikatorverdünnungskurven wurden die Erscheinungs- und Anschoppungszeiten bei atrialer und pulmonaler Injektion gemessen.

Die Ergebnisse zeigten bei leicht erhöhtem Ruheherzzeitvolumen im Sinusrhythmus ein signifikant ($p<0,001$) gesenktes Frequenzprofil bei gleichzeitig gesteigertem Schlagvolumen ($p<0,001$). Die Kleinkreislauf- und systemischen Drücke waren bis auf eine nicht signifikante Senkung des diastolischen Pulmonaldruckes (= Pulmonalkapillardruck) nach Rhythmisierung und einer geringen Erhöhung des systolischen Pulmonaldruckes nicht verändert. Plasmakatecholaminspiegel im Sinusrhythmus lagen nach medikamentöser Konversion gegenüber absoluter Arrhythmie niedriger ($p<0,05$).

Es fand sich bei allen Patienten eine Verbesserung der Herzfunktion mit Steigerung des Schlagvolumens und Senkung der Herzfrequenz.

Einführung

Die hämodynamischen Veränderungen bei Vorhofflimmern sind lange bekannt (1). Neben einem verminderten Herzzeitvolumen besteht auch eine inadäquate Steigerung der Herzfrequenz (2) bei körperlicher Belastung. In dieser Studie sollten die hämodynamischen Veränderungen vor und nach medikamentöser Rhythmisierung mittels einer fixen Kombination von Verapamil (80 mg) und Chinidin (160 mg) je Einzeldosis untersucht werden. Insbesondere sollte die Frage beantwortet werden, ob die in der Literatur beschriebene negativ inotrope Wirkung beider Komponenten die Verbesserung der kardialen Mechanik nach Rhythmisierung aufhebt und ob Farbstoffverdünnungskurven (Konzentrations- und Erscheinungszeiten) evtl. veränderte Flußparameter reflektieren. Zusätzlich wurden bei einigen Patienten der Studiengruppe die Katecholaminspiegel vor und nach der Rhythmisierung in Ruhe und unter Belastung bestimmt.

Patientengut

Die untersuchten 11 Patienten stellten eine Untergruppe einer randomisierten Studie (6) zum Vergleich von Disopyramid bzw. der fixen Kombination von Verapamil und Chinidin (Cordichin) dar. Alle Patienten standen unter Digoxin 0,25 mg tgl. und Cumarin mindestens 14 Tage vor Beginn der Rhythmisierung. Einschlußkriterien waren chronische absolute Arrhythmie, Zugehörigkeit zur NYHA-Klasse I oder II. Die Rhythmisierung erfolgte mittels oraler Gabe von 160 mg Verapamil und 320 mg Chinidin (3 × 2 Tbl.) in achtstündigen Abständen. Das Alter der Patienten betrug im Mittel 57,4 Jahre (31-67 J.). 10 Männer und eine Frau nahmen an der Studie teil.

Studienprotokoll

Der Untersuchungsgang ist in Abb. 1 dargestellt. Vor Beginn der Rhythmisierung wurde eine Einschwemmkatheteruntersuchung durchgeführt. Zunächst wurden in Ruhe Farbstoffverdünnungskurven mit Injektion in den rechten Vorhof (RA) und die Pulmonalarterie (PA) vorgenommen und die Erscheinungs- (RA- bzw. PA-Ohr-Zeit) bzw. Konzentrationszeit gemessen. Die Kleinkreislaufdrücke (Pulmonalkapillar-, systolischer u. diastolischer Pulmonalarteriendruck sowie Mitteldruck) wurden registriert und die Pumpfunktion (Herzzeitvolumen, -index und Schlagvolumen) unter Verwendung der Thermodilutionsmethode ermittelt. Zum Ausgleich der QRS-Intervallschwankungen wurden in jeder Belastungsstufe vier oder fünf Bestimmungen durchgeführt. Aus den synchron geschriebenen EKG-Registrierungen wurden jeweils 4 QRS-Intervalle konsekutiv ausgelesen, die Momentanfrequenz ermittelt und das entsprechende Schlagvolumen errechnet. Diese Werte wurden dann für jede Belastungsstufe „gemittelt", um die sonst entstehenden Verzerrungen auszugleichen. Ein EKG in einer Ableitung wurde kontinuierlich in langsamer Papiervorschubgeschwindigkeit mitgeschrieben, um intermittierende Frequenzänderungen zu erkennen. Der systemische Druck wurde am Ende jeder Untersuchungsphase unblutig nach Riva-Rocci bestimmt.

Die Belastung wurde in 25-Watt-Stufen auf einem Fahrradergometer in liegender Position durchgeführt, wobei die oben beschriebenen Messungen wiederholt wurden. Als Abbruchkriterien galten pathologischer P_c-Druck, akute Dyspnoe, gravierende Rhythmusstörungen, Erreichen der berechneten Belastungsstufe bzw. Maximalfrequenz oder Erschöpfung. In zehn Fällen wurde die Belastung infolge Erschöpfung beendet, in einem Fall wurde die altersentsprechende Belastung erreicht. Nach Wiedererreichen der Ruhefrequenz ±10% wurde zusätzlich ein Druckrückzug (Pulmonalkapillardruck – Pulmonalarteriendruck -rechtsventrikuläre und -atriale Drücke) durchgeführt.

Bei vier Patienten wurde neben den obengenannten Messungen auch die Bestimmung der Serumkatecholaminspiegel im rechten Vorhof und im Truncus pulmonalis in Ruhe und unter 25-Watt-Belastung durchgeführt.

Nach erfolgreicher Rhythmisierung wurden alle Patienten auf gleiche Weise nachuntersucht. Falls möglich, wurde die Belastung in 25-Watt-Stufen über das vorher erreichte Maß gesteigert.

Statistik

Bei der Analyse der Resultate wurden t-Tests nach Normalisierung (=Ruhewerte) der Werte durchgeführt, wobei als Signifikanzgrenze $p < 0,05$ angenommen wurde.

Ergebnisse

Belastbarkeit

Bei der Erstuntersuchung (vor Rhythmisierung) erreichten ein Patient 100 Watt, sieben Patienten 75 Watt und 2 Patienten 50 Watt. Bei einem Patienten mußte die Belastung nach 25 Watt wegen eines pathologischen P_c-Druckanstiegs abgebrochen werden, obwohl keine Beschwerden seitens des Patienten geäußert wurden. Die übrigen Studienteilnehmer beendeten die Belastung infolge allgemeiner Erschöpfung (n=4) bzw. Beinbeschwerden (n=6).

Nach erfolgter Rhythmisierung konnten fünf Patienten eine weitere Belastungsstufe und fünf weitere zwei Belastungsstufen absolvieren. Bei einem Patienten entwickelte

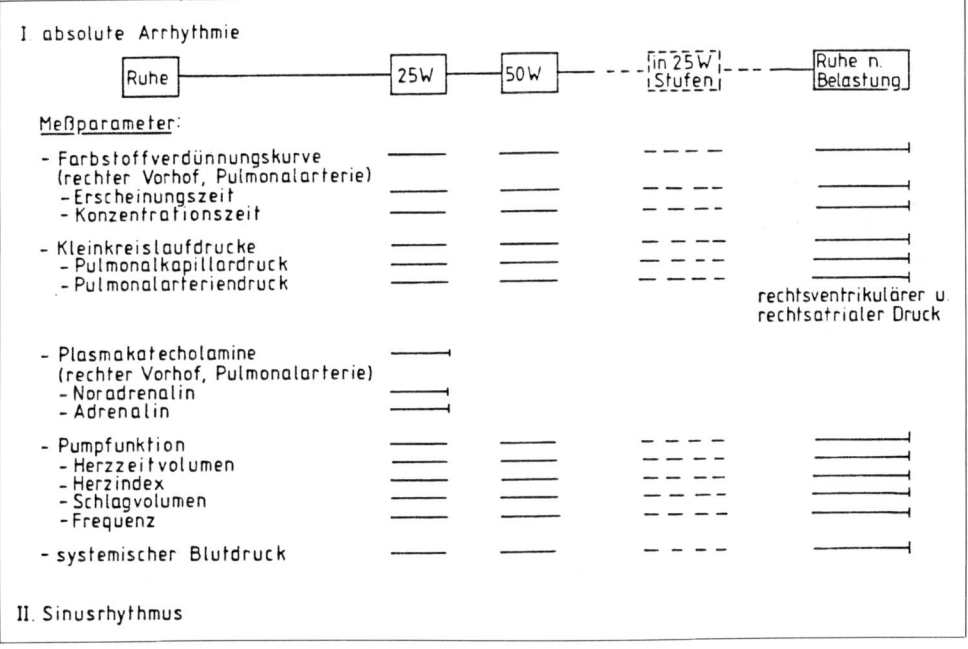

Abb. 1. Protokoll der prospektiven Studie zur Untersuchung hämodynamischer Veränderungen vor und nach medikamentöser Rhythmisierung mit 3×2 Tbl. Cordichin. Durchgezogene Linien bedeuten Messungen während der bezeichneten Belastungsphasen, gestrichelte Linien indizieren zusätzliche Werte, falls eine höhere Stufe erreicht werden konnte. Nach Rhythmisierung wurde der Einschwemmkatheterismus nach dem identischen Protokoll wiederholt.

sich bei 75 Watt (maximale Stufe bei absoluter Arrhythmie) eine frequenzabhängige Bigeminie, so daß die Belastung trotz fehlender Symptome beendet wurde.

Kleinkreislauf- und systemische Drücke

Die vor und nach Rhythmisierung gemessenen Pulmonaldrücke zeigten keinen signifikanten Unterschied, obwohl die systolischen Werte im Sinusrhythmus etwas höher lagen. (Abb. 2, linkes oberes Panel). Die Pulmonalkapillardrücke waren mit den diastolischen Pulmonaldruckwerten identisch. Die nach Belastung gewonnenen Werte zeigten eine gute Übereinstimmung mit den Ausgangswerten.

Die systemischen, unblutig gewonnenen systolischen Drücke zeigten einen gleichen Verlauf ohne einen signifikanten Unterschied über alle Belastungsstufen (Abb. 2, links unten).

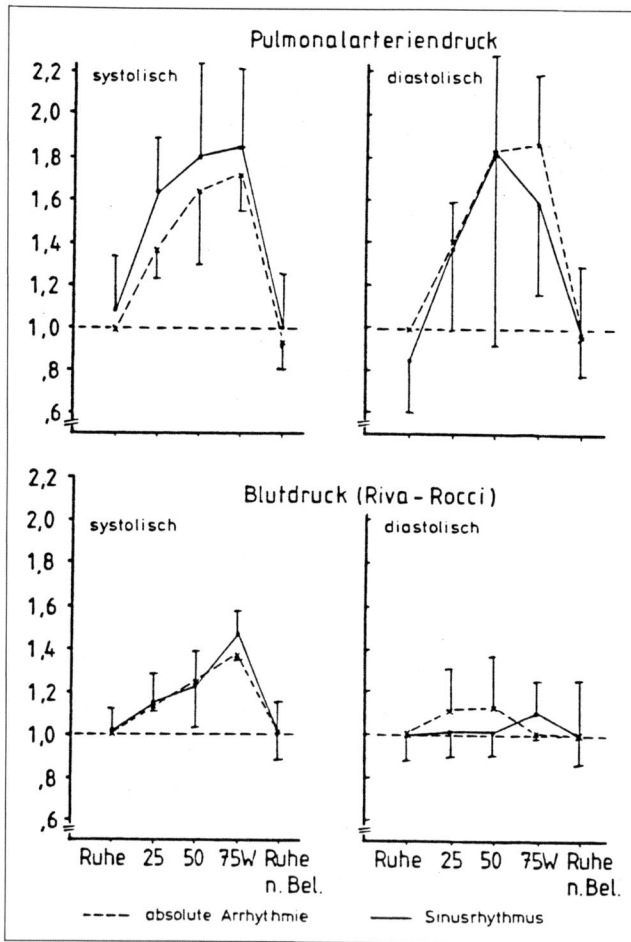

Abb. 2. Kleinkreislauf- und systemische Drücke während des Einschwemmkatheterismus. Zum besseren Vergleich wurden die Werte der einzelnen Patienten auf die Ruhemessung zu Beginn der ersten Untersuchung normalisiert.

Farbstoffverdünnungskurven (FVK)

Die Erscheinungszeiten (EZ) und Konzentrationszeiten (KZ) der Farbstoffverdünnungskurven in absoluter Arrhythmie und im Sinusrhythmus differierten nicht signifikant, obwohl die EZ und KZ in den gleichen Stufen kürzere Werte im Sinusrhythmus aufwiesen. Beide Parameter korrelierten mit kürzeren Zeitwerten jedoch gut mit den Belastungsphasen vor und nach Rhythmisierung.

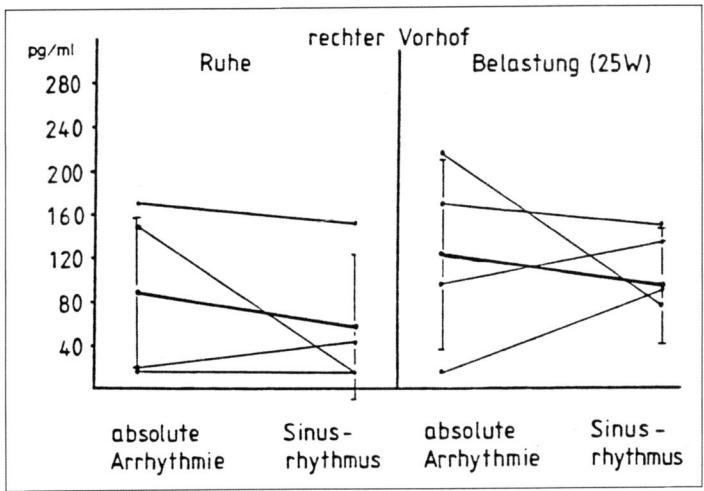

Abb. 3. Plasmakonzentration von Adrenalin im rechten Vorhof.

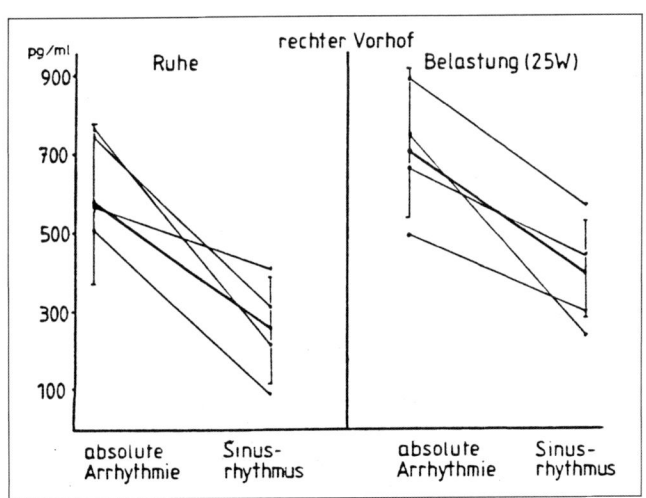

Abb. 4. Plasmakonzentration von Noradrenalin im rechten Vorhof für Werte bei absoluter Arrhythmie versus Sinusrhythmus sowohl in Ruhe als auch unter Belastung (p<0,01).

Katecholamine

Bei vier Patienten wurden in der initialen Ruhephase und unter 25-Watt-Belastung Adrenalin (A) und Noradrenalin (NA) radiochemisch bestimmt. Es wurden Proben im rechten Vorhof und im Truncus pulmonalis entnommen. Die Abb. 3 und 4 zeigen die Absolutwerte für A und NA im rechten Vorhof. Die Bestimmungen für A wiesen insgesamt eine größere Streuung auf als für NA. Bei der geringen Patientenzahl ergab sich daher für A kein signifikanter Unterschied (p<0,09). NA wies dagegen sowohl in Ruhe als auch unter Belastung signifikant niedrigere Werte (p<0,01) im Sinusrhythmus auf.

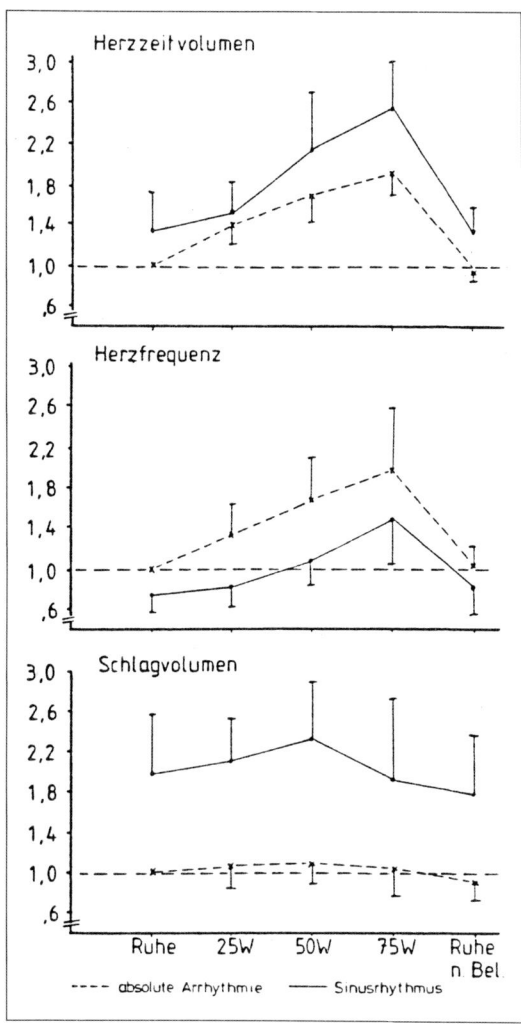

Abb. 5. Pumpfunktion in absoluter Arrhythmie und Sinusrhythmus. Alle Werte sind zum besseren Vergleich auf den ersten Meßpunkt der Eingangsuntersuchung normiert.

Pumpfunktion

Herzzeitvolumen (HZV), Herzfrequenz (HF) und Schlagvolumen (SV) sind in Abb. 5 dargestellt. Zum besseren Vergleich sind alle Werte auf den ersten Meßpunkt der Initialuntersuchung normiert. Das Ruhe-HZV im SR weist eine Steigerung von 38% gegenüber dem Vergleichswert bei absoluter Arrhythmie auf ($p<0,001$). Diese entsteht aufgrund einer Erhöhung des SV im SR ($p<0,001$) und einer niedrigeren Herzfrequenz ($p<0,001$). Auch unter Belastung zeigt sich eine Verbesserung des HZV ($p<0,01$ mit Ausnahme der 25-Watt-Belastungsstufe, $p=0,08$). Während bei absoluter Arrhythmie das HZV durch eine Frequenzerhöhung gesteigert wird und das SV während der gesamten Untersuchung gleich bleibt, wird im SR die Erhöhung des HZV durch eine Erhöhung des SV und der HF erreicht. Erst ab 75 Watt dominiert der Frequenzanstieg.

Diskussion

Nachdem Bender (3) und Koch (4) die Effizienz der Kombinationstherapie von Verapamil und Chinidin beschrieben haben, sollte diese prospektive Studie die hämodynamischen Veränderungen bei Patienten untersuchen, die unter der maximal gebräuchlichen Dosis von 3×2 Tbl. Cordichin in den Sinusrhythmus überführt wurden. Aufgrund der Untersuchungen von Strubelt (5) ist die negativ inotrope Wirkung der verwendeten Antiarrhythmika bekannt. Trotzdem zeigte sich in unserem Patientenkollektiv eine deutliche Erhöhung der Pumpfunktion unter Zunahme des Schlagvolumens und Abnahme der Herzfrequenz. Dies bedeutet eine Verbesserung der Herzarbeit. Ob die Vorhofkontraktion zu dem frühen Zeitpunkt der Nachuntersuchung einen wesentlichen Beitrag an der Zunahme des Herzzeitvolumens hat, ist nicht sicher zu beurteilen, da die elektrische Stabilität der Vorhöfe der mechanischen Funktionsverbesserung mehrere Tage, sogar Wochen vorausgehen kann. Hierzu können die echokardiographischen Untersuchungen von Brisse (6) am selben Patientenkollektiv bessere Aussagen machen.

Die niedrigeren Plasmakatecholaminspiegel im Sinusrhythmus sind wahrscheinlich Ausdruck der verbesserten kardialen Funktion mit einer größeren Response-„Breite" unter Belastungsbedingungen. Ob unter absoluter Arrhythmie erhöhte Katecholaminspiegel notwendig sind, um die erforderliche Pumpleistung zu erbringen, kann aufgrund der geringen Patientenzahl zum jetzigen Zeitpunkt nicht sicher gesagt werden. Hierzu sind weiterführende Untersuchungen nötig.

Die Überführung in den Sinusrhythmus hat trotz der hohen Dosierung von Cordichin mit entsprechend negativ inotroper Wirkung zu einer Verbesserung der Pumpfunktion geführt und ist als eine zu bevorzugende Therapieform der chronischen absoluten Arrhythmie anzusehen. Nach Stabilisierung der elektrischen Funktion ist bei einer möglichen Reduktion auf eine Erhaltungsdosis mit einer zusätzlichen Optimierung der mechanischen Pumpeigenschaften zu rechnen.

Literatur

1. Halmos PB, Patterson GC (1965) Effect of atrial fibrillation on cardiac output. Br Heart J, Sep 37 (5), 719-723
2. Sloan RW (1982) Atrial fibrillation. Am Fam Physician, Jun 25 (6), 165-171

3. Bender F (1973) Die moderne Arzneitherapie der Rhythmusstörungen. Schweiz Med Wochenschr 103: 272
4. Koch HP (1983) Therapie tachykarder Arrhythmien. Klinische Prüfung Phase IV einer Kombination aus Chinidin und Verapamil. Therapiewoche 33: 4481
5. Strubelt O, Back G, Uhl E, Zetler G (1971) Cardiac output, heart rate, and blood pressure as influenced by equiantiarrhythmic doses of eight antifibrillatory agents. Naunyn-Schmiedebergs Arch Pharmakol 271: 346-353
6. Brisse B (1987) Änderungen der Herzfunktion bei medikamentöser Rhythmisierung. In diesem Band.

Anschrift des Verfassers:
Dr. Th. Behrenbeck, Division of Cardiovascular Diseases and Internal Medicine, Mayo Clinic, Rochester, Minnesota 55901, USA

Diskussion

FRAGE:
Herr Behrenbeck, eine methodische Frage: Sie haben das HZV bei Vorhofflimmern bestimmt und haben daraus das Schlagvolumen zusammen mit der Frequenz abgeleitet: Wie haben Sie das HZV bestimmt?

BEHRENBECK:
Mittels Thermodilution. Es wurden mindestens 5 bis 6 Messungen unter Aufzeichnung der Herzfrequenz durchgeführt wegen der großen Schwankungsbreite.

FRAGE:
Die Änderung des Schlagvolumens ist nicht verwunderlich, da Sie nur ein durchschnittliches Schlagvolumen erhalten haben, also nicht auf ein wirkliches Schlagvolumen zurückgreifen können. Erstaunlich ist vielmehr, daß Sie keine Blutdrucksenkung erzielten, denn die verwendete Dosis Verapamil ist relativ groß. Das einzige Problem, das gelegentlich bei Cordichin auftritt, ist, daß Patienten mit niedrigem Blutdruck eine zu starke Blutdruckwirkung zeigen.

BEHRENBECK:
Es waren 2%, die unter Cordichin signifikante Blutdrucksenkungen mit klinischen Symptomen zeigten. Diese Patienten sind hier nicht aufgeführt, da bei ihnen unter Senkung der Cordichin-Dosis und Beibehaltung des Sinusrhythmus Verbesserungen aufgetreten sind. Was Ihre vorherige Anmerkung betrifft, so ist diese völlig richtig. Es ist deshalb wahrscheinlich besser, echokardiographische Verfahren mit der Möglichkeit eines „beat-to-beat-Vergleichs" heranzuziehen, als das Schlagvolumen über eine Mittelung des Cardiac output zu bestimmen. Möglicherweise sind auch z.B. die DSA oder ähnliche moderne bildgebende Verfahren zu verwerten, allerdings ist das ein sehr viel invasiveres Verfahren. Hierzu noch eine Ergänzung: Wir haben früher einmal untersucht, wie sich die Herzfrequenz bei Vorhofflimmern und nach elektrischer Rhythmisierung verhält, und dann gesehen, daß im Sinusrhythmus die Herzfrequenz beträchtlich langsamer ist als die Kammerfrequenz bei Vorhofflimmern. Der Effekt, den Sie auch beschrieben haben, ist also nicht auf eine Medikamentenwirkung zurückzuführen.

SCHLEPPER:
Können Sie etwas sagen über die Dauer des Vorhofflimmerns, bevor Sie konvertierten? In ganz alten Arbeiten, als noch wahllos konvertiert wurde, stellte man fest, daß es nach Umschlagen in den Sinusrhythmus mindestens 24 bis 28 Stunden dauerte, bis überhaupt eine aktive Vorhofkontraktion zustande kam. Dies hängt offenbar mit der Dauer des vorbestehenden Vorhofflimmerns zusammen.

BEHRENBECK:
Die Vorhofflimmerdaten beziehen sich auf das gleiche Kollektiv wie die Untersuchung von Frau Brisse. Wir haben versucht, diese Kontrolle möglichst früh zu machen, denn über einen Zeitraum von bis zu 7 Tagen, teilweise bis zu 14 Tagen, wird ja eine Zunahme der atrialen Komponente beobachtet.

SCHLEPPER:
Also eine Dauer des Vorhofflimmerns von 4 bis 5 Jahren. Wir regulieren mit Cordichin ja im Moment ohne Berücksichtigung der Dauer des Vorhofflimmerns. Auch wenn die Patienten 10 oder 12 Jahre Vorhofflimmern haben, gelingt die Regulierung zu einem hohen Prozentsatz.

FLEISCHMANN:
Haben Sie denn im Hinblick auf die Vorhofgröße bei der Auswahl zur Rhythmisierung ein Limit gesetzt?

BEHRENBECK:
Nein.

BENDER:
Die Frage von Herrn Fleischmann ist sehr berechtigt. Ich glaube, daß man nicht rhythmisieren kann, wenn es sich um einen sogenannten gigantischen linken Vorhof handelt.

BRISSE:
Wir haben gerade bei Rhythmisierungsversuchen an Patienten mit Mitralklappenersatz festgestellt, daß offenbar nicht nur die linke Vorhofgröße einen entscheidenden Faktor darstellt. Wir hatten Patienten – nicht nur in dieser , sondern auch in anderen Studien – mit deutlich vergrößertem linken Vorhof, 5 und 6 cm, die in den Sinusrhythmus konvertiert werden konnten.

PIPPIG:
Darf ich noch einmal auf die Katecholamine zurückkommen: Wie groß ist die Schwankungsbreite bei den Patienten unter der Rhythmisierung, gibt es Patienten, bei denen fast keine Änderung eintritt, oder gibt es andere, bei denen extreme Änderungen vorkommen? Besteht eine Korrelation der Katecholamin-spiegel mit der Kammerfrequenzreduzierung nach Rhythmisierung, und welche zusätzlichen endokrinen Parameter könnten hier noch eine Rolle spielen?

BEHRENBECK:
Die intraindividuelle Veränderung war bei allen Individuen vorhanden, so daß Noradrenalin im Sinusrhythmus eine Senkung zeigte gegenüber dem Wert bei absoluter Arrhythmie. Ebenso zeigte sich eine Änderung der Werte in Ruhe gegenüber denjenigen unter Belastung, sowohl während absoluter Arrhythmie als auch während Sinusrhythmus. Die Differenzen waren unterschiedlich.

BRISSE:
Zunächst zu den Adrenalinspiegeln: Es ist eigentlich zu erwarten, daß gerade wenn man Belastungssi-tuationen einbezieht und damit ja auch metabolische Veränderungen des Glukosestoffwechsels und anderer Faktoren, der Adrenalinspiegel sehr stark schwankt und nicht unbedingt mit hämodynamischen Parametern korreliert. Die Noradrenalinspiegel sind hingegen recht gut hiermit zu korrelieren.

Hypertrophe Kardiomyopathie*

W. J. McKenna, K. Robinson

Cardiovascular Disease Unit, Royal Postgraduate Medical School, London, UK.

Summary: Hypertrophic cardiomyopathy is an idiopathic heart muscle disorder which is characterised by left ventricular hypertrophy. The diagnosis is confirmed by the echocardiographic demonstration of unexplained left ventricular hypertrophy. Symptoms are common and chest pain and dyspnoea are present in approximately 50% of patients; however, severe symptoms develop in only a minority of patients. The major problem in the management of patients with hypertrophic cardiomyopathy is the high risk of sudden death. There is an annual mortality of 6% in children and 2.5% in adults. Symptomatic therapy with beta blockers, calcium antagonists and myectomy do not appear to influence prognosis, though no prospective randomised studies have been performed. Young patients who experience syncopal episodes or have a malignant family history are at increased risk, while in adults the finding of non-sustained ventricular tachycardia during electrocardiographic monitoring is the best single marker of high risk. Treatment of such patients with low dose amiodarone is associated with improved survival. In young patients who do not have currently recognised markers of increased risk of sudden death, many of whom are asymptomatic, the effects of amiodarone on mortality need to be assessed in a prospective manner once a risk factor characterisation has identified those who are particularly vulnerable to haemodynamic and/or electrical collapse.

Zusammenfassung: Die hypertrophe Kardiomyopathie ist eine idiopathische Herzmuskelerkrankung, die durch eine Hypertrophie des linken Ventrikels gekennzeichnet ist. Die Diagnose wird durch den echokardiographischen Nachweis einer ansonsten nicht erklärbaren linksventrikulären Hypertrophie bestätigt. Symptome wie Brustschmerzen und Dyspnoe kommen bei ungefähr 50% der Patienten vor; schwere Symptome treten jedoch nur bei einer kleinen Zahl von Patienten auf. Das Hauptproblem bei der Behandlung von Patienten mit hypertropher Kardiomyopathie stellt das hohe Risiko des plötzlichen Herztodes dar. Die jährliche Sterblichkeit von Kindern liegt bei 6% und von Erwachsenen bei 2,5%. Eine symptomatische Therapie mit Betablockern, Kalziumantagonisten oder Myektomie scheint die Prognose nicht zu beeinflussen, obwohl prospektive Studien hierzu noch nicht vorliegen. Junge Patienten mit Synkopen oder positiver Familienanamnese haben ein erhöhtes Risiko, während bei Erwachsenen der Befund passagerer ventrikulärer Tachykardien im EKG als bestes Einzelkriterium für ein erhöhtes Risiko gilt. Die Behandlung dieser Patienten mit einer niedrig dosierten Amiodaron-Gabe geht mit einer verbesserten Überlebensrate einher. Bei jungen Patienten, für die bisher noch keine gesicherten Merkmale zur Identifizierung eines erhöhten Risikos des plötzlichen Herztodes bekannt sind und von denen viele beschwerdefrei leben, muß der Einfluß von Amiodaron auf die Mortalität noch prospektiv untersucht werden und es sollten einmal mittels einer Risikofaktorenanalyse diejenigen identifiziert werden können, bei denen die Gefahr eines hämodynamischen und/oder elektrischen Kollapses besonders groß ist.

Einleitung

Bei der hypertrophen Kardiomyopathie handelt es sich um eine idiopathische Herzmuskelerkrankung, die durch Hypertrophie, nicht jedoch durch Dilatation des linken Ventrikels gekennzeichnet ist. Die Erkrankung kommt in den meisten Fällen familiär gehäuft vor, obwohl auch ein sporadisches Auftreten beobachtet wurde. Der genaue Vererbungsmodus ist noch Gegenstand kontroverser Diskussionen, doch die meisten Studien deuten auf einen autosomaldominanten Erbgang hin.

---

* übersetzt von Frau Dr. med. A. Beisel, Heidelberg

In frühen Berichten über diese Erkrankung wurden die klinischen Gesichtspunkte dargestellt und die Veränderungen der systolischen Funktion hervorgehoben. Man nahm an, daß die linksventrikulären Druckgradienten auf eine Obstruktion deuteten, die als Hauptmerkmal dieses Krankheitsbildes gesehen wurde. Entsprechend zeigten Criley et al., daß Druckgradienten im linken Ventrikel zusammen mit einer hyperdynamischen systolischen Leistung entstanden. Heute geht man allgemein davon aus, daß die Druckgradienten in bezug auf ihren Mechanismus gedeutet werden sollten und daß sie eine Obstruktion oder Obliteration der Ventrikelhöhle durch die dynamische Kontraktion des linken Ventrikels darstellen können.

Veränderungen der diastolischen Funktion sind gleichfalls häufig und stehen in bezug zum Schweregrad der Symptome einer linksventrikulären Hypertrophie und dem Vorliegen von Rhythmusstörungen im Langzeit-EKG.

Pathologie

In der Erstbeschreibung von Teare aus dem Jahre 1958 wird über eine asymmetrische Septumhypertrophie bei einem jungen Patienten berichtet, der plötzlich verstarb. Mit der Möglichkeit der M-Mode-Echokardiographie, nur das vordere obere Septum (oft das dickste Myokardsegment) und die Hinterwand (oft das dünnste Segment) darzustellen, konnte der asymmetrische Charakter dieses Krankheitsbildes bestätigt werden. Man weiß heute jedoch, daß die Hypertrophie des linken Ventrikels sowohl symmetrisch ausgebildet sein kann (Abb. 1) als auch sich asymmetrisch nur auf das

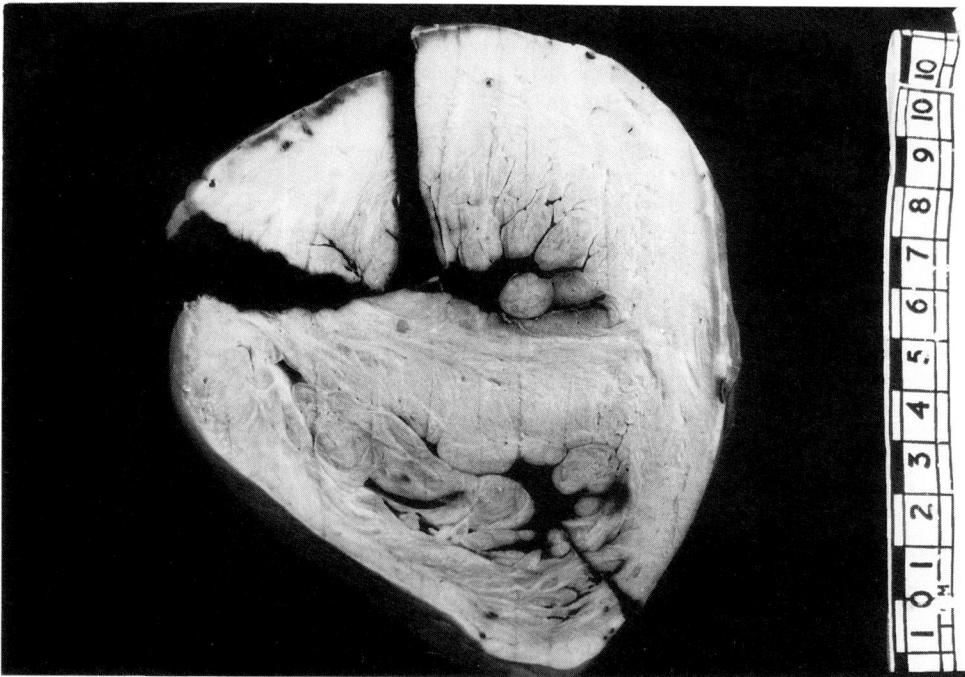

Abb. 1. Schnitt durch das Herz eines jungen Mannes mit einer symmetrischen Hypertrophie des linken Ventrikels, der im Alter von 19 Jahren plötzlich verstarb.

Septum, die Herzspitze oder Seitenwand erstrecken kann; gelegentlich mag auch eine Ausbildung im rechten Ventrikel vorherrschen.

Lichtmikroskopisch sind verkürzte, hypertrophe, unregelmäßig angeordnete Muskelfasern zu sehen. Umstritten ist die Bewertung der Bedeutung dieses ungeordneten Faserverlaufs, da dieser auch bei anderen Herzmuskelerkrankungen und herzgesunden Personen am Übergang von Ventrikelseptum zu den freien Kammerwänden, knapp unterhalb der Aorta, sowie an der Herzspitze zu finden ist. Dennoch geht man heute davon aus, daß die Diagnose einer hypertrophen Kardiomyopathie gesichert ist, wenn mehr als 10% des histologisch untersuchten Gewebes diesen irregulären Faserverlauf zeigen, besonders wenn gleichzeitig weitere histologische Merkmale wie hyperchromatische Kerne und aufgelockerte Bindegewebsherde vorliegen.

Herde mit aufgelockertem Bindegewebe, die bei einer hypertrophen Kardiomyopathie häufig zu finden sind, können der Vorläufer für dichte fibrotische Umwandlungen sein, eine Entwicklung mit pathophysiologisch signifikanten Folgen wie verminderter Kontraktilität und eingeschränkter Dehnbarkeit des Myokards sowie einer Neigung zu Rhythmusstörungen.

Pathophysiologie

In der typischen Ausprägung arbeitet der linke Ventrikel hyperdynam (Abb. 2), obwohl eine allmähliche Funktionsverschlechterung schließlich zu einer eingeschränkten Ventrikelfunktion führen kann. Verdickte Muskelfasern und eine interstitielle Fibrose des Myokards können, wie häufig zu beobachten ist, zu einer Einschränkung der Erschlaffungs- und Füllungsphase sowie zu einer verringerten Compliance führen. Wann es zu einer echten Obstruktion der linksventrikulären Entleerung kommt, ist unsicher. Bei ungefähr 50% der Patienten ist ein linksventrikulärer Ausflußbahndruckgradient vorhanden. Dieser steht für eine echte Obstruktion, wenn er zusammen mit einer

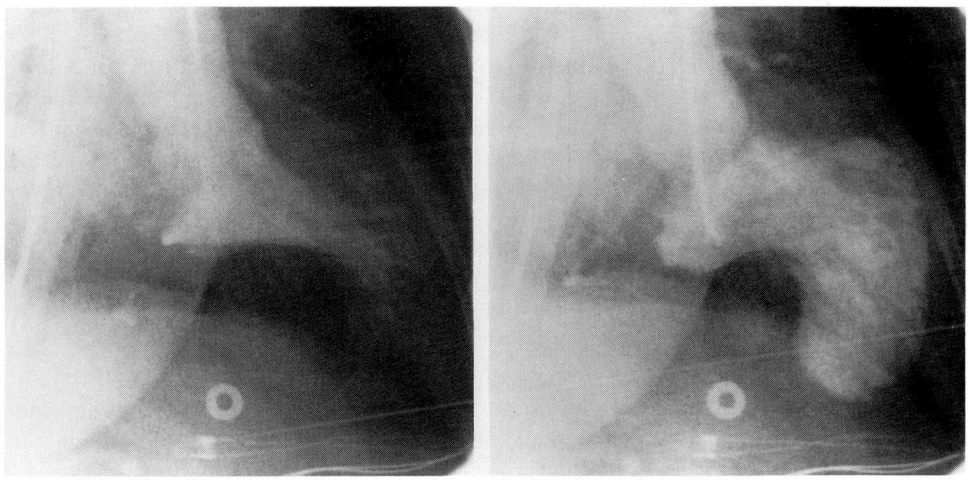

Abb. 2. Enddiastolische und endsystolische Bilder einer Angiographie des linken Ventrikels zur Darstellung der hyperdynamen Kontraktion

systolischen Vorwärtsbewegung des Mitralsegels zu einem Zeitpunkt auftritt, an dem ein signifikanter Teil des Schlagvolumens noch nicht ausgeworfen ist.

Eine Obstruktion kann von einer leichten bis mittelschweren Mitralinsuffizienz begleitet sein, insbesondere dann, wenn eine ausgeprägte systolische Vorwärtsbewegung des Mitralsegels in die Ausflußbahn des linken Ventrikels vorliegt. Schließlich kann es durch eine Ischämie zu pektanginösen Beschwerden kommen, ebenso wie zu einer weiteren Verschlechterung der linken Ventrikelfunktion.

Die Beurteilung einer Ischämie beim lebenden Patienten ist durch bereits zuvor bestehende EKG-Veränderungen erschwert, während bei einer Autopsie fleckförmige Fibroseherde, die im Epikard ebenso wie in den subendokardialen Zonen zu beobachten sind, auf einen Infarkt oder auf Fibrose in Arealen mit aufgelockertem Bindegewebe hinweisen können.

Klinisches Bild

Eine hypertrophe Kardiomyopathie kann sich bereits im frühen Kindesalter manifestieren, jedoch auch bis ins 6. oder 7. Lebensjahrzehnt hinein unentdeckt bleiben. Zu den klassischen Symptomen zählen Dyspnoe, Angina pectoris und Synkopen; viele Patienten bleiben jedoch beschwerdefrei. Der plötzliche Herztod kann die erste Manifestation der Erkrankung sein, während sie in anderen Fällen zufällig durch ein Geräusch bei einer Patientenuntersuchung aus anderen Gründen oder durch Veränderungen im EKG und der 2-D-Echokardiographie entdeckt wird.

Diagnose

Die Diagnose basiert auf dem Nachweis einer unerklärbaren linksventrikulären Hypertrophie und wird am besten mit der zweidimensionalen Echokardiographie bestätigt. Die Kernspintomographie mag bei Patienten eine Rolle spielen, bei denen die technische Qualität des Echobildes unzureichend ist. Die klinische Diagnose kann sich bei älteren Menschen dann als schwierig erweisen, wenn eine „ausgebrannte" Hypertonie die Ursache für eine nicht erklärbare Ventrikelhypertrophie ist. Der Nachweis von hypertensiven Augenhintergrundveränderungen bei Nierenerkrankung kann hilfreich sein, diese zeigen sich jedoch in der Regel erst nach den myokardialen Veränderungen. Auch eine Amyloidose kommt als Ursache für eine beobachtete Verdickung der Myokardwand bei Niederspannungs-EKG und einer verringerten Kontraktilität in Frage. Gelegentlich tritt bei Patienten mit hypertropher Kardiomyopathie auch eine leichte bis mittelschwere Hypertrophie des linken Ventrikels zusammen mit einer ausgedehnten Fibrose, verringerter Kontraktilität und einem Niederspannungs-EKG auf.

Untersuchungsmethoden

Die geeignetste Methode zur Beurteilung des Ausmaßes und der Verteilung einer Myokardhypertrophie ist die Echokardiographie mit der Schnittbildmethode. In Verbindung mit den Doppler-Studien können so wertvolle Informationen über das Vorliegen und den Schweregrad von Ausflußbahngradient und Mitralinsuffizienz gewonnen werden. Arrhythmien spielen eine große Rolle bei der hypertrophen

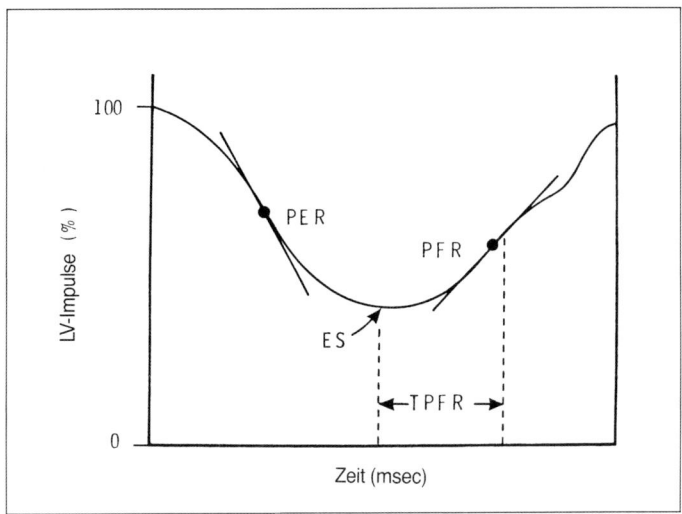

Abb. 3. Schematische Darstellung einer Radionuklid-Volumenkurve des linken Ventrikels. Verschiedene Parameter der linksventrikulären Funktion wie maximale Ejektionsrate (PER), Zeit bis zum Ende der Systole (TES), Zeit bis zur maximalen Füllungsgeschwindigkeit (TPFR) und maximale Füllungsgeschwindigkeit (TPR) können gemessen werden.

Kardiomyopathie, weshalb bei allen Patienten ein Langzeit-EKG zum Zeitpunkt der Diagnose und danach in jährlichen Abständen angefertigt werden sollte. Eine EKG-Überwachung über 48–72 Stunden ist angezeigt, da bei kürzerer EKG-Kontrolle bis zu 50% der schubweise verlaufenden ventrikulären Tachykardien übersehen werden können. Wiederholte Kontrollen sind notwendig, da Arrhythmien schleichend beginnen können und durch eine rechtzeitige Behandlung die Langzeitüberlebensrate nachweislich gebessert werden kann.

Die Radionuklid-Blutpoolszintigraphie ist für eine serielle Beurteilung der Ejektionsfraktion und anderer Indizes für die systolische und diastolische Funktion von Nutzen (Abb. 3). Die Relation zwischen Zeit und anteiligem Schlagvolumen, das entweder ausgeworfen wurde oder in den linken Ventrikel geflossen ist, kann mit Hilfe der Zeit/Aktivitätskurve oder der Volumenkurve bewertet werden. Die Kenntnis dieses Volumens ist für die Interpretation der Bedeutung des linksventrikulären Druckgradienten ausschlaggebend und hilft bei der Feststellung der diastolischen Ventrikelleistung, und hier insbesondere des Beitrags des Vorhofs in der Füllungsphase.

Eine Herzkatheterisierung ist für die Diagnosestellung nicht mehr notwendig. Sie kann in bestimmten Einzelfällen erforderlich sein, um eine koronare Herzkrankheit oder eine organische Obstruktion der Ausflußbahn auszuschließen, oder um die hämodynamische Bedeutung der Mitralinsuffizienz sowie die veränderte diastolische Funktion einzuschätzen.

Behandlung

Ziele eines jeden therapeutischen Vorgehens sollten die Besserung von Symptomen, die Verhütung von Komplikationen und Verbesserung der Prognose sein. Bei der hypertrophen Kardiomyopathie treten Symptome gehäuft auf, bei über 50% der

Patienten. Schwere Funktionseinschränkungen sind jedoch selten (10–20% der Patienten).

Sowohl Betablocker als auch Verapamil können bei Patienten mit hypertropher Kardiomyopathie zur Behandlung von Brustschmerzen und Dyspnoe erfolgreich eingesetzt werden und verbessern offensichtlich die Belastungsfähigkeit. Die Senkung der Herzfrequenz mit Verlängerung der ventrikulären Füllungsphase können das Schlagvolumen erhöhen und eine belastungsinduzierte Ischämie vermeiden. Zusätzlich haben beide Substanzen eine negativ-inotrope Wirkung und verringern den Ausfluß-bahndruckgradienten des linken Ventrikels, unabhängig davon, ob dieser auf einer Obstruktion oder Obliteration des Ventrikellumens beruht. Diese Veränderungen gehen zwar mit einer Besserung der Symptome einher, beeinflussen jedoch nicht die Prognose. Falls eine symptomatische Besserung mit diesem ersten, empirischen Therapieansatz nicht erzielt wird, sollten weitere Überlegungen zum Mechanismus der Funktionseinschränkung angestellt werden.

Dyspnoe

Ursachen für eine Dyspnoe können eine eingeschränkte systolische oder diastolische Funktion, Mitralinsuffizienz, linksventrikuläre Obstruktion, Ischämie oder eine Kombination dieser Veränderungen sein.

Die Einschränkung der diastolischen Funktion kann Ausdruck einer verringerten Compliance durch eine Vermehrung der ventrikulären Muskelmasse oder durch interstitielle Fibrose sein. Auch andere Faktoren können eine ursächliche Rolle spielen und therapeutisch anzugehen sein. Die Vermeidung einer Ischämie zum Beispiel kann die Compliance verbessern, und nach Erhöhung der Füllungsdrucke können über eine Verringerung der Vorlast länger anhaltende Ischämien vermieden und damit eine symptomatische Besserung erzielt werden.

In manchen Fällen ist die systolische Funktion stark eingeschränkt, was meist mit einer progredienten Fibrose oder Nekrose einhergeht. Bei solchen Patienten können Digoxin, Diuretika, Nitrate und Vasodilatatoren erforderlich werden, während sie in den anderen Fällen kontraindiziert sind.

Eine Regurgitation durch die Mitralklappe ist zwar häufig, doch selten so schwerwiegend, daß ein gezieltes therapeutisches Vorgehen erforderlich ist. Meist wird sie durch die systolische Vorwärtsbewegung des Mitralsegels verursacht, wodurch in der späten Systole kleine Blutmengen in den linken Vorhof gelangen können. Nur selten sind hierfür angeborene Anomalien oder Ersterkrankungen des Klappenapparates verantwortlich. Eine 2-D-Echokardiographie ist das beste Vorgehen, um diese Fragestellung zu klären. Papillarmuskelresektion oder ein Mitralklappenersatz können für diese Patienten von Nutzen sein. Eine Obstruktion der Ausflußbahn des linken Ventrikels ist bei der hypertrophen Kardiomyopathie selten die Ursache für eine Dyspnoe, kann jedoch gegebenenfalls einen chirurgischen Eingriff erforderlich machen.

Brustschmerzen

Viele Patienten mit hypertropher Kardiomyopathie leiden an Brustschmerzen. In den meisten Fällen sind die großen epikardialen Gefäße unauffällig. Bei Brustschmerzen kann es sich um pektanginöse Beschwerden, wahrscheinlich als Ausdruck eines

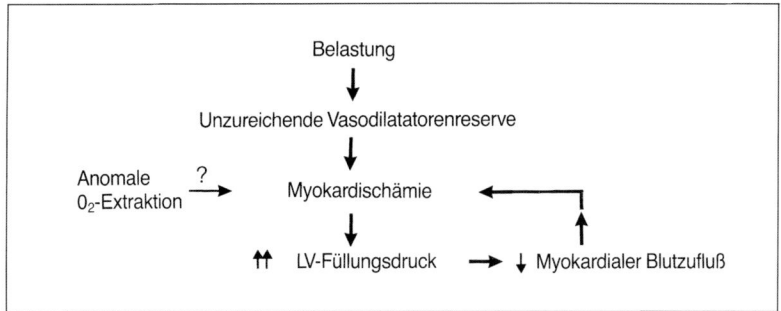

Abb. 4. Schematische Darstellung des vermuteten Mechanismus von Brustschmerzen (nach 1).

belastungsinduzierten Ungleichgewichts zwischen Muskelmasse und Perfusion, oder um atypische Schmerzen, d. h. mit ischämischen Symptomen, handeln, die in Ruhe nicht abklingen, mehrere Stunden anhalten oder spontan, ohne direkte Provokation auftreten (Abb. 4).

Belastungsinduzierte Brustschmerzen können auf Betablocker oder Verapamil ansprechen, atypische Brustschmerzen dagegen sind schwieriger unter Kontrolle zu bringen. Bei der Behandlung dieser Beschwerden scheint Verapamil wirksamer zu sein als die Gabe von Betablockern, doch ist gleichzeitig die Gefahr von Hypotonie, Überleitungsstörungen und Herzversagen größer. Betablocker in Kombination mit Nifedipin können durch Minimierung des Sauerstoffbedarfs und Maximierung des Sauerstoffangebots ebenfalls zufriedenstellende Ergebnisse bringen, während in anderen Fällen auch Diuretika und Nitrate angezeigt sein können.

Synkopen kommen bei 10–20% der Patienten mit hypertropher Kardiomyopathie vor, wobei der zugrundeliegende Mechanismus unklar bleibt. Leitungsstörungen und vasovagale Episoden können bei der hypertrophen Kardiomyopathie Synkopen hervorrufen, sie sind jedoch in der Regel klinisch erkennbar. Rhythmusstörungen stellen vermutlich eine seltene Ursache für Synkopen dar. Der wahrscheinlichste Vorbote für eine Synkope ist die rasche Verringerung des Schlagvolumens als Folge plötzlicher Veränderungen von Nachlast, Vorlast oder myokardialer Dehnbarkeit. Die Behandlung sollte gezielt erfolgen. Je nach Begleitumständen sind Schrittmacher bei Leitungsstörungen, Amiodaron bei Arrhythmien und eine Myektomie bei schwerer Obstruktion indiziert, während eine Myotomie zur Verbesserung von Füllung und Compliance in Einzelfällen nützlich sein kann.

Hauptziel der Behandlung ist die Vermeidung von Komplikationen wie Arrhythmien, Endokarditis und Embolien.

Rhythmusstörungen

Rhythmusstörungen sind bei der hypertrophen Kardiomyopathie häufig und von klinischer Relevanz. Zum Zeitpunkt der Diagnose liegt Vorhofflimmern bei ungefähr 7% der Patienten vor, und weitere 5–10% der Patienten entwickeln im Verlauf der Erkrankung Rhythmusstörungen. Vorhofflimmern geht mit schweren hämodynamischen Störungen und einer geringen Langzeitüberlebensdauer ebenso wie mit einem signifikant erhöhten Risiko für systemische Embolien einher, so daß eine Kardioversion von großer Bedeutung ist. Diese kann entweder elektrisch oder pharmakologisch durchgeführt werden. Selbst bei Patienten mit lange Zeit bestehendem Vorhofflimmern kann nach Gabe von Amiodaron in ungefähr einem Drittel der Fälle mit einer Wiederherstellung des normalen Sinusrhythmus gerechnet werden. Amiodaron ist auch bei paroxysmalem Vorhofflimmern, bei dem gleichzeitig das Risiko der Bildung systemischer Embolie besteht, wirksam. Wenn eine Wiederherstellung des Sinusrhythmus elektrisch oder pharmakologisch nicht möglich ist, läßt sich die Kammerfrequenz auch mit Digoxin oder Propranolol wieder einstellen. Patienten mit chronischem oder paroxysmalem Vorhofflimmern sollten mit Antikoagulantien behandelt werden.

Ventrikuläre Tachykardien kommen bei ungefähr 20–30% der Patienten im Erwachsenenalter, sehr viel seltener jedoch im Kindesalter vor. Eine ventrikuläre Tachykardie verläuft in der Regel unbemerkt, ist von nur kurzer Dauer und klingt spontan ab. Die jährliche Mortalitätsrate durch plötzlichen Herztod liegt bei Erwachsenen mit nachgewiesenen passageren ventrikulären Tachykardien bei 7%. Mit einer niedrig dosierten Amiodaron-Therapie (300 mg täglich) könnte die Prognose nachweislich verbessert werden (Abb. 5).

Endokarditis kommt vor, ist jedoch vermeidbar, was die Bedeutung einer Prophylaxe bei entsprechender Disposition unterstreicht.

Plötzlicher Herztod

Die jährliche Mortalitätsrate bei Patienten mit hypertropher Kardiomyopathie beträgt ungefähr 2–5%, mit Ausnahme von Fällen mit „maligner Familienanamnese", bei denen diese Zahl höher liegt. Die Hälfte der Todesfälle geht auf den plötzlichen Herztod zurück. Die Charakterisierung von Patienten mit einem erhöhten Risiko für den plötzlichen Herztod ist noch nicht vollständig. Obwohl in retrospektiven Studien gezeigt werden konnte, daß eine Diagnosestellung im Kindesalter, hypertrophe Kardiomyopathie und plötzlicher Herztod in der Familienanamnese, synkopale Anfälle und ventrikuläre Tachykardien im Langzeit-EKG als Prognoseindizes für einen plötzlichen Herztod im Erwachsenenalter aussagekräftig sind, können nur 50% der Risikopatienten nach diesen Kriterien erfaßt werden. Darin, daß es bisher noch nicht gelungen ist, ein Risikoprofil mit höherer Empfindlichkeit zu entwickeln, zeigt sich unser noch mangelhaftes Verständnis für die dem plötzlichen Herztod zugrundeliegenden Mechanismen, die noch immer umstritten sind. Diskutiert werden Herzblock, Ischämie, Präexzitation und Arrhythmien.

Die wahrscheinlichste Ursache mag in einer akuten hämodynamischen Veränderung liegen, die die Entstehung von Arrhythmien nach sich zieht. Gegenwärtig ist das

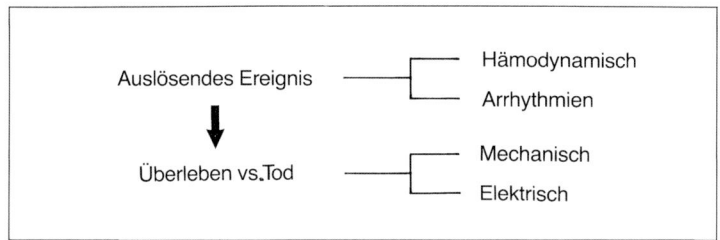

Abb. 5. Schematische Darstellung zum Mechanismus des plötzlichen Herztodes bei hypertropher Kardiomyopathie.

78

nützlichste Einzelkriterium der Nachweis von ventrikulären Tachykardien im Langzeit-EKG. Eine Unterdrückung dieser Rhythmusstörungen mit Amiodaron geht im Vergleich zu konventionellen Antiarrhythmika nachweislich mit einer verlängerten Lebenserwartung einher. Noch höher als das Risiko von Erwachsenen ist jedoch das von Kindern, die mit einer jährlichen Sterblichkeit von 6% behaftet sind. Für den plötzlichen Herztod bei Kindern gibt es keine Prognoseindizes, und die Behandlung ist demzufolge noch weniger klar umschrieben.

Zum gegenwärtigen Zeitpunkt möglich sind ein wissenschaftlich fundierter Therapieansatz zur Beherrschung der Symptome sowie eine Verbesserung der Lebenserwartung bei einer bestimmten Gruppe identifizierbarer Patienten. In Zukunft sollte ein verbessertes Verständnis für die Mechanismen des plötzlichen Herztodes zusammen mit einer weitergehenden Untersuchung des Einflusses von pharmakologischen Substanzen auf die mechanischen und elektrischen Teilaspekte der Ventrikelfunktion es uns ermöglichen, nicht nur mit größerer Genauigkeit vorauszusagen, welche Patienten ein erhöhtes Risiko für den plötzlichen Herztod haben, sondern gleichzeitig deren Langzeitprognose zu verbessern.

Danksagung

Unser Dank gilt Frau Pat Dieney für die Erstellung des Manuskripts und Frau Jena Powell für die Zusammenstellung der Abbildungen.

Literatur

1. Cannon, Circulation 71: 234–243
2. Frank S, Braunwald E (1968) Idiopathic hypertrophic subaortic stenosis. Clinical analysis of 126 patients with emphasis on the natural history. Circulation 37: 759–788
3. Goodwin JF (1982) The frontiers of cardiomyopathy. Br Heart J 48: 1–18
4. Maron BJ, Savage DD, Wolfson JK, Epstein SE (1981) Prognostic significance of 24 hour ambulatory electrocardiographic monitoring in patients with hypertrophic cardiomyopathy: a prospective study. Am J Cardiol 48: 252–257
5. Maron BJ, Robert WC, Epstein SE (1982) Sudden death in hypertrophic cardiomyopathy: a profile of 78 patients. Circulation 65: 1388–1397
6. McKenna WJ, England D, Doi YL, Deanfield JE, Oakley CM, Goodwin JF (1981) Arrhythmia in hypertrophic cardiomyopathy. 1. Influence on prognosis. Br Heart J 46: 168–172
7. McKenna WJ, Goodwin JF (1981) The natural history of hypertrophic cardiomyopathy. Curr Probl Cardiol 47: 532–538
8. McKenna WJ, Harris L, Rowland E, et al. (1984) Amiodarone for long term management of patients with hypertrophic cardiomyopathy. Am J Cardiol 54: 802–810
9. McKenna WJ, Oakley CM, Krikler DM, Goodwin JF (1985) Improved survival with amiodarone in patients with hypertrophic cardiomyopathy and ventricular tachycardia. Br Heart J 53: 412–416
10. Savage DD, Seides SF, Maron BJ, Myers DJ, Epstein SE (1979) Prevalence of arrhythmias during 24 hour electrocardiographic monitoring and exercise testing in patients with obstructive and non obstructive hypertrophic cardiomyopathy. Circulation 59: 866–875
11. Spirito P, Maron BJ, Bonow RO, Epstein SE (1986) Severe functional limitation in patients with hypertrophic cardiomyopathy and only mild localized left ventricular hypertrophy. J Am Coll Cardiol 8: 537–544
12. Teare D (1958) Asymmetrical septal hypertrophy in the hearts of young adults. Br Heart J 20: 1–8

Anschrift der Verfasser:
W. J. McKenna MD, Cardiovascular Disease Unit, Royal Postgraduate Medical School, Du Cane Road, London W12 OHS, UK

Diskussion

STAUCH:

Ich möchte einige Bemerkungen machen zu Ihren Untersuchungen der Hämodynamik mit Radionuk-
liden: Diese Meßwerte scheinen wie eine Punktwolke über alle vier Sektoren verteilt zu sein. Dies mag
auf die verschiedenen Stadien und unterschiedlichen Arten der Erkrankung zurückzuführen sein. Könnte
es aber nicht auch zutreffen, daß diese Methode nicht recht geeignet ist bei dieser Erkrankung, weil sie
praktisch keinen Blutpool in verschiedenen Anteilen des Ventrikels sowie an der Spitze und in der
mittleren Region des Herzens haben und das meiste Blut sich gewöhnlich in der basalen Region befindet,
die nur schwer von der Vorhofregion zu trennen ist? Gibt es regionale Studien, die besagen, daß
verschiedene Typen unterschiedlicher Ejektionsparameter existieren? Gibt es Methoden, die dies
nachweisen, z. B. Echountersuchungen u. a.?

McKENNA:

Man sollte derzeit offen sagen, daß wir keine gute Möglichkeit haben oder die vorhandenen
Möglichkeiten nicht optimal einsetzen, um die Funktion des Ventrikels in dieser besonderen Situation
festzustellen. Es ist auch nicht einfach. Im linksventrikulären Angiogramm besteht eine Abhängigkeit
von der Geometrie und Begrenzung der Analyse aufgrund des Volumens. Bei echokardiographischen
Messungen im digitalisierten M-Mode-Verfahren bestehen Probleme der Reproduzierbarkeit insbesondere bei dieser Problematik und in der klinischen Situation. Derzeit wird die zweidimensionale Analyse
des Ultraschalls weiter entwickelt, und das mag der beste Weg sein. Zu dem Zeitpunkt, als wir diese
Untersuchungen starteten, bestand die beste Auswertungsmöglichkeit in der Beurteilung des Volumens,
das unabhängig ist von der Geometrie, mit der Radionuklidmessung. Es bestehen natürlich
Limitierungen infolge der zeitlichen Auflösung, weil Durchschnittswerte über den jeweiligen Zeitraum
angegeben werden, und dies bedeutet natürlich eine Begrenzung. Ich glaube aber auch, daß aus den
Radionuklidangiogrammen eine Reihe weiterer Daten gewonnen werden können. Derzeit studieren wir
die Relationen von Volumenveränderungen, insbesondere in der Füllungsphase während der atrialen
Kontraktion. Darüber hinaus führen wir Phasenanalysen während der Diastole durch. Das Problem
besteht darin, geeignete Marker für die Funktion des linken Ventrikels zu finden, die uns weiterführen.
Wir haben bislang sehr viel von Füllungsdruck und Gradienten gesprochen, und ich glaube, wir haben in
diesem Zusammenhang nicht die geeigneten Meßwerte untersucht.

FLEISCHMANN:

Bei dieser Erkrankung stellt sich im Laufe einiger Jahre eine Verschlechterung der Ventrikelfunktion
aufgrund der Fibrose ein. Korreliert dies mit der schlechten Prognose, und kann dies durch Messung der
Ejektionsfraktion bestimmt werden?

McKENNA:

Es ist abzusehen, daß in den nächsten Jahren eine Anzahl von Publikationen über das Fortschreiten der
Erkrankung erscheinen wird, den Einfluß der Ischämie, regionale Wandmotilitätsstörungen und die
Ejektionsfraktion, die zeigen werden, daß eine Verschlechterung der systolischen Funktion stattfindet.
Dieser Befund muß aber in den gesamten Zusammenhang gestellt werden. Es ist klar, daß ein Patient,
der diese Erkrankung 25 Jahre lang hat und dessen Ejektionsfraktion in dieser Zeit von 90 auf 62%
abgenommen hat und der jetzt ventrikuläre Rhythmusstörungen aufweist, sich insgesamt klinisch
verschlechtert. Es ist auch klar, daß nach einer bestimmten Überlebenszeit eine progressive
Verschlechterung der systolischen Funktion wahrscheinlich in Relation zur progressiven Fibrose auftritt.
Dieser Zusammenhang ist jedoch nicht gesichert, weil wir keine Möglichkeit haben, die Fibrose zu
messen.

KUTALEK:
Meinen Sie, daß Ihre Patientendaten irgendwelche Hinweise darauf beinhalten, daß das Auftreten ventrikulärer Herzrhythmusstörungen oder nichtanhaltender ventrikulärer Tachykardien mit der Nähe zum Zeitpunkt des plötzlichen Herztodes zunimmt? Und eine zweite Frage: Welche Rolle spielt nach Ihrer Ansicht eine invasive elektrophysiologische Studie bei diesen Patienten?

McKENNA:
Die erste Frage kann ich nicht beantworten. Ich nehme nicht an, daß das, was wir auf dem EKG-Monitor sehen, eine Arrhythmie ist, die den plötzlichen Herztod auslöst. Wir finden eine Arrhythmie beim Erwachsenen, die ein Marker eines hohen Risikos ist und aussagt, daß jemand ein etwas verdicktes Septum hat, eine geringgradig vermehrte Fibrose, eventuell eine myokardiale Schädigung. Aber es bedeutet nicht, daß dieser Patient an ventrikulären Tachykardien, die in Kammerflimmern übergehen, sterben wird oder nicht.
   Ihre zweite Frage betraf die Bedeutung der elektrischen, programmierten Stimulation. Vor kurzer Zeit fand in Maastricht ein Symposium statt, in dem verschiedene Gruppen über ihre Daten an jeweils 30 bis 50 Patienten nach programmierter ventrikulärer Stimulation berichteten. Viele der Probleme beruhen einfach auf verschiedenen Stimulationsprotokollen, Definitionen und Patientengruppen. Es bestand Einigkeit darin, daß mit der programmierten Ventrikelstimulation eine große Zahl von Arrhythmien hervorgerufen werden, die weder in ihrer Bedeutung interpretiert werden können noch die Synkopen erklären, so daß die prognostische Bedeutung in Hinblick auf den plötzlichen Herztod eher gering einzuschätzen ist. Ich halte es für nützlich, erstens die höchste 1:1-Überleitungsrate vom Vorhof zur Kammer festzustellen, so daß man weiß, wie schnell bei diesen Patienten die Herzfrequenz werden kann, zweitens Hinweise für eine akzessorische Bahn zu suchen, und zum dritten die Eigenschaften des AV-Knotens zu bestimmen, sowie die Schwierigkeit einer Vorhofdefibrillation und eine eventuelle Leitungsverzögerung. Ich glaube nicht, daß eine programmierte Ventrikelstimulation regelmäßig durchgeführt werden sollte, ich halte sie sogar für gefährlich.

STEINBECK:
Wie sicher sind Sie, daß Amiodaron wirklich die Prognose Ihrer Patienten verbessert hat? Ich glaube, hier ist Sicherheit nur nach prospektiven randomisierten Studien zu gewinnen.

McKENNA:
Ich wünschte, daß jemand sie durchführen würde. Wir hatten in unserem Institut in einer früheren Untergruppe eine 7%ige Mortalität. Unter Behandlung mit Amiodaron hatten wir einen Todesfall bei 45 Patienten mit nichtanhaltenden Ventrikeltachykardien. Wegen dieser sehr geringen Mortalität verfolgten wir die Langzeitmortalität in einer großen Zahl von Untergruppen und sahen, daß die Mortalitätsrate ab 1980 mit der Einführung des Amiodaron abfiel.

STEINBECK:
Wenn ich Sie richtig verstanden habe, geben Sie Amiodaron aber nicht allen Patienten?

McKENNA:
Erwachsene mit einer hypertrophen Kardiomyopathie sind mit Amiodaron recht gut zu behandeln. Dies trifft aber nicht für Heranwachsende und Kinder zu. Wir versuchen gegenwärtig eine randomisierte Studie an Kindern mit geringem Risiko durchzuführen, weil dort ganz klar ein Problem besteht. Aber bevor man damit beginnt, sollte man einfache Tests durchführen, etwa eine Belastung, vielleicht auch eine einfache elektrophysiologische Untersuchung, die wenigstens einige Anhaltspunkte für die mechanische Funktion und die elektrische Stabilität geben kann.

BENDER:
Bestimmen Sie diese niedrige Dosis mit Hilfe von Plasmaspiegeln?

McKENNA:
Ja.

BENDER:
Die niedrigste Wirkdosis richtet sich natürlich nach klinischen Gesichtspunkten?

McKENNA:
Die effektive Dosis wird klinisch bestimmt, aber der Endpunkt der Untersuchung ist der Tod, so daß kein wirklich guter klinischer Endpunkt gegeben ist. Aus diesem Grund führen wir auch Plasmaspiegelbestimmungen durch. Wenn dann etwa nach drei Monaten ein pharmakologisches Gleichgewicht erreicht ist, kommt es auch nicht zur Akkumulation.

SCHLEPPER:
Bei der stufenweisen Einteilung Ihrer Patienten mit hohem Risiko erwähnten Sie als einen Faktor jugendliches Alter. Bezieht sich dies auf das Alter bei Diagnosestellung oder bei der klinischen Manifestation?

McKENNA:
Das Alter bei Diagnosestellung, also das Alter bei Auftreten der Symptome.

BENDER:
Ich möchte noch einmal auf die regionale Ischämie zurückkommen. Steht am Anfang eine Myokardinfarzierung, oder spielt dies keine Rolle unter Berücksichtigung der erheblichen Muskelmasse des linken Ventrikels? Gibt es eine Koronarinsuffizienz?

McKENNA:
Hierzu gibt es in der Literatur keine ausreichenden Daten. Bei Belastung von 100 Patienten wird man etwa 10 finden, die ST-Segmentveränderungen aufweisen, mit oder ohne Angina pectoris. Ihre Bedeutung ist jedoch unklar. Ich glaube, daß durch die PET in Kürze die Möglichkeit gegeben sein wird, mit einer Auflösung von 3 bis 4 mm regionale Ischämien unter diesen Bedingungen zu erfassen.

PIPPIG:
Sie haben gezeigt, daß Ventrikeltachykardien die besten Marker für die Prognose und den plötzlichen Herztod darstellen. Wie hat sich nach Ihrer Erfahrung ein dreitägiges Holter-Monitoring bewährt, und reicht es aus?

McKENNA:
Die Voraussetzung bildet hier die biologische Variabilität der Arrhythmien. Die Mehrheit der Erwachsenen mit hohem Risiko können wir mit einer Aufzeichnung über zwei Tage identifizieren. Wir wissen aus statistischen Untersuchungen, daß wir nur 40% der nichtanhaltenden Ventrikeltachykardien in 48 Stunden erfassen können. Aber die nächste Frage heißt dann: Welche Bedeutung hat eine Ventrikeltachykardie, die am achten Tag während eines Holter-Monitorings gefunden wird? Ich halte eine Registrierung über zwei Tage für eine praktikable Empfehlung.

LUNKENHEIMER:
Unter der Annahme, daß die zugrundeliegende Störung bei diesen Patienten eine Störung der Textur oder eine Kardiofibrose ist, wäre es eventuell besser, anstelle von Belastungsuntersuchungen mit dem Ergometer eine Volumenbelastung durchzuführen?

McKENNA:
Das ist ein guter Vorschlag. Ich würde auch keine Sympathomimetika geben, da sie eventuell gefährlich sind, sondern Änderungen von Preload und Afterload vorziehen.

Inzidenz und Therapie postoperativer atrialer Arrhythmien

E. Schröder, H. Klein, P. Metzdorf, S. Slatkowsky, E. Kühn, S. König,
F. Siclari, H. G. Borst

Medizinische Hochschule Hannover, Hannover, F.R.G.

Summary: Following open heart surgery the occurence of atrial arrhythmias is known to be 11–30%. The incidence of atrial fibrillation/flutter (A-Fib/A-Fl) in our study group was found to be 15%. Overdrive pacing in type I atrial flutter is a satisfactorily reliable methode, but it seems to be very important to use a critical pacing rate (109–137% of the spontaneous rate) and a critical duration of atrial pacing (10–30s). There is a need for quite a high stimulus strength (10–20 mA) and the morphology of the p-wave in ECG leads II + III has to be positive during atrial pacing. Preoperative ß-blocker treatment did not lead to lower incidence of A-Fib or A-Fl; the same was true for postoperative administration of verapamil alone, whereas A-Fib/A-Fl occurred in 5% of patients who were treated with Cordichin (verapamil/quinidine), as compared to 15% in those patients who did not receive the drug. Discrimination of patients who developed atrial arrhythmias postoperatively by clinical, hemodynamic or serochemical characteristics was not possible, but coupling interval of atrial extrasystoles was significantly shorter in this group of patients (325 ± 68 vs. 435 ± 48 msec; $p<0.005$).

Zusammenfassung: Die Inzidenz postoperativer atrialer Arrhythmien wird in der Literatur mit 11–30% angegeben. In unserem Krankengut von 400 kardiochirurgischen Patienten trat in 15% der Fälle speziell das Vorhofflimmern/-flattern auf. Einer elektrischen Therapie durch „Overdrive"-Stimulation ist das Vorhofflattern vom Typ I gut zugänglich. Für den Erfolg ist im wesentlichen eine kritische Stimulationsfrequenz (109–137%), eine kritische Stimulationsdauer (10–30 sec), eine relativ hohe Reizschwelle (10–20 mA) sowie eine positive Morphologie der P-Welle in Ableitung II + III während der Stimulation zu beachten. Eine präoperative medikamentöse Behandlung mit Betablockern vermindert das Auftreten postoperativer atrialer Arrhythmien nicht. Die postoperative prophylaktische Gabe von Isoptin setzt die Inzidenz von Vorhofflimmern/-flattern ebenfalls nicht herab, während die Verabreichung von Cordichin (Verapamil/Chinidinbase) eine statistisch signifikante Herabsetzung der genannten atrialen Arrhythmien bewirkt. Patienten, bei denen postoperatives Vorhofflimmern/-flattern auftrat, konnten nicht anhand klinischer, hämodynamischer oder serochemischer Merkmale identifiziert werden. Dagegen war das Koppelungsintervall prämonitorischer atrialer Extrasystolen bei dieser Patientengruppe signifikant kürzer (325 ± 68 vs. 435 ± 48 msec; $p<0,005$).

Einleitung

In der postoperativen Phase ist bei kardiochirurgischen Patienten das Auftreten von atrialen Arrhythmien eine bekannte Erscheinung. Seine Häufigkeit wird in der Literatur mit 11–30% angegeben (16, 17, 18). Die am häufigsten auftretende Rhythmusstörung ist das Vorhofflimmern bzw. -flattern. Dies führt gerade beim postoperativen Patienten nicht selten zu bedrohlichen hämodynamischen Folgewirkungen und stellt somit oft eine zwingende Behandlungsindikation dar. Als pathogenetischer Mechanismus wird heute von den meisten Autoren ein Reentry-Geschehen angenommen, obwohl auch eine fokale Genese noch diskutiert wird (2, 10, 19, 20, 21). An therapeutischen Maßnahmen stehen im wesentlichen die atriale Stimulation, die Kardioversion und die medikamentöse Behandlung zur Verfügung. Eine adäquate Anwendung der einzelnen Methoden setzt eine korrekte Diagnose unter Ausschöpfung der differentialdiagnostischen

Möglichkeiten voraus (Tabelle I), die allein mit dem Oberflächen-EKG oft nicht möglich ist (2–4, 12, 14, 17, 18, 19, 20, 21). In unserem Zentrum wird daher die Diagnose routinemäßig vor Behandlungsbeginn über die gleichzeitige Ableitung eines Oberflächen-EKGs und eines atrialen EKGs gesichert. Dies ist ohne zusätzliche invasive Maßnahmen möglich, da alle kardiochirurgischen Patienten intraoperativ mit epikardialen atrialen und ventrikulären Elektrodendrähten versorgt werden, die für die ersten postoperativen Tage belassen werden.

Während die verschiedenen Formen des Vorhofflimmerns und der Typ II des Vorhofflatterns in der Regel durch Kardioversion oder medikamentöse Maßnahmen angegangen werden müssen, ist der Typ I des Vorhofflatterns nach Waldo einer Konversion in einen Sinusrhythmus durch „Overdrive"-Stimulation zugänglich. Ein klinisches Beispiel dafür zeigt Abb. 1. Allerdings sind bestimmte Voraussetzungen (Tabelle 2) für eine erfolgreiche Terminierung des VH-Flatterns erforderlich, damit nicht nur ein vorübergehendes „Entrainment" erreicht wird. Ein weiteres Problem ist die oft hohe Reizschwelle, die von handelsüblichen Stimulationsgeräten nicht erreicht wird (10, 18).

Zur medikamentösen Behandlung speziell des Vorhofflimmerns bzw. -flatterns ist eine Vielzahl von einzelnen Antiarrhythmika eingesetzt worden (4, 5, 7, 12, 19). Chinidin stellt nach der Erstbeschreibung der antiarrhythmischen Wirksamkeit durch Frey et al. eines der ältesten und auch wirksamsten Präparate für diese Indikation dar. Nach Ergebnissen der Arbeitsgruppe von Bender ist durch die Kombination mit Verapamil in einer fixen Dosierung ein gegenüber den Einzelsubstanzen überadditiver Effekt zu erzielen. Diese Kombination hat sich gerade in der Behandlung der o.g. Rhythmusstörungen besonders bewährt (4, 5, 6, 7, 9, 12, 14, 19).

Inwieweit eine prophylaktische Gabe dieser Substanzen das Auftreten von Vorhofflimmern/-flattern bei den gefährdeten postoperativen kardiochirurgischen Patienten herabsetzen kann, ist bisher noch nicht untersucht worden. Ein positiver Effekt einer präoperativen Gabe von Betablockern bezüglich der postoperativen Inzidenz atrialer Rhythmusstörungen wird in der Literatur beschrieben (19), erscheint uns jedoch nicht ausreichend gesichert.

Patientengut und Methode

Wir untersuchten 400 konsekutive kardiochirurgische Patienten nach aortokoronarem Bypass hinsichtlich der Fragestellung, ob postoperatives Vorhofflimmern/-flattern durch die präoperative Gabe von Betablockern reduziert oder durch die Gabe von Verapamil

Tabelle 1. Differentialdiagnose postoperativer atrialer Arrhythmien

---

Vorhofflimmern
Vorhofflattern
Sinustachykardie
paroxysmale atriale Tachykardie
AV-junktionale Tachykardie
ventrikuläre Tachykardie
AV-Dissoziation
AV-Blockierungen

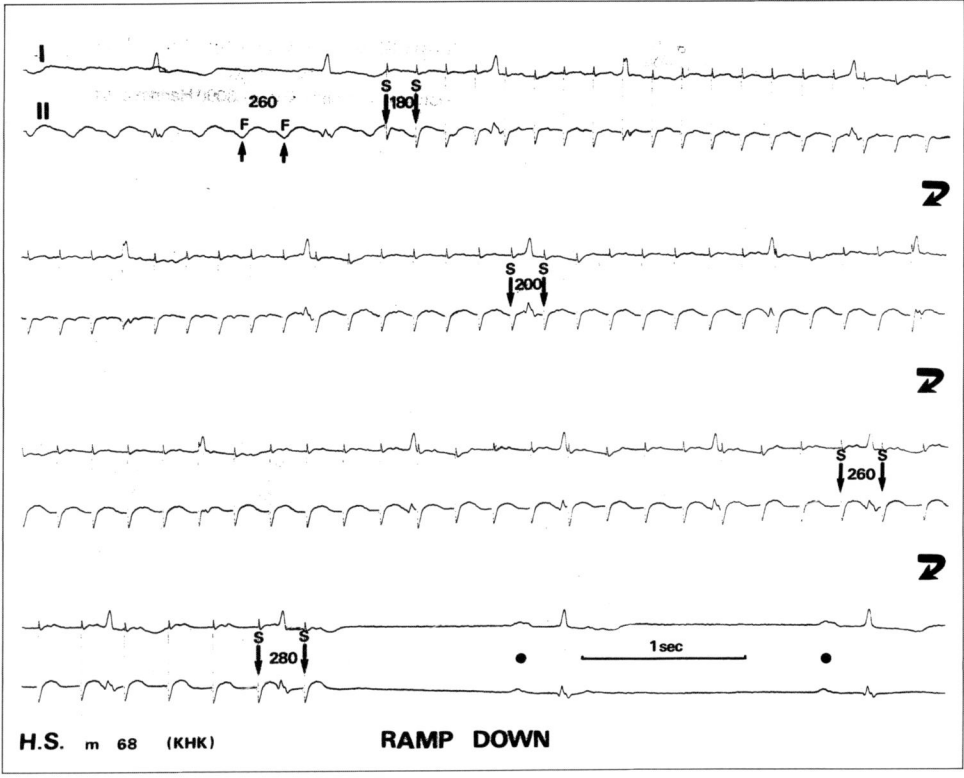

Abb. 1. Vorhofflattern mit einem Intervall von 260 msec wird mit einem Stimulationsintervall von 180 msec überstimuliert; beim sog. „Ramp-down"-Verfahren wird die Stimulationsfrequenz dann langsam zurückgenommen (längeres Stimulationsintervall), bei einem Stimulationsintervall oberhalb der Flatterfrequenz (280 msec) tritt nach Beendigung der Stimulation Sinusrhythmus ein.

Tabelle 2. Parameter einer erfolgreichen Konversion von klassischem Vorhofflattern durch Stimulation im rechten Vorhof

– **Kritische Frequenz**
109 – 137 % F F

– **Morphologie** der P-Welle in Ableitung II
Atriale Fusionsschläge = „Entrainment"
Positive P-Welle   = Konversion

– **Reizschwelle**
Relativ hoch mit 10–20 mA

– **Stimulationsdauer**
10–30 sec

Tabelle 3. Serochemische und hämodynamische Parameter bei Patienten mit/ohne Vorhofflimmern (VHF)

	Patienten mit VHF		Patienten ohne VHF
K$^+$, Na$^+$, Ca^{++}	–	n. s.	–
LA	–	n. s.	–
ZVD	–	n. s.	–
RR	–	n. s.	–
Dopaminpflichtigkeit	–	n. s.	–
Ausdehnung des Gefäßbefalls	–	n. s.	–
Art des Gefäßbefalls (RCA/LCA)	–	n. s.	–
Operationsdauer	–	n. s.	–
Postoperative Komplikationen	–	n. s.	–

Koppelungsintervall   325±68 msec – p<0,005 – 435±48 msec

LA	= Druck im linken Vorhof
ZVD	= zentralvenöser Druck
RR	= Blutdruck
RCA	= rechte Koronararterie
LCA	= linke Koronararterie

bzw. Verapamil/Chinidinbase verhindert werden kann. Das Alter der Patienten betrug durchschnittlich 53,2 Jahre, 231 waren männlichen, 69 Patienten weiblichen Geschlechts. Bei allen Patienten wurde ein kardiochirurgischer Eingriff in Form einer Bypassoperation vorgenommen; es wurden 1 bis 6 Bypassgrafts implantiert, im Mittel 2,8. In einer Gruppe von 100 Patienten erhielten 24 präoperativ einen Betablocker, die übrigen 76 Patienten blieben ohne spezifische medikamentöse Vorbehandlung. Beide Gruppen unterschieden sich nicht hinsichtlich Alter, Geschlecht, Schwere des Eingriffs, postoperativer Komplikationen, zusätzlicher Begleiterkrankungen oder zusätzlicher medikamentöser Maßnahmen. Auch serochemische Parameter, insbesondere der Elektrolythaushalt oder hämodynamische Werte sowohl in der präoperativen Diagnostik als auch im postoperativen Follow-up, waren in beiden Patientenkollektiven nicht signifikant verschieden (Tabelle 3).

Ergebnisse

Postoperativ wiesen 16 (67%) der präoperativ mit einem Betablocker behandelten Patienten einen stabilen Sinusrhythmus auf, während 8 (33%) Vorhofflimmern/-flattern entwickelten. In der Kontrollgruppe zeigten 60/76 Patienten (76%) einen stabilen Sinusrhythmus, Vorhofflimmern/-flattern trat bei 18/76 Patienten auf (24%), ein statistisch signifikanter Unterschied bestand somit nicht. Als einziges Identifikationsmerkmal der Patienten mit postoperativem Vorhofflimmern/-flattern war die Häufigkeit prämonitorischer atrialer Extrasystolen zu eruieren. Außerdem wurde beobachtet, daß die SVES, die zu Vorhofflimmern und Vorhofflattern führten, bei Patienten mit späteren atrialen Rhythmustörungen mit 325±68 msec ein signifikant kürzeres Koppelungsintervall aufwiesen gegenüber 435±48 msec bei Patienten mit stabilem Sinusrhythmus (p<0,005). Der Zeitpunkt des Auftretens der genannten Rhythmusstörungen lag 3–96 h nach der Operation, im Mittel 48 h. Die Dauer des Vorhofflimmerns/-flatterns betrug im Mittel 91 h, variierend von 5–150 h. Der initiale Blutdruckabfall bei

Beginn der atrialen Rhythmusstörung war mit 41±16 mmHg ausgeprägt und unterstreicht die Behandlungsnotwendigkeit, die in 10/26 Fällen aus einer „Overdrive"-Stimulation bestand. Bei 16/26 Patienten führte die parenterale Gabe von Verapamil zur Senkung der Kammerfrequenz (150 mg/24 h), gefolgt von der oralen Therapie mit Digitalis und Chinidin. Bei allen Patienten konnte ein stabiler Sinusrhythmus wiederhergestellt werden.

Im zweiten Teil der Studie untersuchten wir weitere 300 konsekutive kardiochirurgische Patienten hinsichtlich einer verminderten postoperativen Inzidenz von Vorhofflimmern/-flattern bei prophylaktischer Gabe von Verapamil bzw. einem Kombinationspräparat aus Verapamil und Chinidinbase (Cordichin). Eine Filmtablette dieses Medikaments enthält 160 mg Chinidinbase und 80 mg Verapamilhydrochlorid. Die Kontrollgruppe bestand aus 100 Patienten. Sie blieben postoperativ ohne Gabe dieses Antiarrhythmikums, 100 Patienten erhielten 80 mg Verapamil (Isoptin) am ersten postoperativen Tag über die liegende Magensonde, sowie per os 160 mg Verapamil (2 x 1 Tbl. Isoptin) am zweiten postoperativen Tag und 240 mg Verapamil (3 x 1 Tbl. Isoptin) vom dritten bis zum fünften Tag. Eine dritte Gruppe von 100 Patienten erhielt das Kombinationspräparat Cordichin mit einer Tbl. über Magensonde am ersten postoperativen Tag, 2 x 1 Tbl. per os am 2. Tag sowie 3 x 1 Tabl. vom 3. bis 5. postoperativen Tag. Auch hier bestand zwischen den einzelnen Gruppen kein Unterschied bezüglich der demographischen Daten und der klinischen, hämodynamischen oder serochemischen Merkmale.

Vorhofflimmern/-flattern trat bei 15% der Patienten der Kontrollgruppe, 15% der nur mit Verapamil behandelten Patienten, jedoch nur bei 5% der mit Cordichin behandelten Patienten auf. Dieser Unterschied war mit $p < 0,005$ statistisch signifikant. Bei allen Patienten wurde eine Serumspiegelbestimmung der verabreichten Pharmaka (Isoptin/Cordichin) vorgenommen; es konnten therapeutische Spiegel gesichert werden. Ein RR-Abfall unter 80 mmHg trat in der Kontrollgruppe bei 2 Patienten auf, bei 6 der Patienten, die mit Verapamil behandelt wurden, mußte aus diesem Grund das Medikament abgesetzt werden. In der Cordichin-Gruppe erwies sich dies bei 8 Patienten als notwendig. Eine Bradykardie trat bei einem der Patienten in der Kontrollgruppe auf, dreimal in der Verapamil-Gruppe und fünfmal in der Cordichin-Gruppe; hier wurde das Medikament jeweils abgesetzt. Andere ernste, nicht tolerable Nebenwirkungen wie gastrointestinale Symptome oder Nausea zwangen in der Cordichin-Gruppe in drei Fällen zum Absetzen der Therapie.

Schlußfolgerungen

Wir meinen, folgende Schlußfolgerungen ziehen zu können:
1. Die Inzidenz von postoperativem Vorhofflimmern/-flattern bei kardiochirurgischen Patienten ist hoch (15–20%).
2. Die Indentifizierung der dafür disponierten Patienten mit Hilfe hämodynamischer, klinischer, serochemischer oder operativer Parameter gelingt nicht, jedoch weisen diese Patienten postoperativ eine erhöhte Inzidenz atrialer Extrasystolen auf. Das Koppelungsintervall dieser atrialen Extrasystolen ist signifikant kürzer als bei Patienten ohne postoperative atriale Rhythmusstörungen.
3. Der ausgeprägte RR-Abfall bei postoperativem Auftreten von Vorhofflimmern/-flattern stellt eine zwingende Behandlungsindikation dar.

4. Bei korrekter Diagnose mittels simultaner Oberflächen- und atrialer epikardialer EKG-Registrierung ist das Vorhofflattern vom Typ I (nach Waldo) einer elektrischen Behandlung mittels „Overdrive"-Stimulation über die intraoperativ gelegten Elektrodendrähte im frühpostoperativem Verlauf sehr oft zugänglich.
5. Die präoperative Behandlung mit Betablockern hat keinen Einfluß auf das Auftreten der genannten atrialen postoperativen Rhythmusstörungen.
6. Durch alleinige Behandlung mit Verapamil ist in der Regel lediglich eine Kammerfrequenzsenkung erreichbar.
7. Die Kombinationsbehandlung mit Novodigal/Chinidin bzw. Chinidin/Verapamil führt in der Mehrzahl der Patienten zu einem stabilen Sinusrhythmus.

Literatur

1. Allessie MA, Lammers W, Bonke F, Hollen J (1948) Intraatrial reentry as a mechanism for atrial flutter induced by acetylcholine in rapid pacing in dog. Circulation 70:123
2. Boineau JP (1985) Atrial flutter: A synthesis of concepts. Circulation 72:249–257
3. Boineau JP, Schüssler RB, Mooney CR, Miller CB, Wild AC, Hudson RD, Borremans JM, Brockus CW (1980) Natural and evoked atrial flutter due to circus movement in dogs. Am J Cardiol 45:1167
4. Bramah NS, Opie LH, Harrison DC, Marcus IM (1987) Antiarrhythmic agents. In: Opie LH (ed) Drugs for the heart. Grune & Stratton, Orlando/Florida, pp 54–91
5. Gülker H, Bramann HU, Brisse B, Kuhs H (1980) Kombinierte Behandlung chronischer Vorhofrhythmusstörungen mit Chinidin-Verapamil. Med Klinik 75:196–198
6. Heuer H, Brisse B, Gülker H, Bender F (1984) Antifibrillatorische Wirkung von Chinidin/Verapamil und Chinidin/Pindolol bei Vorhofflimmern. In: Bender F, Greeff K (Hrsg) Kombinationstherapie der Herzrhythmusstörungen mit Chinidin und Verapamil. Steinkopff, Darmstadt S 115-123
7. Kraupp O (1980) Pharmakodynamische Beeinflussung der Rhythmik, Dynamik und Durchblutung des Herzens. In: Forth W, Henschler D, Rummer W (Hrsg): Allgemeine und spezielle Pharmakologie und Toxikologie. Bibliographisches Institut, Mannheim/Wien/Zürich, S 165–197
8. Lewis T, Feil HS, Stroud WD (1920) Obersservations upon flutter and fibrillation. Part II. Heart 7:191
9. Manz M, Wagner WL, Lüderitz B (1987) Differentialindikation zur antiarrhythmischen Therapie. Der Internist 28:182–189
10. Page P, Plumb VJ, Waldo AL (1983) Total epicardial mapping of atrial flutter in a new canine model. J Am Coll Cardiol 1:1716 (abstract)
11. Page P, Plumb VJ, Okumura K, Waldo AL (1986) A new model of atrial flutter. J Am Coll Cardiol 8:872
12. Puech P (1981) Rhythmusstörungen des Herzens. In: Krayenbühl HP, Kübler W (Hrsg) Kardiologie in Praxis und Klinik. Thieme, Stuttgart, New York, S 15–16, 37
13. Rosenbleuth A, Garcia Ramos J (1947) Studies on flutter and fibrillation. II. The influence of artificial obstacles on experimental auricular flutter. Am Heart J 33:677
14. Schamroth L, Krikler DM, Garret C (1972) Immediate effects of intravenous verapamil in cardiac arrhythmias. Br Med J 1:660
15. Waldo AL (1978) Mechanisms of atrial fibrillation, atrial flutter, and ectopic atrial tachycardia – a brief review. Circulation 75: III 37–40
16. Waldo AL, MacLean WAH, Karp RB, Kouchoukos NT, James TN (1977) Entrainment and interruption of atrial flutter with atrial pacing; Studies in man following open heart surgery. Circulation 56:737–743
17. Waldo AL, MacLean WAH, Cooper TB, Kouchoukos NT, Karp RB (1978) Use of temporarily placed epicardial wire electrodes for the diagnosis and treatment of cardiac arrhythmias following open heart surgery. J Thorac Cardiovasc Surg 76:500–505
18. Waldo AL, MacLean WAH (1980) Diagnosis and treatment of cardiac arrhythmias following open heart surgery. Futura, New York p 45

19. Waldo AL, Henthorn RW, Plumb VJ (1984) Atrial flutter – recent observations in man. In: Josephson ME, Wellens HJ (eds) Tachycardias: mechanisms, diagnosis, treatment. Lea & Febinger, Philadelphia, pp 113–137
20. Wells JL, Karp RB, Kouchoukos NT, MacLean WAH, James TN, Waldo AL (1978) Characterization of atrial fibrillation in man. Studies following open heart surgery. Pace 1:426
21. Wells JL Jr, MacLean WAH, James TN, Waldo AL (1979) Characterization of atrial flutter. Studies in man after open heart surgery using fixed atrial electrodes. Circulation 60:665–673

Anschrift des Verfassers:
Dr. E. Schröder
Medizinische Hochschule Hannover
Abteilung Kardiologie
Konstanty-Gutschow-Str. 8
3000 Hannover 61

Diskussion

BENDER:
Herr Schröder, Sie haben in Ihrer Zusammenfassung auch Digitalis als eventuell wirksamen Faktor erwähnt, können Sie dazu mehr sagen, oder ist es noch zu früh? Wir selbst führen die Kombinationsbehandlung Chinidin plus Verapamil auch gerne zusammen mit Digitalis durch, haben aber noch nicht differenziert, ob hier ein zusätzlicher Digitaliseffekt auf die Rhythmusstörung entsteht und ob dieser Effekt indirekt oder direkt elektrophysiologisch ist.

SCHRÖDER:
Vergleicht man Patienten, die Cordichin plus Novodigal erhielten mit solchen die nur Cordichin erhielten, so haben wir keine signifikanten Unterschiede feststellen können. Ein zusätzlicher rhythmisierender Effekt des Digitalis ist daher eher unwahrscheinlich.

LÜDERITZ:
Im letzten Satz Ihrer Schlußfolgerung haben Sie die Dinge relativ direkt auf die Kombination von Betaazetyldigoxin, Verapamil und Chinidin bezogen. Ich wollte Sie nach der Differentialindikation fragen; Sie haben ja selbst große Erfahrung in der Elektrotherapie und auch in anderen Behandlungsformen. Wann beispielsweise würden Sie Flecainid verwenden, wann die Kombination, wann elektrotherapeutische Maßnahmen bis hin zur Defibrillation?

SCHRÖDER:
Wir machen diese Entscheidung zum einen vom klinischen Zustand des Patienten abhängig, d. h. wenn eine unmittelbare Intervention notwendig ist und Vorhofflattern vom Typ 1 auftritt, das konvertierbar erscheint, würden wir sicherlich primär elektrische Maßnahmen anwenden. Wenn wir die medikamentöse Therapie in Betracht ziehen, setzen wir jetzt aufgrund dieser Studie Cordichin ein, nachdem wir initial eine Frequenzverlangsamung mit parenteraler Verapamilgabe zu erreichen versuchten. Bei Unverträglichkeit dieses Medikaments würden wir dann ein anderes Antiarrhythmikum wählen.

LÜDERITZ:
Sie erwähnten anfangs die supraventrikuläre Tachykardie mit Block, eine besonders gefürchtete supraventrikuläre Rhythmusstörung, die wir ja vorwiegend bei Überdigitalisierung beobachten. Trat diese auch in diesem Zusammenhang auf oder unabhängig davon? In diesen Fällen würde sich sonst die Kombination mit Glykosiden verbieten.

SCHRÖDER:
Nein, diese Rhythmusstörung trat in der Regel im Zusammenhang mit Glykosiden auf.

BRISSE:

Sie haben über Verläufe von 5 Tagen berichtet. Ist das eine willkürliche Auswahl und führen Sie diese Therapie auch länger weiter, oder hat sich herausgestellt, daß die postoperativen Arrhythmien in dieser kurzen Zeit stabilisiert werden können? Dies könnte von Bedeutung sein für die Differentialtherapie, die Sie eben ansprachen, weil mit der elektrischen Maßnahme natürlich eine kurzfristige Arrhythmie unterbrochen werden kann; wenn dann aber Rezidive auftreten, würde sich eine andere Maßnahme empfehlen.

SCHRÖDER:

Nachdem wir das Vorhofflattern elektrisch konvertiert haben, beginnen wir die Therapie mit Cordichin und führen diese auch fort. Ich hatte dargelegt, daß die Rhythmusstörungen innerhalb eines gewissen Zeitraumes postoperativ auftreten, und insofern haben wir auch die Frage nach einem positiven Effekt der Medikamente auf diesen Zeitraum begrenzt. Wir führen aber im klinischen Alltag die medikamentöse Behandlung durchaus fort.

Vergleich von Wirksamkeit und Sicherheit der kurz- und langwirksamen Chinidine bei der Behandlung von Patienten mit ventrikulären Arrhythmien*

J. Morganroth, H. Hunter

National Cardiovascular Research Center, Haddonfield, NJ and Likoff Cardiovascular Institute of Hahnemann University, School of Medicine, Philadelphia, U.S.A.

Summary: A comparative, fixed-dose, parallel, randomized, blinded trial to define the efficacy and safety of a new once-a-day quinidine preparation, Quiniday, at 1200 mg per day, was compared to quinidine sulfate (as Quinora, 300 mg four times daily, and Quinidex Extentabs, 600 mg twice daily) and to quinidine gluconate (as Quinaglute Dura-Tabs, 648 mg twice daily). After placebo washout from all prior antiarrhythmic agents, 76 patients with at least 30 ventricular premature complexes (VPCs)/hr on 48-hour ambulatory monitoring were randomized to 3 weeks of treatment with one of the four study drugs. There was no difference in the etiologic, demographic, New York Heart Association therapeutic classification, or ventricular arrhythmia frequency at baseline between the patients randomized to the four groups. There was no statistically significant difference between the percent efficacy for VPC reduction on any drug compared to baseline or in the percent efficacy of reduction in beats of ventricular tachycardia. There was no difference between the four agents in terms of types of side effects noted nor in their overall prevalence or need for premature discontinuation of therapy. This study demonstrated that a variety of quinidine preparations exist that do not differ in terms of their efficacy or safety, but that a long-acting, once-a-day preparation (Quiniday) was as effective and safe as other forms of quinidine despite its once-a-day dosing schedule. More compliant dosing regimes with effective well-known antiarrhythmic agents are important in the treatment of patients with potentially lethal ventricular arrhythmias, in the hope that sudden cardiac death can be prevented.

Zusammenfassung: Eine parallele, randomisierte Blindstudie mit fixer Dosis wurde zum Vergleich der Wirksamkeit und Sicherheit eines neuen, einmal täglich in der Dosis von 1200 mg zu applizierenden Chinidinpräparats, Quiniday mit Chinidinsulfat (Quinora 4 x 300 mg/die) und Quinidex Extentabs (2 x 600 mg/die) sowie mit Chinidinglukonat (als Quinaglute Dura-Tabs 2 x 648 mg/die) durchgeführt. Nach Absetzen aller Antiarrhythmika und einer Plazeboauswaschphase erhielten 76 Patienten, die im 48-h-Langzeit-EKG mindestens 30 ventrikuläre Extrasystolen (VES) pro Stunde hatten, randomisiert eines der vier Prüfmedikamente für eine 3wöchige Therapie. Zwischen den auf diese vier Gruppen randomisiert verteilten Patienten bestanden keine Unterschiede bezüglich der Ätiologie der Erkrankung, den demographischen Daten, dem Stadium nach der Klassifikation der New York Heart Association und den Ausgangswerten zur Häufigkeit von ventrikulären Arrhythmien. Der Vergleich der Prüfmedikamente hinsichtlich ihrer prozentualen Wirksamkeit bei der Verringerung von VES im Vergleich zu den Ausgangswerten oder ihrer prozentualen Wirksamkeit bei der Verringerung der Frequenz der ventrikulären Tachykardien ergab ebenfalls keine statistisch signifikanten Unterschiede. Die vier Pharmaka unterschieden sich auch weder in der Art der beobachteten Nebenwirkungen noch in deren Gesamtprävalenz oder der Notwendigkeit für einen vorzeitigen Therapieabbruch. Diese Studie zeigt zum einen, daß es eine Reihe verschiedener Chinidinpräparate gibt, die in Wirksamkeit und Sicherheit gleich sind und zum anderen, daß ein Langzeitpräparat mit Anwendung nur einmal täglich (Quiniday) genauso wirksam und sicher ist wie die anderen Chinidinformen, trotz des abweichenden Dosierungsschemas. Patientenfreundlichere Dosierungsschemata sind im Falle der bekannten wirksamen Antiarrhythmika für die Behandlung von Patienten mit potentiell letalen ventrikulären Arrhythmien deshalb wichtig, da durch diese Behandlung möglicherweise der plötzliche Herztod verhindert werden kann.

---

* vorgetragen von St. Kutalek, M.D., Philadelphia, nach J. Morganroth, H. Hunter (1985) Am Heart J 110: 1176–1181; übersetzt von Frau Dr. med. A. Beisel, Heidelberg

Einleitung

Von den heute eingesetzten antiarrhythmischen Medikamenten ist Chinidin das älteste und am weitesten verbreitete, das in den USA am häufigsten verschrieben wird (5, 6, 7, 16). Sein Indikationsbereich erstreckt sich auf die Behandlung von supraventrikulären sowie ventrikulären Rhythmusstörungen. Chinidin leitet sich von dem rechtsdrehenden Stereoisomer des Chinin, einem Derivat der Chinarinde (Cinchona) ab. Der aktive klinische Einsatz von Chinidin nahm nach dem Erstbericht von Frey im Jahre 1918 (3) rasch zu. Die schnelle Verstoffwechselung und relativ kurze Halbwertzeit von Chinidin führten auch zur Entwicklung von lang- oder retardiert wirksamen Formen und somit Dosierungsschemata, die eine höhere Patientencompliance und gleichmäßigere Blut-spiegel ermöglichen. Quinidex Extentabs (A.H. Robins Co., Inc., Richmond, Va.) war eine der ersten langwirksamen Tabletten, die Chinidinsulfat enthielten; in Studien von Richardson et al. (15) wurden im Vergleich zu der kurzwirksamen Form gleichmäßigere und länger anhaltende Plasmaspiegel nachgewiesen. Daraufhin wurden auch für die Glukonat- und Polygalakturonatsalze des Chinidin retardiert wirksame Formen eingeführt, und seit kurzem steht jetzt für Studienzwecke ein Chinidinsulfat in Pelletform, Quiniday (A.H. Robins Co., Inc., Richmond, Va.), mit der Möglichkeit der täglichen Einmaldosierung zur Verfügung.

Neueste Erkenntnisse zur Spontanvariabilität bei chronisch ventrikulären Arrhyth-mien sowie neue Strategien zur Durchführung von klinischen Prüfungen mit Antiar-rhythmika (9, 14) wurden zur Bestimmung der Parameter Wirksamkeit und Sicherheit während der Behandlung von Patienten mit Chinidin angewandt. Von einigen Ärzten wird die Meinung vertreten, daß bestimmte Nebenwirkungen bei verschiedenen Formen des Chinidinsalzes in unterschiedlicher Prävalenz auftreten. Zweck dieser Prüfung war deshalb ein Vergleich verschiedener Chinidinformen zur Beurteilung ihrer Wirksamkeit und Sicherheit bei Patienten mit ventrikulären Arrhythmien unter Einhaltung der gegenwärtig geltenden Richtlinien für klinische Prüfungen sowie Verwendung von Langzeit-EKG-Überwachungen (Holter) und dem Einsatz statistischer Methoden.

Patienten und Methodik

Für diese klinische Prüfung kamen Patienten mit benignen oder potentiell letalen ventrikulären Arrhythmien (10) in Frage, die nach 1wöchiger Plazebogabe mindestens 30 ventrikuläre Extrasystolen (VES) pro Stunde in zwei aufeinanderfolgenden ambulanten 24-h-EKG-Registrierungen hatten. Vor Aufnahme in die klinische Prüfung mußten die Patienten alle zuvor applizierten Antiarrhythmika für mindestens 7 Tage abgesetzt und eine schriftliche Einverständniserklärung nach entsprechender Informa-tion über Sinn und Zweck der Prüfung abgegeben haben. Aus der Studie ausgeschlossen wurden Patienten, wenn gemäß den Angaben des Herstellers wichtige Kontraindika-tionen gegen Chinidin oder akute medizinische Erkrankungen, die die Bestimmung von Wirksamkeit und Sicherheit während der Einnahme der Prüfmedikation beeinflussen könnten, vorlagen.

Protokoll

Die Patienten erhielten entweder Chinidinsulfat in Form des Quiniday-Präparates in einer Dosierung von 1200 mg/die oder 4 x 300 mg/die Chinidinsulfat (Quinora, Key

Pharmaceuticals, Inc., Miami, Fla.) bzw. 2 x 600 mg/die Quinidex Extentabs (A.H. Robins Co., Inc., Richmond, Va.)[2]; als weitere Chinidinform wurde Chinidinglukonat (Quinaglute Dura-Tabs, Berlex Laboratories, Inc., Cedar Knolls, N.J.) in einer Dosierung von 2 x 648 mg/die verwandt. Bei der klinischen Prüfung handelte es sich um eine randomisierte, parallele, plazebokontrollierte Blindstudie mit fixer Dosierung. Nach einwöchiger Plazebogabe wurden anhand von zwei 24-h-Langzeit-EKG-Registrierungen die Einschlußkriterien festgelegt. Danach unterzogen sich die Patienten einer 3wöchigen Chinidinbehandlung, bei der ein 24-h-Langzeit-EKG am Ende der 1. und 2. Woche und zwei aufeinanderfolgende 24-h-EKGs nach Beendigung der 3. Woche aufgezeichnet wurden. Daran schloß sich eine letzte Woche der Studie mit einer Plazeboauswaschphase an, nach der ein weiteres 24-h-Langzeit-EKG angefertigt wurde. Für alle Patienten wurden wöchentlich EKGs geschrieben, klinische Labortests in der ersten und letzten Woche mit Plazebogabe durchgeführt, und sie standen regelmäßig mit der Studienassistentin in Kontakt, falls Fragen zum Studienprotokoll oder zu Veränderungen des Gesundheitszustandes unter der Therapie auftraten.

Statistische Auswertung: Quantitative Messungen zum Vergleich von Wirksamkeit und Sicherheit basierten auf Veränderungen zwischen der ersten Plazebowoche und den verschiedenen Therapiewochen mit Chinidin. Zur Anwendung kamen als statistische Methoden die Varianzanalyse und gegebenenfalls der t-Test für gepaarte Daten. In einem zentralen Forschungsinstitut (Cardio Data Systems, United Medical Corporation, Haddonfield, N.J.) wurden alle 24-h-Langzeit-EKGs nach einem Protokoll blind ausgewertet. Einzelheiten zur Qualitätskontrolle, Reproduzierbarkeit und Richtigkeit des Vorgehens wurden anderweitig berichtet (17).

Ergebnisse

Merkmale des Patientenkollektivs: 90 Patienten wurden in die klinische Prüfung aufgenommen, jedoch erfüllten nach den ersten beiden Langzeit-EKGs in der ersten Plazebowoche nur 76 Patienten die Einschlußkriterien. Tabelle 1 enthält die Angaben zur Zahl der Patienten in jeder der vier Prüfgruppen sowie die Patientenzahl, die für die Wirksamkeitsanalyse am Ende der 3. Therapiewoche mit dem jeweiligen Chinidinpräparat zur Verfügung standen. Tabelle 2 stellt einen Vergleich der demographischen Daten der den vier Therapieformen randomisiert zugeteilten Patienten dar. Sie zeigt keine statistisch signifikanten Unterschiede bei den Ausgangswerten hinsichtlich Häufigkeit von ventrikulären Arrhythmien, Alter, Geschlecht und Körperoberfläche. Tabelle 3 enthält Einzelheiten zur Ätiologie und den Stadien nach der Klassifikation der New York Heart Association für die vier Prüfgruppen; auch sie zeigt wiederum keine statistisch signifikanten Unterschiede.

Wirksamkeit: In Tabelle 4 sind Angaben zum Prozentsatz der Patienten enthalten, die eine $\geq 70\%$ige Verringerung der Häufigkeit von VES in jeder der drei Wochen der Chinidinbehandlung im Vergleich zum Ausgangswert und eine Verringerung der Häufigkeit von ventrikulären Tachykardien (VT) zeigten. Es traten keine statistisch signifikanten Unterschiede zwischen den vier Prüfmedikationen hinsichtlich des Ansprechens auf die Therapie bei dieser Form der Auswertung auf, ebensowenig wie bei einem Vergleich der mittleren Verringerung des VES-Häufigkeit unter Anwendung der Varianzmethode. Abb. 1 zeigt den Anteil der Patienten mit 70%iger Verringerung im Vergleich zum Ausgangswert und die Mittelwerte der VES pro Stunde während jeder

Tabelle 1. Behandlungsgruppe: Patientenzahl

	Chinidinsulfat und Chinidingluconat in den Handelspräparaten				
	Quiniday	Quinidex	Quinaglute	Quinora	Insgesamt
Aufnahme in die Plazebowoche	17	20	20	19	76
Ende der 1. Therapiewoche	15	18	16	18	67
Ende der 2. Therapiewoche	13	17	15	13	58
Ende der 3. Therapiewoche	12	17	14	13	56

Tabelle 2. Demographische Daten der randomisierten Patienten

	Chinidinsulfat und Chinidingluconat in den Handelspräparaten			
	Quiniday	Quinidex	Quinaglute	Quinora
Mittleres Alter (Jahre)	56,7	56,0	59,7	65,8
Männer (%)	76	65	55	79
Mittlere Größe (inch)	67,4	68,2	66,8	68,5
Mittleres Gewicht (lbs)	174,5	183,1	166,5	172,5
Ausgangswerte: Mittlere VES/Stunde				
Mittelwert ($\pm$ S.E.)	584 ± 138	337 ± 75	365 ± 57	441 ± 126
Bereich	75–2249	22–1116	60–961	24–2248

VES = ventrikuläre Extrasystolen; inch in cm (zu multiplizieren mit 2,5400); lbs in kg (zu multiplizieren mit 0,4536)

Tabelle 3. Ätiologie und anatomische Diagnose der randomisierten Patienten

	Chinidinsulfat und Chinidingluconat in den Handelspräparaten			
	Quiniday	Quinidex	Quinaglute	Quinora
Ätiologie				
Arteriosklerose	7	11	11	12
Hypertonie	0	4	5	1
Kongenitale Vitien	0	0	1	1
Rheumatisches Fieber	1	0	0	0
Idiopathisch	9	7	4	5
Therapeutische Klassifikation nach der NYHA				
A	10	16	11	7
B	7	4	9	10
C	0	0	0	1
D	0	0	0	1

Woche der 3wöchigen Chinidintherapie und in der nachfolgenden Plazebowoche. Wiederum wurden keine statistisch signifikanten Unterschiede beobachtet.

Zur Untersuchung der einmal täglichen Dosierung von Quiniday wird in Abb. 2 die mittlere prozentuale Veränderung der VES-Häufigkeit pro Stunde über den ganzen Tag während der Langzeit-EKG-Überwachung bei Patienten aufgetragen, die auf die

Tabelle 4. Patienten (%) mit ≥70%iger Verringerung der VES-Häufigkeit sowie der Aktionen der VT im Vergleich zum Ausgangswert

Chinidintherapie in Wochen	Chinidinsulfat und Chinidingluconat in den Handelspräparaten			
	Quiniday	*Quinidex*	*Quinaglute*	*Quinora*
≥70% *Verringerung der* VES-*Häufigkeit*				
1	40% (6/15)	61% (11/8)	63% (10/16)	50% (9/18)
2	62% (8/13)	53% (9/17)	53% (8/15)	38% (5/13)
3	42% (5/12)	53% (9/17)	50% (7/14)	62% (8/13)
Mittelwert für 3 Therapiewochen	48% (19/40)	56% (29/52)	56% (25/45)	50% (22/44)
≥70% *Verringerung der* Schläge *der VT*				
1	67% (10/15)	33% (6/18)	13% (2/16)	56% (10/18)
2	69% (9/13)	24% (4/17)	27% (4/15)	54% (7/13)
3	42% (5/12)	24% (4/17)	21% (3/14)	54% (7/13)
Mittelwert von 3 Therapiewochen	60% (24/40)	27% (14/52)	20% (9/45)	55% (24/44)

VES = ventrikuläre Extrasystolen; VT = ventrikuläre Tachykardie

Wirksubstanz ansprachen. Diese Abbildung zeigt, daß es bei Patienten unter Quiniday nicht zu einem vermehrten Auftreten von VES gegen Ende des Dosierungsintervalls kommt, ebensowenig wie bei den anderen geprüften Chinidinsubstanzen. Die ermittelten Daten zu VES wurden desweiteren in drei 8stündige Zeitintervalle aufgeteilt (9–16 Uhr, 17–24 Uhr und 1–8 Uhr) und danach für alle 4 Chinidinpräparate mittels der Varianzanalyse ausgewertet; es konnten keine Unterschiede in der Verringerung der

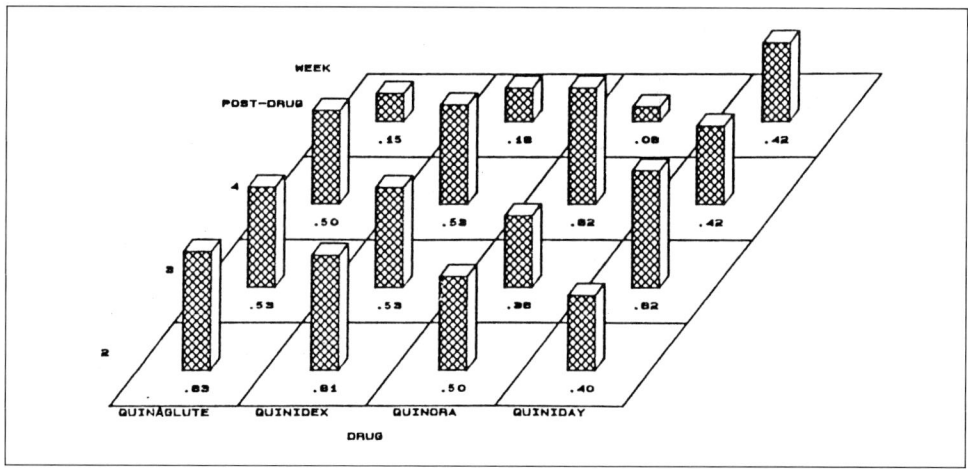

Abb. 1: Anteil der Patienten mit mindestens 70%iger Verringerung der mittleren Zahl ventrikulärer Extrasystolen (VES) pro Stunde innerhalb der Wochen 2, 3, 4 und der Plazebowoche nach Therapieende zum Vergleich der vier Prüfsubstanzen in dieser parallelen Studie. Statistisch signifikante Unterschiede traten nicht auf.

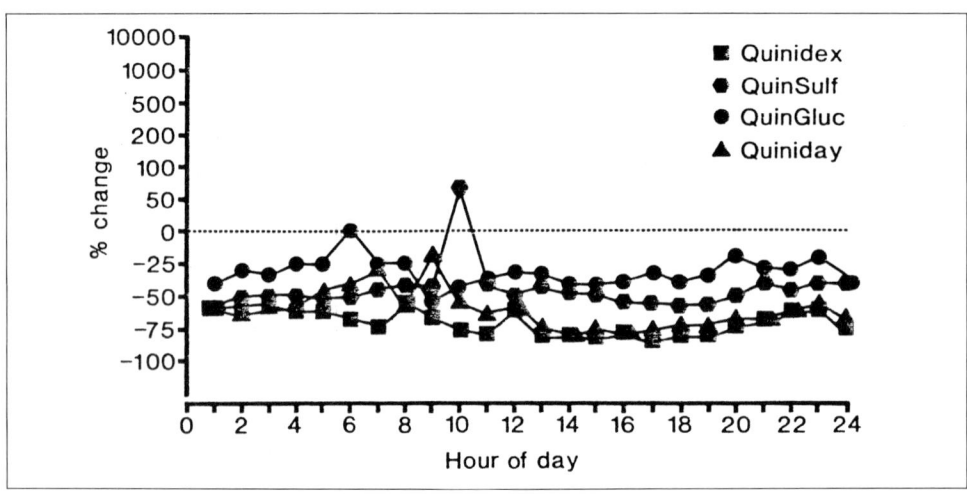

Abb. 2: Prozentuale Veränderung der Häufigkeit von ventrikulären Extrasystolen (VES) im Vergleich zum Ausgangswert bei Patienten, die auf jede der vier Prüfsubstanzen in dieser parallelen Studie ansprachen. Zu beachten ist, daß die Wirksamkeit über den gesamten Zeitraum von 24 h anhält.

VES-Häufigkeit zwischen den verschiedenen 8-Stunden-Intervallen noch zwischen den einzelnen Prüfsubstanzen festgestellt werden.

Im Rahmen dieser Prüfung erhielten alle Patienten Chinidin in einer der oben aufgeführten fixen Dosierung, um das Studiendesign zu vereinfachen und die statistische Analyse zu erleichtern. Die Wirksamkeit wäre prozentual möglicherweise höher ausgefallen, wenn im Einzelfalle Dosisanpassungen vorgenommen worden wären.

Unerwünschte Wirkungen: Nicht mehr vertretbare unerwünschte Wirkungen, die einen vorzeitigen Abbruch der Studie bedingten, traten bei fünf Patienten unter Quiniday, bei drei unter Quinidex, fünf unter Quinaglute und fünf unter Quinora auf (p = ns). Der Prozentsatz der Patienten, die pro Behandlungsgruppe über mindestens eine unerwünschte Arzneimittelwirkung berichteten, betrug für Quiniday 6 von 17 (35%), für Quinidex 7 von 20 (35%), für Quinaglute 12 von 20 (60%) und für Quinora 7 von 19 (37%) (p = ns). Sämtliche unerwünschten Wirkungen wurden in ihrem Schweregrad als leicht bis mittelschwer beurteilt und waren passagerer Natur. Zwischen den vier Prüfsubstanzen bestanden keine Unterschiede hinsichtlich der Häufigkeit von gastrointestinalen Nebenwirkungen, insbesondere Diarrhöe oder Übelkeit. Eine Thrombozytopenie trat bei vier Patienten dieser Studie auf: in einem Fall unter Quinidex, in zwei Fällen unter Quiniday und einmal unter Quinora. Alle Thrombozytenveränderungen normalisierten sich innerhalb von 21 Tagen nach Absetzen des Chinidinpräparats. Jeweils bei einem Patienten wurde die Therapie mit Quinaglute bzw. Quinora aufgrund von nicht medikamentös bedingten interkurrenten Erkrankungen vorzeitig abgebrochen. Zu passageren Erhöhungen der Lebertransaminasen kam es bei einem Patienten unter Quiniday, dreien unter Quinidex und einem unter Quinaglute. Die Transaminasenerhöhungen gingen nicht mit klinischen Symptomen einher und fielen nach Absetzen der Chinidintherapie wieder in den Normbereich ab. Die einzige arrhythmogene Wirkung wurde in dieser Studie bei zwei Patienten unter Quinidex beobachtet, bei denen es zu einem über 10fachen Anstieg der Aktionen der selbstterminierenden VT im

Vergleich zum Ausgangswert kam. Alle Patienten waren asymptomatisch, und keiner der Patienten verstarb während der klinischen Prüfung.

Diskussion

Mit der Erkenntnis, daß potentiell letale ventrikuläre Arrhythmien (10) zu den wichtigsten Risikofaktoren für den plötzlichen Herztod zählen, begann die Suche nach antiarrhythmischen Pharmaka, die diese Arrhythmien wirksam unterdrücken können, in der Hoffnung, dadurch den plötzlichen Herztod zu verhindern. Obwohl gegenwärtig viele neue Antiarrhythmika untersucht werden (10), bleibt Chinidin das am häufigsten angewandte Antiarrhythmikum und wird oft als Vergleichssubstanz für die klinische Prüfung neuer Arzneimittel verwendet (17). Chinidin führt zu einer Abnahme der Erregbarkeit der Herzmuskelzellen und Verringerung der Maximalgeschwindigkeit der Depolarisation der Phase O des Aktionspotentials und damit zu einer Verlangsamung der Erregungsleitung und Verkleinerung der Amplitude des Aktionspotentials in den Vorhof-, Kammer- und Purkinjefasern (4). Es verzögert die Repolarisation, verlängert die Dauer des Aktionspotentials und führt zu einer Zunahme der Dispersion der Refraktärität in den Myokardfasern (19). Durch seine Wirkung auf die Anstiegssteilheit der Depolarisation der Phase 4 nimmt die physiologisch oder pathologisch veränderte Automatie ab (4). Signifikante anticholingergische Wirkungen wurden beobachtet. Nach oraler Langzeitgabe wurde eine geringe Verminderung der Kontraktilität des Herzens berichtet (13). Nach oraler Applikation stehen dem peripheren Kreislauf 90% des Chinidin mit Plasmaspitzenkonzentrationen nach 60–90 Minuten bei Einsatz des Sulfatsalzes zur Verfügung. Chinidin hat eine hohe Eiweißbindung (ungefähr 80%) und wird überwiegend über die Leber abgebaut. Aufgrund der Wirkung von Chinidin auf die Repolarisation muß das JT-Intervall sorgfältig überwacht werden, da es bei einer ausgeprägten Verlängerung dieses Intervalls vermehrt zu arrhythmogenen Reaktionen kommen kann.

Chinidin ist eine wertvolle Substanz zur Behandlung supraventrikulärer und ventrikulärer Arrhythmien (1, 4, 10, 13, 14, 17, 19). In der Regel kommt es bei 60–80% der Patienten – bei Anwendung der zuvor aufgestellten Kriterien – zu einer Unterdrückung der benignen und potentiell letalen ventrikulären Arrhythmien (8). Die Hauptnebenwirkungen von Chinidin betreffen den Magen-Darm-Trakt und das Auftreten einer Chininvergiftung (Cinchonismus: Ohrensausen, verminderte Hörschärfe, verschwommenes Sehen) sowie Überempfindlichkeitsreaktionen wie Fieber, Exantheme und Thrombozytopenie (2, 3, 14). Die Häufigkeit arrhythmogener Wirkungen variiert zwischen Patienten mit potentiell letalen und letalen Arrhythmien stark (11). Ungefähr 2% der ambulant mit Chinidin behandelten Patienten entwickeln asymptomatische, nicht akut lebensbedrohliche Reaktionen, wohingegen dieser Prozentsatz bei Patienten mit letalen ventrikulären Arrhythmien sehr viel höher ausfällt (11, 12).

Ziel dieser Studie war der Vergleich der Wirksamkeit und Sicherheit von vier verschiedenen Chinidinpräparaten, darunter Chinidinsulfat, das Glukonatsalz des Chinidin sowie zwei Chinidinsulfate in Retardform (Quinidex und Quiniday). Die in diese Studie aufgenommenen Patienten hatten vorwiegend benigne oder potentiell letale ventrikuläre Arrhythmien, und die Wirksamkeit der vier Prüfsubstanzen ergab prozentual keine Unterschiede, sie lag jedoch geringfügig niedriger als in früheren klinischen Prüfungen, bei denen eine genauere Dosistitration und höhere Dosen verwendet wurden (3, 14, 17). Ziel dieser Prüfung war jedoch der Vergleich äquipotenter Dosen der verschiedenen Chinidinpräparate, für die kein Unterschied in der Wirksamkeit gefunden wurde.

Das neue, einmal täglich zu applizierende Retardpräparat von Chinidin, Quiniday, zeigte eine lang anhaltende Wirksamkeit über 24 Stunden, die entweder anhand der mittleren Verringerung der VES-Häufigkeit, der Analyse des 8-Stunden-Intervalls oder der Gesamtzahl der Patienten (%), die auf bestimmte Wirkstärken ansprachen, ermittelt wurde (8). Zwischen den vier Prüfsubstanzen ergaben sich keine Unterschiede bezüglich der Nebenwirkungen, trotz der initial höheren Dosis von Quiniday, insbesondere auch keine Unterschiede in der Prävalenz von Nebenwirkungen des Magen-Darm-Trakts, Zentralnervensystems oder im Sinne einer Idiosynkrasie. Wirksame und sichere Retardpräparate, die die Patientencompliance fördern, stellen eine wertvolle Ergänzung des Arsenals der Antiarrhythmika dar.

Literatur

1. Boissel JP, Wolf E, Gillet J, et al.: Controlled trial of a long-acting quinidine for maintenance of sinus rhythm after conversion of sustianed atrial fibrillation. Eur Heart J 2:49, 1981.
2. Cohen IS, Jick H, Cohen SI: Adverse reactions to quinidine in hospitalized patients; findings based on data from the Boston Collaborative Drug Surveillance Program. Prog Cardiovasc Dis 20:217, 1977.
3. Frey W: Weitere Erfahrungen mit Chinidin bei absoluter Herzunregelmäßigkeit. Wien Klin Wochenschr 55:849, 1918.
4. Hoffman BF, Rosen MR, Wit AL: Electrophysiology and pharmacology of cardiac arrhythmias. VII. Cardiac effects of quinidine and procainamide. Am Heart J 90:117, 1975.
5. Levy RG: Clinical studies of quinidine. IV. The clinical toxicology of quinidine. JAMA 79:1108, 1922.
6. Love WD: The basis of quinidine therapy. Am J Med Sci 229:89, 1955.
7. Moe GK, Abildskov JA: Antiarrhythmic drugs. In: Goodman LS, Gilman A, editors: Pharmacological basis of therapeutics. New York, 1970, Macmillan Publishing Co., Inc. pp 709–727.
8. Morganroth J, Michelson EL, Horowitz LN, Josephson ME, Pearlman AS, Dunkman WB: Limitations of routine longterm ambulatory electrocardiographic monitoring to assess ventricular ectopic frequency. Circulation 58:408, 1978.
9. Morganroth J, Neil Moore E, editors: Sudden cardiac death and congestive heart failure: Diagnosis and treatment. Boston, 1983, Martin Nijhoff Publishers.
10. Morganroth J: Premature ventricular complexes: Diagnosis and indications for therapie. JAMA 252:673, 1984
11. Morganroth J, Horowitz LN: Flecainide: Its proarrhythmic effect and expected changes on the surface electrocardiogram. Am J Cardiol 53:89B, 1984.
12. Morganroth J, Horowitz LN, Spielman SR, Greenspan AM: Prevalence of proarrhythmia and deaths on initiating outpatient therapy with quinidine. Clin Res 33:212A, 1985.
13. O'Rourke RA, Horwitz LD: Effects of chronic oral quinidine on left ventricular performance. Am Heart J 101:769, 1973.
14. Panidis I, Morganroth J: Short and long-term therapeutic efficacy of quinidine sulfate for the treatment of chronic ventricular arrhythmias. J Clin Pharmacol 22:379, 1982.
15. Richardson DW, Zee ME, Wyse EM: Maintenance quinidine therapy. Am J Cardiol 5:417, 1960.
16. Sokolow M: The present status of the therapy of the cardiac arrhythmias with quinidine. Am Heart J 42:771, 1951.
17. The Flecainide-Quinidine Research Group: Flecainide versus quinidine for treatment of chronic ventricular arrhythmias: A multicenter clinical trial. Circulation 67:1117, 1983.

18. Velebit V, Podrid P, Lown B, et al.: Aggravation and provocation of ventricular arrhythmias by antiarrhythmic drugs. Circulation 65:886, 1982.
19. Weidmann S: Effects of calcium ions and local anesthetics on electrical properties of purkinje fibers. J Physiol 129:568, 1955.

Anschrift des Verfassers:
J. Morganroth, M.D.
The Graduate Hospital
One Graduate Plaza
Philadelphia, PA 19146
U.S.A.

Diskussion

FLEISCHMANN:
Es ist bekannt, daß eine Chinidinsynkope auftreten kann. Was unternehmen Sie, um sie zu verhindern, geben Sie üblicherweise eine Testdosis?

KUTALEK:
In der Vergangenheit haben wir eine Testdosis Chinidin von 100 mg i.m. vor der ersten Chinidintablette gegeben. Wir fanden jedoch, daß bei Beginn mit einer niedrigen oralen Chinidindosis von 200 mg 4 x täglich oder 800 mg/die, tatsächlich keine Chinidinsynkope auftrat. Grundsätzlich ist sie aber dennoch möglich und tritt wahrscheinlicher auf bei denjenigen Patienten, die eine schwere linksventrikuläre Funktionsstörung aufweisen, bei Vorhofflimmern oder Herzinsuffizienz. Bei Patienten mit nur geringgradiger linksventrikulärer Funktionsstörung hatten wir dagegen keine Probleme mit Chinidinsynkopen, wenn wir mit geringer oraler Dosis begannen.

PIPPIG:
Ich war der Meinung, daß es unmöglich sein soll, ein Chinidinpräparat mit 24stündiger Wirkung herzustellen. Sie berichten nun, daß mit Quiniday ein derartiges Präparat zur Verfügung steht.

KUTALEK:
Wir haben dieses Präparat bei der zitierten Studie verwandt. Ich muß Ihnen aber berichten, daß es nicht sehr häufig angewandt wird, obwohl es zur Verfügung steht. Die Substanz ist in Pellets vorhanden. Die Absorptionsrate scheint gut zu sein, wir hatten eine adäquate Suppression der Rhythmusstörungen über 24 Stunden. Aber die meisten Patienten sind daran gewöhnt, Chinidin 4 x täglich einzunehmen und ziehen es vor, das Medikament wenigstens 2 x täglich zu nehmen.

BEHRENBECK:
Welche Bedeutung hat nach Ihrer Erfahrung die Unterteilung der Patienten aufgrund elektrophysiologischer Studien?

KUTALEK:
Sie stellen diese Frage in Hinblick auf das Auftreten plötzlicher Todesfälle bei diesen Patienten. Wir wissen nicht sicher, bei welchen Patienten mit nichtanhaltenden ventrikulären Tachykardien ein plötzlicher Herztod droht; und aus diesem Grunde tendieren wir dazu, die gesamte Gruppe dieser Patienten zu behandeln; dies führt allerdings bei einigen zu toxischen Wirkungen und zu Nebenwirkungen. Es wurde angenommen, daß elektrophysiologische Studien helfen könnten, Patienten mit einem hohen Risiko eines plötzlichen Herztodes zu bestimmen. Bisher sind die Daten in sämtlichen Studien, die durchgeführt wurden, jedoch unzureichend. Derzeit werden gerade multizentrische elektrophysiologische Studien begonnen, eine z.B. in Philadelphia, um herauszufinden, ob in der Tat invasive Tests dazu beitragen können, die Patienten zu bestimmen, die an einem plötzlichen Herztod sterben werden, so daß die Behandlung auf diese Gruppe beschränkt werden und Nebenwirkungen in der Gruppe der nicht Behandlungspflichtigen vermieden werden können.

LÜDERITZ:
Haben Sie irgendwelche Interaktionen bei den verschiedenen Präparaten beobachtet, insbesondere in Hinblick auf Digoxin?

KUTALEK:
Diese Patienten erhielten alle kein Digoxin, so daß wir auch keine Interaktionen sehen konnten.

FLEISCHMANN:
Können Sie noch etwas sagen zur Herzgröße bzw. Kardiomegalie bei diesen Patienten?

KUTALEK:
In einer Gruppe dieser Patienten bestand eine Kardiomegalie. Diese Patientengruppe schloß zwei Populationen ein, eine mit benignen ventrikulären Arrhythmien ohne signifikante koronare Herzerkrankung und einen erheblichen Anteil an Patienten mit potentiell letalen Arrhythmien, bei denen die linksventrikuläre Ejektionsfraktion auf etwa 30 bis 40% reduziert war.

FLEISCHMANN:
Und diese letzte Patientengruppe war nicht digitalisiert?

KUTALEK:
Nein, es wurden speziell die Patienten ohne Digitalisbehandlung ausgewählt.

BEHRENBECK:
Wie verhält sich die Wirkung von Klasse-IC-Antiarrhythmika in der Langzeitsuppression von Arrhythmien oder Prävention plötzlicher Herztodesfälle im Vergleich zu Chinidinpräparaten?

KUTALEK:
Wir haben gerade eine Untersuchung sowohl mit Flecainid als auch mit Encainid begonnen, nicht in Hinblick auf die Prävention des plötzlichen Herztodes, aber in Hinblick auf die Untersuchung der Suppression nichtanhaltender ventrikulärer Tachykardien. Langzeitstudien stehen noch aus. Aber wir sahen eine ähnliche Wirkungsrate. In der Tat waren die Antiarrhythmika der Klasse IC wirksamer in der Unterdrückung von Arrhythmien bei denjenigen Patienten, die eine gute linksventrikuläre Funktion aufwiesen.

Inzidenz arrhythmogener Wirkungen von Chinidin bei der ambulanten Behandlung benigner oder potentiell letaler ventrikulärer Arrhythmien*

J. Morganroth, L.N. Horowitz

Likoff Cardiovascular Institute, Hahnemann University School of Medicine, Philadelphia, U.S.A.

Summary: To determine the prevalence and importance of proarrhythmic events secondary to the initiation of quinidine therapy in outpatients with benign or potentially lethal ventricular arrhythmias, the data from 360 patients treated with quinidine as part of 3 outpatient drug trials were retrospectively reviewed. These patients had at least 30 ventricular premature complexes per hour during placebo treatment and had no evidence of unstable clinical states, hypokalemia, digitalis toxicity, atrial fibrillation or a prolonged QT interval (longer than 0.50 sec). The quinidine dose varied from 200 to 400 mg 4 times a day for 2 to 4 weeks. Proarrhythmic effect was defined on Holter monitoring as a 400% increase in frequency of ventricular premature complexes, the presence of new ventricular tachycardia not previously identified or a 10-fold increase in the number of beats of ventricular tachycardia. There was no difference in the demography, response to quinidine therapy or side effects on quinidine among the 3 trials. Six of 360 patients (2%) had a proarrhythmic response and none of these patients had hemodynamic symptoms, required hospitalization or died from the proarrhythmic event. Thus, quinidine can be safely initiated to outpatients who meet the inclusion criteria cited herein.

Zusammenfassung: Um die Prävalenz und Bedeutung arrhythmogener Reaktionen nach Therapieeinleitung mit Chinidin bei ambulanten Patienten mit benignen oder potentiell letalen ventrikulären Arrhythmien zu ermitteln, wurden die Daten von 360 mit Chinidin im Rahmen von 3 Arzneimittelprüfungen ambulant behandelten Patienten retrospektiv überprüft. Bei diesen Patienten traten mindestens 30 ventrikuläre Extrasystolen pro Stunde unter Plazebo auf, und es gab keinen Anhaltspunkt für einen instabilen klinischen Zustand, eine Hypokaliämie, Digitalistoxizität, Vorhofflimmern oder eine verlängerte QT-Zeit (über 0,5 sec). Die Chinidindosis variierte zwischen 200 mg und 400 mg viermal täglich über 2 bis 4 Wochen. Als arrhythmogene Wirkung definiert wurde eine Zunahme ventrikulärer Extrasystolen im Langzeit-EKG von 400%, das Auftreten neuer, zuvor nicht nachgewiesener Tachykardien oder eine Zunahme der Aktionen bereits bestehender ventrikulärer Tachykardien um das 10fache. In allen drei klinischen Prüfungen bestanden keine Unterschiede bezüglich der demographischen Daten, des Ansprechens auf die Chinidintherapie oder der Nebenwirkungen unter Chinidin. Bei 6 der 360 Patienten (2%) erfolgte eine arrhythmogene Reaktion, doch in keinem Fall resultierte eine hämodynamische Symptomatik, die Notwendigkeit einer stationären Aufnahme oder der Tod aufgrund arrhythmogener Komplikationen. Deshalb kann ambulant eine Chinidintherapie bei Patienten, die diese Einschlußkriterien erfüllen, unbedenklich eingeleitet werden.

Einleitung

Obwohl Antiarrhythmika bereits seit mehreren Jahrzehnten eingesetzt werden, ist es erst jüngst gelungen, einzuschätzen, wie groß ihr Potential zur Verstärkung und Auslösung ventrikulärer Arrhythmien (der sogenannte arrhythmogene Effekt ist) (4, 5). Dabei ergibt sich jedoch zwischen Patienten mit benignen oder potentiell letalen ventrikulären Arrhythmien (3, 4) und Patienten mit letalen ventrikulären Arrhythmien eine unterschiedliche Prävalenz von arrhythmogenen Wirkungen durch Gabe von

---

* vorgetragen von St. Kutalek, M.D., Philadelphia, nach J. Morganroth, L.N. Horowitz (1985) Am J Cardiol 56: 585–587; übersetzt von Frau Dr. med. A. Beisel, Heidelberg

101

Antiarrhythmika. Als benigne ventrikuläre Arrhythmien werden Rhythmusstörungen bezeichnet, die bei Patienten ohne strukturelle Herzerkrankungen auftreten, nicht zu hämodynamischen Veränderungen führen und nur mit einem sehr geringen Risiko des plötzlichen Herztodes behaftet sind. Letale ventrikuläre Arrhythmien führen dagegen direkt zu hämodynamischen Veränderungen (wie Synkopen und symptomatischer Hypotonie) und gehen mit der höchsten Sterblichkeitsrate von plötzlichem Herztod einher. Patienten mit letalen ventrikulären Arrhythmien haben in der Regel eine stark eingeschränkte linksventrikuläre Funktion sowie eine schwere strukturelle Herzerkrankung. Bei Patienten mit potentiell letalen ventrikulären Arrhythmien liegen entweder eine strukturelle Herzerkrankung oder eine eingeschränkte linksventrikuläre Funktion vor, so daß das Auftreten von ventrikulären Rhythmusstörungen mit einem erhöhten Risiko des plötzlichen Herztodes verbunden ist; jedoch führen diese Rhythmusstörungen nicht zu hämodynamischen Symptomen, und die einzige Indikation zur Behandlung liegt in der Hoffnung, durch eine Unterdrückung der Arrhythmien den plötzlichen Herztod zu verhindern. Die antiarrhythmische Behandlung von Patienten mit letalen ventrikulären Arrhythmien sollte im Krankenhaus unter Einsatz der entsprechenden Überwachungsmöglichkeiten und mit vorsichtiger Medikamentendosierung eingeleitet werden. Obwohl verstärkt Bedenken wegen arrhythmogener Wirkungen laut geworden sind, ist deren tatsächliche Häufigkeit bei ambulanter Arrhythmikatherapieeinleitung nicht gesichert. Deshalb haben viele Ärzte sich entschlossen, auch Patienten mit benignen oder potentiell letalen Arrhythmien zur Therapieeinleitung stationär aufzunehmen, um eventuelle Kammerrhythmusstörungen besser kontrollieren zu können. Die Auswirkungen der neuen prospektiven Kostenerstattungspläne sowie die hohen Kosten einer kontinuierlichen EKG-Überwachung waren der Anlaß für unsere retrospektive Überprüfung von drei großen Arzneimittelstudien mit Antiarrhythmika zur Ermittlung von Prävalenz und Bedeutung der nach ambulanter Therapieeinleitung mit Chinidin bei Patienten mit benignen oder potentiell letalen ventrikulären Arrhythmien auftretenden arrhythmogenen Wirkungen.

Methodik

Daten aus drei klinischen Arzneimittelprüfungen mit identischen Aufnahmekriterien (Patienten mit benignen oder potentiell letalen ventrikulären Arrhythmien ohne anamnestischen Nachweis letaler ventrikulärer Arrhythmien) wurden zusammen ausgewertet. Alle Patienten hatten im Durchschnitt pro Stunde mindestens 30 ventrikuläre Extrasystolen (VES) während mindestens zwei 24-h-Langzeit-EKG-Registrierungen unter Plazebogabe mindestens eine Woche nach Absetzen sämtlicher Antiarrhythmika. Als Ausschlußkriterien galten in allen drei Prüfungen der Nachweis vorangegangener Allergien oder schwerer Nebenwirkungen nach Chinidin, eine Hypokaliämie, Digitalistoxizität, ein Vorhofflimmern oder AV-Block II. bzw. III. Grades. Kein Patient hatte innerhalb von 6 Wochen nach Aufnahme einen Myokardinfarkt, nicht beherrschbare Erkrankungen nichtkardialer Ursache bzw. eine dekompensierte Stauungsinsuffizienz (New York Heart Association Classification: Stadium III oder IV). Ebenfalls ausgeschlossen wurden Patienten mit einer QT-Dauer von mehr als 0,5 sec. Die ambulanten elektrographischen Aufzeichnungen aller drei klinischen Prüfungen wurden von demselben unabhängigen Forschungsinstitut (Cardio Data, Inc., United Medical Corp., Haddonfield, NJ) ausgewertet. Bei sämtlichen Patienten wurde unter Chinidintherapie zumindest ein Langzeit-EKG (Holter) von mindestens 18 h Dauer aufgezeichnet.

Bei den drei klinischen Prüfungen handelte es sich in einem Fall um eine parallele, plazebokontrollierte Doppelblindstudie an 16 Zentren mit Flecainidacetat im Vergleich zu Chinidinsulfat bei 342 ambulanten Patienten (1). In dieser Prüfung wurden 139 Patienten nach 1wöchiger Plazebogabe auf Chinidin eingestellt. Die Aufnahmekriterien wurden anhand von zwei 24-h-Langzeit-EKG-Aufzeichnungen festgelegt. Danach erhielten die Patienten Chinidin in einer Initialdosis von 300 mg viermal täglich, was auf 400 mg viermal täglich erhöht werden konnte, falls keine 80%ige Verringerung der VES-Häufigkeit unter der niedrigeren Dosis zu beobachten war.

Die zweite der Prüfungen bestand aus einer doppelblinden, plazebokontrollierten Cross-over-Studie an 9 Zentren mit Encainidhydrochlorid im Vergleich zu Chinidinsulfat bei 187 Patienten. Insgesamt erhielten 154 Patienten Chinidin. Bei einigen Patienten, die zuerst randomisiert der Encainidgruppe zugeteilt worden waren, wurde vor Beginn der Chinidintherapie die Behandlung abgebrochen. Nach 1wöchiger Plazebogabe und zwei 24-h-EKG-Registrierungen erhielten die Patienten initial 200 mg und danach 400 mg Chinidinsulfat viermal täglich über eine Woche. Die höhere Dosis wurde nur gegeben, wenn keine VES-Verringerung von mindestens 75% unter der niedrigeren Dosis beobachtet wurde.

Bei der dritten klinischen Prüfung handelte es sich um eine parallele, kontrollierte Einfachblindstudie an einem Zentrum zum Vergleich von vier Chinidinpräparaten bei 67 Patienten. Nach einer 1wöchigen Auswaschphase mit Plazebo und zwei 24-h-EKG-Aufzeichnungen zur Festlegung der Aufnahmekriterien, wurden die Patienten auf der Basis eines parallelen Protokolls randomisiert den 4 Chinidinpräparaten für jeweils 3 Wochen zugeteilt. Innerhalb dieses Zeitraums wurden drei 24-h-EKGs aufgezeichnet. Als Prüfsubstanzen verwandt wurden entweder Chinidinsulfat in Form von Quinora (Eli-Lilly) zu 1200 mg/die bzw. die Retardpräparate Quinidex (AH Robins) und Quiniday (AH Robins) oder Chinidingluconat (Quinaglute Dura Tabs, Berlex Laboratories) in einer Dosierung von 1296 mg/die.

Die in dieser Prüfung verwandte Definition der arrhythmogenen Wirkung (im Langzeit-EKG) wurde von Velebit et al. (6) übernommen und bestand aus einer Zunahme der Häufigkeit von VES unter Chinidintherapie um mindestens 400% im Vergleich zum Ausgangswert, dem Auftreten neuer, zuvor nicht nachgewiesener ventrikulärer Tachykardien, oder einer Zunahme der Zahl der Aktionen der VT unter Chinidintherapie um das 10fache im Vergleich zum Ausgangswert.

Ergebnisse

Ein Vergleich der demographischen Daten aller drei klinischen Prüfungen ergab keine statistisch signifikanten Unterschiede hinsichtlich Alter, Geschlecht, Zahl und Schwere von Herzkrankheiten oder Häufigkeit von ventrikulären Arrhythmien im Ausgangsbefund (Tabelle 1). Der Prozentsatz der Patienten, die im Vergleich zu den Kontrollgruppen in den klinischen Prüfungen mit einer mindestens 75%igen Verringerung der VES-Häufigkeit sowie mit einer 75%igen Verringerung der Zahl der Aktionen von VT reagierten, ist in Tabelle 2 dargestellt. Wiederum bestand beim Vergleich der Wirksamkeit von Chinidin zur Beherrschung der VES und VT zwischen den drei klinischen Prüfungen kein statistisch signifikanter Unterschied. Tabelle 2 enthält

Tabelle 1. Demographische Merkmale in den drei klinischen Prüfungen

	A	B	C
Ptn mit Chinidin	139	154	67
Mittleres Alter (Jahre)	58	60	59
Männer	69%	71%	69%
KHK	52%	51%	47%
VES/24 h	429±423	451±466	417±413
als Ausgangswert			
(Mittel ± SA)			

KHK = koronare Herzkrankheit; SA = Standardabweichung; VES = ventrikuläre Extrasystolen

Tabelle 2. Wirksamkeit und Unbedenklichkeit von Chinidin in den drei klinischen Prüfungen

	A	B	C
Ptn, die auf Therapie ansprechen			
VES	55%	67%	53%
VT	66%	78%	41%
Nebenwirkungen			
alle	65%	74%	41%
Studienabbruch (%) D/C	15%	25%	27%

D/C = Studienabbruch aufgrund von Nebenwirkungen; VES = ventrikuläre Extrasystolien; VT = ventrikuläre Tachykardie

Tabelle 3. Arrhythmogene Wirkungen in den drei klinischen Prüfungen

	A (n = 139)	B (n = 154)	C (n = 67)
VES 400% Zunahme	2	2	0
Neue VT	0	0	0
VT 1000% Zunahme	0	0	2
QT >0,55	0	4	0
Todesfälle	3 (alle MI)	0	0
Arrhythmogene Wirkung = 6/360 (2%)			

MI = Myokardinfarkt; VES = ventrikuläre Extrasystolien; VT = ventrikuläre Tachykardie

außerdem Angaben zur Prävalenz der im Studienverlauf berichteten Nebenwirkungen sowie zu dem Prozentsatz der Patienten, bei denen während der Prüfung ein vorzeitiges Absetzen der Medikation aufgrund unerwünschter Nebenwirkungen nach Chinidin notwendig wurde. Auch hier konnten zwischen den 3 Studien keine statistisch signifikanten Unterschiede in den Nebenwirkungen beobachtet werden.

Arrhythmogene Reaktionen, die in diesen drei Prüfungen entsprechend den oben beschriebenen Kriterien auftraten, sind in Tabelle 3 beschrieben. Die Prävalenz der beobachteten arrhythmogenen Effekte betrug 2%; bei keinem der Patienten kam es zu hämodynamischen Symptomen, der Notwendigkeit einer stationären Aufnahme oder zum Tod aufgrund arrhythmogener Komplikationen. In der Flecainid-Chinidinstudie verstarben 3 Patienten (1), jedoch konnten alle 3 Todesfälle nachweislich auf einen akuten Myokardinfarkt zurückgeführt werden. Vier Patienten der Encainid-Chinidinstudie hatten eine QT-Zeit von über 0,55 sec unter Chinidin im Gegensatz zu den anderen beiden klinischen Prüfungen, wo diese Wirkung in keinem Fall beobachtet wurde.

Diskussion

Das Auftreten arrhythmogener, durch Antiarrhythmikatherapie induzierter Wirkungen ist insbesondere für Patienten mit benignen oder potentiell letalen ventrikulären Arrhythmien von Bedeutung, da bei ihnen nicht nachgewiesen werden konnte, daß eine Verringerung der VES zu einer Verhütung des plötzlichen Herztodes führte. Wenn Antiarrhythmika bei diesen Patienten eingesetzt werden, sollte speziell deren Unbedenklichkeit und Wirksamkeit gewährleistet sein. Nach einer Therapieeinleitung mit Antiarrhythmika ist deshalb eine Langzeit-EKG-Überwachung zur Befundkontrolle obligatorisch, um sicherzustellen, daß arrhythmogene Wirkungen ausbleiben und das Pharmakon wirksam ist (3, 4).

Ziel dieses Berichtes war die Beurteilung der Unbedenklichkeit und Sicherheit einer Therapieeinleitung mit Chinidin als Antiarrhythmikum auf ambulanter Basis. Die Ergebnisse zeigen eindeutig, daß bei Patienten mit benignen oder potentiell letalen ventrikulären Arrhythmien und stabilem klinischem Zustand ohne Hypokaliämie oder Vorhofflimmern die Einleitung einer ambulaten Chinidintherapie unbedenklich ist, da die Häufigkeit arrhythmogener Wirkungen nur 2% betrug und kein Patient unter schweren hämodynamischen Nebenwirkungen litt oder an plötzlichem Herztod verstarb noch die stationäre Einweisung in ein Krankenhaus notwendig wurde. Als Referenzsubstanz wurde Chinidin gewählt, da es in den USA das am häufigsten verwandte Antiarrhythmikum ist (1).

Die drei überprüften klinischen Studien waren vergleichbar, obwohl sie zu verschiedenen Zeitpunkten durchgeführt wurden. Alle drei Studien benutzten das gleiche Zentralinstitut zur Auswertung der Daten, waren in ihren Dosierungsschemata und der Behandlungsdauer ähnlich aufgebaut und in den demographischen und klinischen Merkmalen der Patientengruppen vergleichbar. Ebenfalls vergleichbar waren die Ergebnisse zur Wirksamkeit und Häufigkeit von Nebenwirkungen. Damit ist die Validität gegeben, die verschiedenen Studiengruppen der drei klinischen Prüfungen als ein homogenes Studienkollektiv bei der Bestimmung der Prävalenz der Arrhythmogenität zu verwenden. Die Ergebnisse dieser klinischen Prüfungen und die Unbedenklichkeit und Sicherheit einer ambulanten Therapieeinleitung mit Chinidin sind klinisch nur für Patienten mit benignen oder potentiell letalen ventrikulären Arrhythmien ohne gleichzeitig vorliegende Hypokaliämie, Digitalistoxizität oder Vorhofflimmern relevant. Patienten mit schwereren Funktionsstörungen des linken Ventrikels, insbesondere bei gleichzeitigem Vorliegen der eben erwähnten Veränderungen, sowie Patienten mit letalen ventrikulären Arrhythmien wurden in dieser Untersuchung nicht berücksichtigt, denn sie haben eine höhere Prävalenz und einen höheren Schweregrad arrhythmogener Wirkungen als die hier untersuchten Patienten (4). Und so lange nicht auch bei dieser Patientengruppe die Prävalenz der Arrhythmogenität und deren Schweregrad ermittelt worden sind, sollte bei ihnen eine Chinidintherapie stets nur stationär im Krankenhaus unter kontinuierlicher EKG-Überwachung eingeleitet werden.

Literatur

1. Flecainide-Quinidine Research Group. Flecainide versus quinidine for treatment of chronic ventricular arrhythmias: a multicenter clinical trial. Circulation 1983;67:1117–1123.
2. Morganroth J, Michelson EL, Horowitz LN, Josephson ME, Pearlman AS, Dunkman B. Limitations of routine long-term electrocardiographic monitoring to assess ventricular ectopic frequency. Circulation 1978;58:408–414.
3. Morganroth J. Premature ventricular complexes diagnosis and indications for therapy. JAMA 1984;252:673–676.
4. Morganroth J, Horowitz LN. Flecainide: its proarrhythmic effect and expected changes on the surface electrocardiogram. Am J Cardiol 1984;53:89B–94B.
5. Ruskin JN, McGovern B, Garan H, DiMarco JP, Kelly E. Antiarrhythmic drugs: a possible cause of out-of-hospital cardiac arrest. N Engl J Med 1983;309:1302–1306.
6. Velebit V, Podrid P, Lown B, Cohen BH, Graboys TB. Aggravation and provocation of ventricular arrhythmias by antiarrhythmic drugs. Circulation 1982;65:886–894.

Anschrift des Verfassers:
J. Morganroth, M.D.
The Graduate Hospital
One Graduate Plaza
Philadelphia, PA 19146
U.S.A.

Diskussion

BENDER:
Dr. Kutalek, in Ihren Studien haben Sie 50% Patienten mit einer koronaren Herzkrankheit. Gewöhnlich liegt dieser Anteil noch höher. Wäre es von Einfluß auf Ihre Ergebnisse, wenn etwa 80% der Patienten eine koronare Herzkrankheit aufwiesen?

KUTALEK:
Nach unseren Erfahrungen ist die Wahrscheinlichkeit eines plötzlichen Herztodes für Patienten mit verminderter myokardialer Funktion ähnlich in der Gruppe der Koronarkranken und derjenigen ohne koronare Herzkrankheit. Aus diesem Grund vermute ich, daß die Häufigkeit ähnlich wäre, selbst wenn der Anteil der Koronarkranken höher läge.

STEINBECK:
Sie haben eine Definition der proarrhythmischen Wirkung antiarrhythmischer Pharmaka gegeben, mit Bezug auf den Anstieg einzelner ventrikulärer Ektopien und nichtanhaltender Ventrikeltachykardien, und berichtet, daß der falsch-positive Anteil auf dieser Basis 1% bezüglich der einzelnen ventrikulären Extrasystolen und 3% in Hinblick auf die nicht anhaltenden Ventrikeltachykardien ausmacht. Um zu dieser Aussage zu kommen, müssen Sie einen „Goldstandard" haben, und ich glaube, daß dieser nicht existiert.

KUTALEK:
Ich stimme mit Ihnen dahingehend überein, daß kein spezifischer „Goldstandard" für diese Patienten mit häufigen ventrikulären Extrasystolen existiert. Trotzdem kann auf der Basis einer statistischen Analyse der Häufigkeit von ventrikulären Extrasystolen angenommen werden, daß ein signifikanter Anstieg notwendig ist, um einen proarrhythmischen Effekt zu zeigen.

MANZ:
Der Mechanismus der arrhythmogenen Wirkung antiarrhythmischer Pharmaka ist gut bekannt und kann aus den elektrophysiologischen Wirkungen abgeleitet werden. Auf der anderen Seite haben Sie gezeigt, daß in Ihrer Liste auch Betarezeptorenblocker vorkommen und deren proarrhythmische Wirkung etwa

15% beträgt. Können Sie zu dieser proarrhythmischen Wirkung der Betablocker weitere Ausführungen machen? Diese Zusammenhänge sind von der elektrophysiologischen Wirkung her unverständlich.

KUTALEK:
Auch diese Ergebnisse basieren auf einem Anstieg der ventrikulären Extrasystolen, die im Holter-EKG unter Betarezeptorenblockern nachgewiesen wurden. Es könnte sein, daß sie eine linksventrikuläre Dysfunktion verstärken, zu einem Anstieg des linksventrikulären Druckes und auf diese Weise zu einer Zunahme der Arrhythmien führen könnten.

MANZ:
Diese Wirkung ist erstaunlich, weil die Betarezeptorenblocker die einzige Gruppe von Medikamenten darstellt, die erwiesenermaßen eine Verminderung der Häufigkeit plötzlicher Herztodesfälle bei Patienten nach Myokardinfarkt bewirkt.

STEINBECK:
Sie haben berichtet, daß die Wirksamkeit von Flecainid 50% beträgt bei elektrophysiologischen Studien zur Unterdrückung der Auslösbarkeit ventrikulärer Tachykardien. Dies traf auch zu für Encainid. Nach meiner persönlichen Erfahrung liegen diese Werte viel zu hoch, die Erfolgsrate ist nach meiner Erfahrung ebenso niedrig wie bei anderen Klasse-I-Antiarrhythmika. Worauf beziehen sich die von Ihnen zitierten Daten?

KUTALEK:
Diese Ergebnisse stellen wiederum eine Kombination von Literaturdaten dar, die in den letzten Jahren veröffentlicht wurden. Ich stimme mit Ihnen dahingehend überein, und ich habe ja auch schon darauf hingewiesen, daß nach unserer Erfahrung eine geringere Wirksamkeit dieser Medikamente besteht, etwa 30 bis 35%.

BENDER:
Würden Sie bitte noch etwas zur Wirkung von Encainid sagen? Wir wissen, daß es in den USA vor ein bis zwei Jahren nach einer Untersuchungsphase von etwa 10 Jahren eingeführt wurde. In Europa haben wir dieses Präparat noch nicht zur Verfügung. Wir haben selbst Studien bei Vorhoftachykardien und Vorhofextrasystolien durchgeführt und fanden, daß es bei dieser Arrhythmiegruppe sehr wirksam ist. Eine Nebenwirkung besteht allerdings in der Auslösung intraventrikulärer Leitungsstörungen und QRS-Verbreiterungen bis zu 0,15 Sekunden. Wie schätzen Sie diese Nebenwirkung ein? Behandeln Sie ventrikuläre Extrasystolen unabhängig von der QRS-Breite oder nicht?

KUTALEK:
Die QRS-Dauer ist verlängert, aber das JT-Intervall, das Intervall nach dem QRS-Komplex bis zur T-Welle, ist unter der Wirkung von IC-Antiarrhythmika nicht verlängert. In unseren letzten Studien sahen wir gute Erfolge mit Encainid sowohl in der Behandlung supraventrikulärer wie ventrikulärer Arrhythmien, sowohl auf der Basis nichtinvasiver wie elektrophysiologischer Daten. Natürlich kann die PR-Dauer zunehmen, ebenso die QRS-Breite. Wir begrenzen gewöhnlich die Anwendung des Medikaments auf eine QRS-Dauer von 180 msec und haben beobachtet, daß der proarrhythmische Effekt zunimmt, wenn wir über diese QRS-Breite hinausgehen. Ebenso besteht für die PR-Dauer eine Begrenzung auf 280 msec. Darüber erwarten wir eine Tendenz zur Entwicklung eines Herzblocks. Der Vorteil von Encainid liegt darin, daß relativ selten eine Zunahme der Herzinsuffizienz nachgewiesen werden konnte, so daß es bei Patienten mit schwerer linksventrikulärer Dysfunktion eingesetzt werden kann, ohne eine Dekompensation hervorzurufen.

PIPPIG:
Gibt es eine Altersabhängigkeit der antiarrhythmischen und proarrhythmischen Effekte bei den verschiedenen Medikamenten, die Sie in Ihren Studien angewandt haben?

KUTALEK:
Wir haben keine signifikanten Unterschiede in den Altersgruppen gesehen. Ich glaube, daß die Unterschiede mehr auf die Ausprägung der linksventrikulären Funktionsstörung und die Häufigkeit der ventrikulären Extrasystolen zurückzuführen sind.

Vergleich der akuten und präventiven Wirksamkeit von Chinidin/Verapamil und Amiodaron bei chronischem Vorhofflimmern

M. Zehender, T. Meinertz, A. Geibel, S. Hohnloser, B. Mueller, H. Just

Innere Medizin III, Universitätsklinik Freiburg (Leitung: Prof. Dr. H. Just)

Summary: In a randomized trial, in patients with chronic atrial fibrillation, we studied the acute and preventive efficacy of a combined treatment with quinidine and verapamil, and compared the results to those obtained with amiodarone. Patients were considered for the study when atrial fibrillation was documented as being permanently present for more than 3 weeks, but less than 2 years. Acute treatment included, in group I, the administration of quinidine 1.5 g/day for 6 days and, beginning at day 3, the additional administration of 80 mg t. i. d. verapamil in fixed combination; when sinus rhythm was established. Long-term treatment was given for 1 year with 160 mg t. i. d. quinidine base and 80 mg t. i. d. verapamil. In group II, patients received 1200 mg/day amiodarone intravenously for 3 days, followed by 800 mg/day orally for an additional 11 days. When sinus rhythm was established, treatment was continued with 200 mg/day amiodarone for 3 months and then changed for a follow-up of 1 year to the above mentioned combination of quinidine and verapamil. Sinus rhythm was established in 4/9 patients with quinidine/verapamil and in 2/10 patients with amiodarone. Of six patients considered for the long-term treatment, only one patient had a recurrence of atrial fibrillation. Side effects were more pronounced with amiodarone compared to the combination of quinidine and verapamil. However, side effects did not limit therapy in any patient.

Zusammenfassung: In einer randomisierten Studie wurde die akute und präventive Wirksamkeit der Kombinationstherapie Chinidin/Verapamil mit der von Amiodaron bei Patienten mit chronischem Vorhofflimmern verglichen. In die Untersuchung wurden bisher 19 Patienten mit chronischem Vorhofflimmern, welches seit mindestens 3 Wochen und nicht länger als 2 Jahre persistierte, eingeschlossen. Die Akuttherapie umfaßte in der ersten Patientengruppe die Gabe von 1,5 g/die Chinidin über 6 Tage, ab dem 3. Tag erhielten die Patienten zusätzlich 3 x 80 mg/die Verapamil; bei erfolgter Konversion zu Sinusrhythmus wurde die Therapie mit einer fixen Kombination von 3 x 160 mg/die Chinidinbase und 3 x 80 mg/die Verapamil weitergeführt und die Patienten über 1 Jahr nachbeobachtet. In der zweiten Patientengruppe erhielten die Patienten 1200 mg/die Amiodaron intravenös über 3 Tage und anschließend 800 mg/die oral bis zum 14. Tag. Bei erfolgter Konversion zu Sinusrhythmus wurde die Therapie mit 200 mg/die Amiodaron bis zum 3. Monat und anschließend mit der o. g. Chinidin/Verapamil-Kombinationstherapie über insgesamt 1 Jahr fortgeführt. Eine Konversion zu Sinusrhythmus zeigte sich bei 4/9 mit Chinidin und 2/10 mit Amiodaron behandelten Patienten. Von den 6 in die Langzeittherapie übernommenen Patienten kam es lediglich bei einem Patienten unter Amiodaron zu einem Rezidiv des Vorhofflimmerns. Die Nebenwirkungen waren unter Amiodaron ausgeprägter als unter Chinidin und Verapamil, führten jedoch bei keinem Patienten zum Therapieabbruch.

Einleitung

Mit einer Prävalenz von 0,5–2% in der Gesamtbevölkerung stellt das chronische Vorhofflimmern eine der häufigsten Herzrhythmusstörungen dar (7, 14, 16, 20). Langzeituntersuchungen wie in der Framingham-Studie belegen, daß in einem Beobachtungszeitraum von 30 Jahren bei 5% der untersuchten Personen erstmalig Vorhofflimmern auftrat und dies in Mehrzahl mit einer kardiovaskulären Erkrankung verbunden war (14). Lediglich bei 44/5209 (1%) der untersuchten Personen trat Vorhofflimmern ohne erkennbare kardiovaskuläre Grunderkrankung auf (5). Als prädisponierende Grunderkrankungen sind besonders die Mitralklappenstenose, myokardiale Erkrankungen, arterielle Hypertonie und Schilddrüsenfunktionsstörungen bekannt. Hinsichtlich der Prognose von chronischem Vorhofflimmern ist dementsprechend in erster Linie die zugrundeliegende kardiovaskuläre Erkrankung zu berücksichtigen. Dennoch zeigt eine Reihe von Untersuchungen, daß das Auftreten von Vorhofflimmern, insbesondere bei eingeschränkter linksventrikulärer Funktion, zu einer weiteren hämodynamischen Verschlechterung führt (19), und daß unter diesen Bedingungen mit einem erhöhten Risiko arterieller Embolien (7, 18) zu rechnen ist. Kulbertus et al. (16) und Kannel et al. (14) fanden bei Patienten mit Vorhofflimmern unterhalb des 70. Lebensjahres eine Einjahresmortalität von 5–8%. Gajewski und Singer unterscheiden in einer retrospektiven Untersuchung (6) zwischen chronischem und paroxysmalem Vorhofflimmern und fanden hier in Abhängigkeit vom Lebensalter eine 6–10fach niedrigere Einjahres-Mortalität für die paroxysmale Form des Vorhofflimmerns.

In der medikamentösen Therapie des akuten und chronischen Vorhofflimmerns hat sich insbesondere die kombinierte Anwendung von Digitalis, Chinidin und Verapamil bewährt (1–3, 9–12, 15, 17, 25). Die vorliegenden Untersuchungen der Literatur belegen eine akute Konversionsrate für die Kombinationstherapie Chinidin/Verapamil von knapp 70% im Mittel; in Abhängigkeit von der dem Vorhofflimmern zugrundeliegenden kardiovaskulären Erkrankung und in Abhängigkeit vom Alter des Patienten sowie der angewandten Dosierung liegen die Angaben für eine erfolgreiche Konversion zwischen 50–90% (1–3, 9–12, 15, 17, 25).

In den vergangenen Jahren hat sich insbesondere bei Patienten mit therapierefraktärem chronischem Vorhofflimmern ebenfalls die Anwendung des Klasse-III-Antiarrhythmikums Amiodaron bewährt. Bei knapp 500 in der Literatur beschriebenen Patienten mit gegenüber der konventionellen Therapie refraktärem Vorhofflimmern ergab sich bei der Anwendung von Amiodaron eine mittlere Konversionsrate von 60% (4, 8, 13, 21–24, 26, 27). Bei unterschiedlicher Definition von Therapierefraktärität und bei individuell unterschiedlicher Vortherapie und Dosierung schwanken die Angaben über die Therapieerfolge mit Amiodaron in den vorliegenden Untersuchungen zwischen 0–100%. Aufgrund dieser Ergebnisse und der zunehmenden Erfahrung im Umgang mit Amiodaron, einer insbesondere in der Langzeittherapie vergleichsweise nebenwirkungsreichen Substanz (22, 26), wurde die akute Anwendung von Amiodaron als Alternative zur elektrischen Kardioversion diskutiert.

In einer randomisierten Studie untersuchten wir bei digitalisierten Patienten mit chronischem Vorhofflimmern die rhythmisierende und präventive Wirksamkeit einer kurzzeitigen Therapie mit Amiodaron im Vergleich zu einer Kombinationstherapie mit Chinidin und Verapamil.

Patienten und Methode

In die Untersuchung wurden bisher 19 Patienten mit chronischem Vorhofflimmern, das seit mindestens 3 Wochen, jedoch nicht länger als 2 Jahre bestand, eingeschlossen. 13 Patienten waren männlich, 6 Patienten waren weiblich. Das Alter der Patienten lag zwischen 35–81 Jahren und betrug im Mittel 59, 5 Jahre.

Bei allen Patienten war vor Therapiebeginn permanentes Vorhofflimmern im 24-h-Langzeit-EKG gesichert. Alle Patienten wurden vor Studienbeginn mittels nichtinvasiver und 6 Patienten zusätzlich mittels invasiver Diagnostik untersucht. Von der Untersuchung ausgeschlossen wurden Patienten, bei denen das Vorhofflimmern länger als 2 Jahre bestand oder eine kardiovaskuläre Grunderkrankung vorlag, bei der eine wesentliche Progredienz der Erkrankung im nachfolgenden Beobachtungszeitraum von 1 Jahr zu erwarten war. Ferner wurden Patienten mit einem unter Belastung auf mehr als 30 mmHg ansteigenden Pulmonarkapillardruck und solche Patienten ausgeschlossen, die bereits zu einem früheren Zeitpunkt auf die in der Studie verwendete Medikation refraktär waren. Bei bestehender kardiovaskulärer Grunderkrankung wurde die medikamentöse Therapie vor Studienbeginn optimiert, sowie die Kontinuität des Vorhofflimmerns überprüft. Alle Patienten waren vor Studienbeginn digitalisiert und adäquat antikoaguliert.

Akutmedikation:

Entsprechend der Randomisierung wurden alle Patienten entweder mit der Kombination Chinidin/Verapamil (Gruppe I) oder mit Amiodaron (Gruppe II) behandelt. Patienten in Gruppe I erhielten über 3 Tage jeweils 1,5 g Chinidin/Tag. Bei Fortbestehen des Vorhofflimmerns erhielten die Patienten ab dem 3. Tag zusätzlich 3 x 40 mg Verapamil und ab dem 4. Tag 3 x 80 mg Verapamil. Jeweils unmittelbar vor Therapiebeginn sowie am 1., 3. und 6. Tag wurde bei allen Patienten ein EKG, ein 24-h-Langzeit-EKG sowie eine laborchemische Untersuchung einschließlich der Bestimmung des Digitalis- und Antiarrhythmikaspiegels durchgeführt. Bei Konversion zu Sinusrhythmus wurde die jeweilige Akutmedikation durch die u. g. Dauermedikation ersetzt, bei Persistenz des Vorhofflimmerns am 6. Tag wurden die Patienten mit der in Gruppe II beschriebenen Therapie behandelt.

Patienten der Gruppe II wurden am 1. Tag mit 200 mg Amiodaron über 2h und anschließend mit 1200 mg Amiodaron/Tag intravenös behandelt. Nach dem 3. Tag erhielten die Patienten jeweils 800 mg Amiodaron oral täglich, diese Therapie wurde bis zum 14. Tag fortgesetzt. Bei Konversion des Vorhofflimmerns wurde die jeweilige Akutmedikation durch die Dauermedikation ersetzt, bei Persistenz des Vorhofflimmerns wurden die Patienten von der Studie ausgeschlossen.

Langzeitmedikation:

Patienten, die nach Konversion in die Dauertherapie übernommen wurden, erhielten jeweils in Gruppe A eine fixe Kombination von 480 mg Chinidinbase und 240 mg Verapamil täglich (Cordichin, Minden Pharma GmbH) und in Gruppe B 200 mg Amiodaron (Cordarex, Labaz) täglich. Patienten der Gruppe II, die in der Dauertherapie erfolgreich über 3 Monate behandelt werden konnten, wurden anschließend mit der o. g. fixen Kombination von Chinidin/Verapamil weiterbehandelt. Alle Patienten wurden über einen Zeitraum von 1 Jahr nachbeobachtet.

Langzeitelektrokardiographie

Die durchgeführten Langzeit-EKG-Untersuchungen erfolgten mittels eines „Cardiodata Mk4"-Systems, eines halb- und vollautomatisch arbeitenden, amplitudenmodulierten Aufnahme- und Auswertesystems.

Ergebnisse

In die laufende Untersuchung wurden bisher 19 Patienten eingeschlossen, wobei jeweils 9 Patienten mit Chinidin/Verapamil und 10 Patienten mit Amiodaron behandelt wurden. Im Mittel bestand das Vorhofflimmern in der Gruppe der mit Chinidin/Verapamil behandelten Patienten über $5{,}6 \pm 2{,}1$ Monate, in der Gruppe der mit Amiodaron behandelten Patienten über $8{,}1 \pm 3{,}9$ Monate. Als Grunderkrankung lag bei 9 Patienten ein Mitralvitium, bei 5 Patienten eine arterielle Hypertonie, bei 3 Patienten eine koronare Herzkrankheit und bei jeweils einem Patienten ein Zustand nach Myokarditis bzw. eine dilatative Kardiomyopathie vor.

Konversion von Vorhofflimmern zu Sinusrhythmus

In der Gruppe der 9 mit Chinidin und Verapamil behandelten Patienten kam es innerhalb der 6tägigen Therapiephase bei insgesamt 4 Patienten zu einer Konversion des Vorhofflimmerns zu Sinusrhythmus. Die Konversion erfolgte lediglich bei einem Patienten unter der alleinigen Gabe von Chinidin, bei 3 Patienten erfolgte die Konversion unter der Kombinationstherapie. Ein konstanter Sinusrhythmus wurde bei 2 Patienten durch paroxysmales Vorhofflimmern eingeleitet.

Unter der Therapie mit Amiodaron kam es in der 14tägigen Therapiephase bei lediglich 2 Patienten zum Auftreten von Sinusrhythmus, die Konversion erfolgte jeweils am 8. und am 14. Tag.

Häufigkeit von unerwünschten Wirkungen

Unter beiden Medikationen war bei keinem Patienten eine Unterbrechung der jeweiligen Therapie wegen unerwünschter Wirkungen erforderlich. Eine Dosisreduktion war nur bei Amiodaron in der initialen Dosistitrationsphase erforderlich, wobei jeweils 20 min bzw. 30 min nach Infusionsbeginn zentralnervöse bzw. bradykardisierende Nebenwirkungen beobachtet wurden.

Kurzzeitige und die Therapie nicht limitierende Nebenwirkungen wurden jeweils bei 3 Patienten unter Amiodaron und bei 2 Patienten unter der Therapie mit Chinidin und Verapamil beobachtet. Amiodaron führte dabei jeweils zu zentralnervösen, visuellen und bradykardisierenden Nebenwirkungen, bei Chinidin und Verapamil standen ausschließlich gastrointestinale Nebenwirkungen im Vordergrund.

Langzeitbeobachtungen

Bisher konnten 6 Patienten nach Konversion zu Sinusrhythmus in die Langzeitphase übernommen werden, die Interpretation der Ergebnisse ist daher limitiert. Bei einem mittleren Nachbeobachtungszeitraum von insgesamt $6{,}8 \pm 2{,}6$ Monaten wiesen 5/6 Patienten bei den 3monatigen Kontrollen Sinusrhythmus auf. Bei einem Patienten kam es unter Amiodaron nach dem 3. Monat zum Wiederauftreten des Vorhofflimmerns trotz therapeutischer Plasmakonzentration.

Diskussion

Die medikamentöse Konversion von chronischem Vorhofflimmern hat sich als Routineverfahren bewährt. Dabei ist aus prognostischer Sicht die Bedeutung von

Vorhofflimmern im wesentlichen vom Alter des Patienten und von der kardiovaskulären Grunderkrankung bestimmt (5, 7, 20). Vorhofflimmern selbst kann jedoch auch zu einer Beeinträchtigung der Hämodynamik (19) und zu einem erhöhten Risiko für thromboembolische Ereignisse führen (7, 18).

Im Vordergrund der therapeutischen Bemühungen stand lange Jahre die Anwendung von Digitalis und nach der Entwicklung von Verapamil Ende der sechziger Jahre die zusätzliche Gabe dieses Kalziumantagonisten mit erhöhter Affinität zu atrialen und AV-nodalen Strukturen. Diese Medikation hat sich inzwischen als Standardtherapie bewährt, wobei jedoch die einzelnen Dosierungsschemata zur Konversion von Vorhofflimmern voneinander abweichen. Die durchschnittliche Konversionsrate bei kombinierter Chinidin/Kalziumantagonistentherapie liegt bei knapp 70%, die Angaben schwanken in der Literatur zwischen 50 und 90% (1–3, 9–12, 15, 17, 25). Hier ist zu berücksichtigen, daß die jeweils in die Untersuchungen eingeschlossenen Patienten sich sowohl hinsichtlich des Alters und der Grunderkrankung als auch der Vor- und Begleitmedikation deutlich unterschieden. Weiterhin wurde aus diesen Untersuchungen deutlich, daß eine Konversion prinzipiell nur dann möglich ist, wenn die organischen Schäden durch die kardiovaskuläre Grunderkrankung noch nicht zu weit fortgeschritten waren (8).

Bei Patienten, die sich bereits als therapierefraktär gegenüber einem oder mehreren Konversionsversuchen erwiesen hatten, wurde in den letzten Jahren zunehmend auf die Anwendung von Amiodaron zurückgegriffen. Amiodaron als hochwirksames Klasse-III-Antiarrhythmikum hatte sich aufgrund seiner insbesondere in der Langzeittherapie auftretenden Nebenwirkungen (22, 26), bisher nur bei der Behandlung maligner ventrikulärer Arrhythmieformen bewährt. Erfahrungen mit dieser Substanz in der Behandlung von Vorhofflimmern beschränkten sich initial auf Patienten, die gleichzeitig einer besonders hohen Gefährdung beim Auftreten von Vorhofflimmern ausgesetzt waren, so z.B. Patienten mit einem WPW-Syndrom und paroxysmalem Vorhofflimmern (23). Mit zunehmender Erfahrung in der Anwendung von Amiodaron wurden Anfang der achtziger Jahre die ersten größeren Patientengruppen bei ansonsten therapierefraktärem Vorhofflimmern mit dieser Substanz behandelt. Die Ergebnisse zeigten auch bei diesen Patienten noch eine Konversionsrate von im Mittel 60% (4, 8, 13, 21–24, 26, 27). Die Angaben in den einzelnen Untersuchungen schwanken zwischen 0 und 100%, wobei wiederum auf die für Chinidin/Verapamil bereits genannten Einflußgrößen, jedoch auch auf die teilweise noch relativ kleinen Patientenkollektive und die unterschiedliche Begleitmedikation hinzuweisen ist.

Bei dem in dieser Studie gewählten Therapieansatz sollte mittels eines randomisierten Studiendesigns die akut rhythmisierende und präventive Wirksamkeit einer kombinierten Therapie mit Chinidin und Verapamil im Vergleich zu Amiodaron bei Patienten mit chronischem Vorhofflimmern untersucht werden. Zur Reduktion der Nebenwirkungen, die in der Dauertherapie bei 5–59% liegen (22, 26 Übersicht) wurde nach erfolgter medikamentöser Konversion die akute Medikation durch eine niedriger dosierte Erhaltungsdosis ersetzt. In der Dauertherapie wurde nach maximal 3 Monaten die Amiodaronmedikation bei Patienten mit Sinusrhythmus durch die fixe Kombination von Chinidin und Verapamil ersetzt.

Die Ergebnisse der laufenden Untersuchung vermitteln infolge der zu geringen Patientenzahl nur einen ersten Eindruck. Dabei ergibt sich im bisher untersuchten Patientenkollektiv kein Vorteil für eine der beiden Medikationen bezüglich der

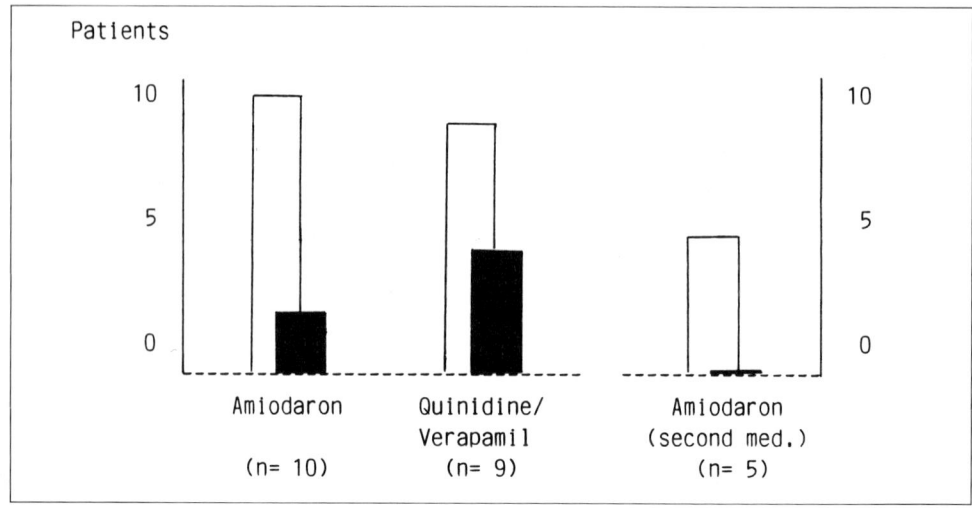

Abb. 1. Konversion von Vorhofflimmern unter der akuten Medikation mit Chinidin/Verapamil und Amiodaron (ohne und mit Therapierefraktärität gegenüber Chinidin/Verapamil)

Konversion von Vorhofflimmern zu Sinusrhytmus (Abb. 1). Auffallend ist jedoch die insgesamt niedrige Konversionsrate im Vergleich zu verschiedenen Literaturangaben (1–3, 9–12, 15, 17, 25). Die ist am ehesten durch die rigiden Einschlußkriterien erklärbar. Danach wurden in die Untersuchung nur Patienten eingeschlossen, deren Vorhofflimmern konstant über mindestens 3 Wochen und höchstens bis zu 2 Jahren

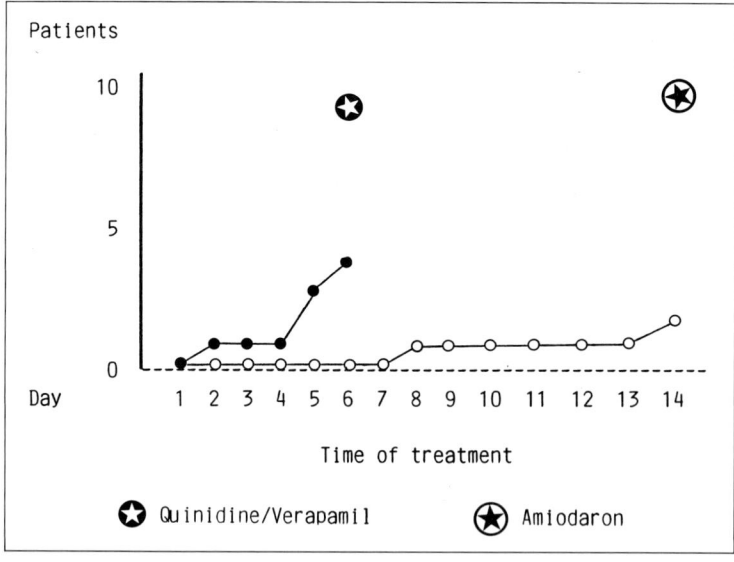

Abb. 2. Zeitpunkt der Konversion von Vorhofflimmern unter der Therapie mit Chinidin/Verapamil und Amiodaron. Die Sternsymbole entsprechen der Gesamtzahl der jeweils eingeschlossenen Patienten.

bestand. Weitere das Therapieergebnis beeinflussende Faktoren, wie die bereits früher beschriebene Vorhofgröße, sowie die Grunderkrankung und das Alter des Patienten (8) wurden aufgrund der noch zu geringen Patientenzahl bisher nicht berücksichtigt. Sie sind jedoch sicherlich für die insgesamt niedrige Konversionsrate mitverantwortlich. Die Individualität jedes einzelnen Patientenkollektivs mit Vorhofflimmern wird auch daran deutlich, daß von den 5 Patienten, bei denen nach der Kombinationstherapie mit Chinidin/Verapamil weiterhin Vorhofflimmern bestand, bei keinem Patienten eine Therapie mit Amiodaron erfolgreich war. Der Zeitpunkt der Konversion zu Sinusrhythmus bei den erfolgreich behandelten Patienten ist in der Abb. 2 dargestellt.

5 der 6 bisher in die Langzeittherapie übernommenen Patienten hatten weiterhin konstanten Sinusrhythmus. 4 Patienten wurden bisher unter der initialen Medikation mit Chinidin/Verapamil im Mittel über 5,6±2,1 Monate nachbeobachtet, beide mit Amiodaron erfolgreich behandelten Patienten wurden nach 3 Monaten kontrolliert, bei einem Patienten lag ein Therapieversagen trotz therapeutischem Plasmaspiegel von Amiodaron vor.

Aufgrund der Literatur und des in dieser Studie verwendeten, randomisierten Studienansatzes ergeben sich zwischen der primären Anwendung der Kombination von Chinidin/Verapamil und Amiodaron keine eindeutigen Unterschiede bezüglich der Wirksamkeit zur Konversion oder Prävention von chronischem Vorhofflimmern.

Literatur

1. Bachour G (1982) Antiarrhythmische Langzeittherapie mit Chinidin-Verapamil-Kombination. Herz/Kreislauf 14: 33-41
2. Beck OA, Günther R, Hochrein H (1982) Kombinierte Anwendung von Chinidin und Verapamil bei chronischem Vorhofflimmern und -flattern. Münch Med Wochenschr 124:386
3. Belz G, Olesch K, Schmidt-Voigt J (1970) Die Behandlung des chronischen Vorhofflimmerns mit einer Kombination von Chinidin und Verapamil. Med Welt 21:1670
4. Blomstroem P, Edvardsson N, Olsson SB (1984) Amiodarone in atrial fibrillation. Acta Med Scan 216:517
5. Brand FN, Abbott RD, Kannel WB, Wolf AP (1985) Characteristics and prognosis of lone atrial fibrillation. JAMA 254:3449.
6. Gajewski J, Singer RB (1981) Mortality in an insured population with atrial fibrillation. JAMA 245: 1540
7. Godtfredsen, J Atrial fibrillation: course and prognosis – a follow-up study of 1212 cases. In: Kulbertus HE, Olsson SB, Schlepper M (eds) Atrial fibrillation. Moelndal, Kiruna, Schweden
8. Gold RL, Haffajee CI, Charos G et al. (1986) Amiodarone for refractory atrial fibrillation. Am J Cardiol 57:124
9. Gülker H, Bender F, Heuer H, Thale J (1982) Enhancement of the antifibrillatory efficacy of quinidine in atrial fibrillation by verapamil. Z Kardiol 71:31
10. Gülker H, Bramann HU, Brisse B, Kuhs H (1980) Kombinierte Behandlung chronischer Vorhof-Rhythmusstörungen mit Chinidin-Verapamil. Med Klinik 75:196
11. Heilmann E, Bender F, Bachour G, Brisse B, Gradaus D (1972) Kombinierte Behandlung des Vorhofflimmerns und anderer tachykarder Rhythmusstörungen mit Chinidin und Verapamil. Med Welt 23:1792
12. Heuer H, Brisse B, Gülker H, Bender F (1985) Antifibrillatorische Wirkung von Chinidin/Verapamil und Chinidin/Pindolol bei Vorhofflimmern. In: Bender F, Greeff K (Hrsg) Kombinationstherapie der Herzrhythmusstörungen mit Chinidin und Verapamil. Steinkopff Darmstadt, S 115–123
13. Horowitz LN, Spielman SR, Greenspan AM et al (1985) Use of amiodarone in the treatment of persistent and paroxysmal atrial fibrillation resistant to quinidine therapy. J Am Coll Cardiol 6:1402

14. Kannel WB, Abbott RD, Savage DD, McNamara (1982) Epidemiologic features of chronic atrial fibrillation. The Framingham Study. N Engl J Med 306:1018
15. Kleinebenne A, Mannebach H, Gleichmann U (1981) Chinidin und Verapamil – Kombinationstherapie zur Behandlung von Vorhof-Rhythmusstörungen. Fortschr Med 99:1569
16. Kulbertus HE, Leval-Rutten FD, Bartsch P, Petit J (1982) Atrial fibrillation in elderly, ambulatory patients. In: Kulbertus HE, Olsson SB, Schlepper M (eds) Atrial fibrillation. Moelndal, Kiruna, Sweden, pp 148
17. Lang R, Klein HO, Weiss E et al. (1983) Superiority of oral verapamil therapy to digoxin in treatment of chronic atrial fibrillation. Chest 83:491
18. Mancini GBJ, Goldberger AL (1982) Cardioversion of atrial fibrillation: Consideration of embolization, anticoagulation, prophylactic pacemaker, and long-term success. Am Heart J 104:617
19. Mitrović V, Neuss H, Schlepper M (1985) Akute Auswirkungen auf die Haemodynamik bei Patienten mit paroxysmalem Vorhofflimmern. Herz/Kreislauf 17:128-134
20. Petersen P, God J (1984) Atrial fibrillation – A review of course and prognosis. Acta Med Scand 216:5
21. Podrid PJ, Lown B (1981) Amiodarone therapy in symptomatic, sustained refractory atrial and ventricular tachyarrhythmias. Am Heart J 101:374
22. Raeder EA, Podrid PJ, Lown B (1985) Side effects and complications of amiodarone therapy. Am Heart J 109:975
23. Rosenbaum MB, Chiale PA, Ryba D, Elizari MV (1974) Control of tachyarrhythmias associated with WPW syndrome by amiodarone hydrochloride. Am J Cardiol 34:215
24. Rowland E, Krikler DM (1980) Electrophysiological assessment of amiodarone in treatment of resistant supraventricular arrhythmias. Br Heart J 44:82
25. Schlepper M (1985) Antiarrhythmisches Wirkungsprofil von Verapamil und Chinidin. In: Bender F, Greeff K (Hrsg) Kombinationstherapie der Herzrhythmusstörungen mit Chinidin und Verapamil. Steinkopff, Darmstadt, S 27–43
26. Smith WM, Lubbe WF, Whitlock RM et al (1986) Long-term tolerance of amiodarone treatment for cardiac arrhythmias. Am J Cardiol 57:1288
27. Ward DE, Camm AJ, Spurell RAJ (1980) Clinical antiarrhythmic effects of amiodarone in patients with resistant paroxysmal tachycardias. Br Heart J 44:91

Anschrift des Verfassers:
Dr. M. Zehender
Innere Medizin III
Universitätsklinik Freiburg
Hugstetterstr. 55
7800 Freiburg

Diskussion

STEINBECK:
Sie sagten, daß alle Patienten digitalisiert waren. Um wieviel sind die Digoxinspiegel bei den Patienten, die mit 1,5 g Chinidin behandelt wurden, angestiegen?

ZEHENDER:
Bei 9 Patienten, die wir untersucht haben, ist es in allen Fällen zum Anstieg des Digoxin- oder Digitoxinspiegels gekommen. Bei denjenigen Patienten, bei denen der Digoxin- oder Digitoxinspiegel über den therapeutischen Bereich anstieg, haben wir eine Dosisreduktion vorgenommen.

MANZ:
Bei Patienten mit persistierendem Vorhofflimmern muß man sich die Indikation zur Kardioversion genau überlegen. Können Sie noch einmal sagen, was für Sie die klinische Indikation für die Kardioversion bei

Patienten mit zwölfmonatigem, persistierendem Vorhofflimmern ist, und welche Patienten unter der Therapie Rezidive zeigten?

ZEHENDER:

Wir sehen die Indikation zur elektrischen Konversion dann gestellt, wenn die medikamentöse Konversion nicht erfolgreich ist. Unsere initiale Therapie besteht immer aus dem medikamentösen Versuch der Konversion. Dies schließt in der ersten Stufe routinemäßig die Digitalisierung des Patienten ein, in der zweiten Stufe dann die kombinierte Gabe von Chinidin/Verapamil. Erst wenn diese Medikation erfolglos ist, wenden wir die elektrische Konversion an. Ausgeschlossen wurden allerdings diejenigen Patienten, die Hinweise auf Thromben im Vorhof zeigten. Hierzu haben wir bei allen Patienten, die nicht in einen Sinusrhythmus überführbar waren, ein transoesophageales Echokardiogramm durchgeführt. Bei 20–30 dieser Patienten sahen wir Hinweise auf thrombotisches Material, so daß wir im Verlauf unserer Studie gegenüber der Elektrokonversion noch etwas zurückhaltender wurden. Generell haben wir alle konsekutiven Patienten in den Rhythmisierungsversuch eingeschlossen, die unserer Klinik mit Vorhofflimmern zugewiesen wurden und bei denen innerhalb der letzten beiden Jahre ein EKG mit Sinusrhythmus vorlag. Es gab eine gewisse Rate von Ausnahmen, und zwar besonders dann, wenn bei dem Patienten vorher der Nachweis von Embolien geführt wurde. Auch haben wir Patienten ausgenommen, bei denen wir aufgrund des Mitralvitiums in Kürze eine Operation anstrebten, so daß eine Rhythmuskontrolle über ein Jahr ohne ein solches Vorgehen nicht möglich gewesen wäre.

NORDMANN:
Sie haben bei Ihrem Follow-up das Belastungs-EKG genannt. Welche diagnostische Absicht haben Sie bei dieser Untersuchung verfolgt?

ZEHENDER:
Initial war das Belastungs-EKG eigentlich als Kontrollmethode für die Belastbarkeit des Patienten unter der Medikation mit Chinidin/Verapamil bzw. Amiodaron gedacht. Ein Teil dieser Patienten hatte eine Kammerfunktion, die um 30% lag. Das war für uns Anlaß, zu eruieren, inwieweit diese Patienten unter der Medikation hämodynamisch eventuell weitere Nachteile hatten. Der zweite Grund war, daß wir wissen wollten, inwieweit es unter der antiarrhythmischen Medikation unter Belastung zu proarrhythmischen Effekten kommen kann. Wir haben das Langzeit-EKG als Kontrolle herangezogen und als weitere Kontrolle das Belastungs-EKG hinzugefügt.

STEINBECK:
Herr Zehender, Sie haben in dieser Studie die Wirksamkeit von Amiodaron mit der von Chinidin/Verapamil verglichen. Mußten aufgrund des Studiendesigns die Amiodaronpatienten nicht vorbehandelt werden? Haben sie vorher keine anderen Antiarrhythmika erhalten? Welches sind Ihre Gründe, die Studie bezüglich des Amiodaron überhaupt durchzuführen? Wir kennen ja die Nebenwirkungen dieser Medikation und fürchten sie, und es gibt wirksame Alternativen.

ZEHENDER:
Diese Frage ist vollkommen berechtigt. Wir haben Patienten in die Studie eingeschlossen, die zuvor kein Chinidin erhalten hatten, darunter eine Reihe von Patienen, die sowohl unter Klasse-I-Antiarrhythmika als auch unter Betablockern nicht rhythmisiert werden konnten. Hinsichtlich der Rechtfertigung der Amiodaronbehandlung ist zu sagen, daß beim heutigen Wissensstand über Amiodaron einer kurzzeitigen Behandlung eine andere Bedeutung zukommt als einer Amiodaron-Dauertherapie. Eine entsprechende erfolgreiche Anwendung würde neben der primären Therapie mit Chinidin/Verapamil eine Alternative darstellen, die beim Einzelpatienten durchaus Vorteile haben könnte. Zentral ist jedoch die Frage, inwieweit, angesichts der sehr unterschiedlichen Vorbehandlung von Amiodaron in der Literatur, das mit Amiodaron erfolgreich behandelte Patientenkollektiv dem mit ausreichender Chinidin/Verapamil behandelten Therapierespondern deckungsgleich ist. Dies hätte durchaus Konsequenzen für unsere derzeitige klinische Strategie bei der Rhythmisierung von Vorhofflimmern.

HEUER:
Haben Sie den hämodynamischen Anteil des Vorhofes bei diesen Patienten vor und nach dem Rhythmisierungsversuch gemessen, oder haben Sie die Patienten nur gefragt, ob sie sich subjektiv besser fühlten?

117

ZEHENDER:
Wir haben zu dieser Studie noch weitere Daten gesammelt, auf die ich hier aus Zeitgründen nicht eingegangen bin. Es gibt auch eine Reihe von interessanten Daten über die Wirkungen auf die Herzfrequenz. Die Patienten berichten unter der Medikation alle über eine Verbesserung der Herzfrequenz. Bei einigen Patienten kam es zu einer zu starken Verlangsamung der Herzfrequenz, aber die Mehrzahl der Patienten hatte tachykarde Phasen, und diese haben sich unter der Medikation sowohl mit Chinidin/Verapamil als auch mit Amiodaron ganz wesentlich gebessert. Die hämodynamischen Daten bei diesen 19 Patienten zu erheben, ist problematisch. Wir haben vor der Therapie jeweils eine Einschwemmkatheteruntersuchung durchgeführt, um etwas über die Hämodynamik zu erfahren und bei allen Patienten, die effektiv behandelt werden konnten, nach einem Jahr eine hämodynamische Untersuchung eingeplant. Bei allen Patienten, die konvertierbar waren, zeigte sich sicherlich subjektiv eine deutliche Besserung, wenngleich initial die Verlangsamung der Schlagfolge von einzelnen Patienten unangenehm empfunden wurde. Aber nach einer gewissen Gewöhnungsphase fühlten auch diese sich besser. Bei den anderen Patienten, die nicht konvertierbar waren und bei denen die Herzfrequenz nicht so stark abfiel, so daß wir die Dosis verändern mußten, kam es zu einer wesentlichen Besserung.

FRAGE:
Inwieweit hat die Konvertierbarkeit etwas zu tun mit der Ventrikelfunktion einerseits und mit der Dauer des Bestehens des Vorhofflimmerns andererseits, haben Sie da Erfahrungen?

ZEHENDER:
Sicherlich ist es so, daß Patienten, die eine schlechte Kammerfunktion haben, sich ohne weiteres unter Chinidin, aber auch unter Amiodaron hämodynamisch verschlechtern können, und dies würde eine Konversion nicht begünstigen. In unserer Patientengruppe besteht jedoch bis jetzt kein sicherer Anhaltspunkt, daß dies eine wesentliche Limitation darstellt. Unsere Patienten hatten mindestens ein über 4 Wochen bestehendes Vorhofflimmern, das aber auch nicht länger als 2 Jahre bestand. Voraussetzung war stets, daß bei den Patienten ein EKG vorlag, aus dem ersichtlich war, daß innerhalb der letzten beiden Jahre ein Sinusrhythmus bestand. Dies war eine der Hauptschwierigkeiten bei der durchgeführten Untersuchung.

BECK:
Von welcher Dauer war eine Konversionsbehandlung bzw. ein Konversionsversuch? Dies ist wichtig, wenn man Serien verschiedener Autoren vergleicht. Hieraus resultieren wahrscheinlich die enormen Unterschiede in den Erfolgsraten. Wir sind immer so vorgegangen, daß wir mit einer Präparation 4 Tage lang behandeln und bei Ineffektivität auf ein anderes Präparat übergehen. Dabei haben wir gesehen, daß Patienten, die binnen einer Woche nicht konvertierbar waren, auch mit höheren Dosen und anderen Medikationen nicht zu konvertieren sind. Der Prozentsatz der erfolgreichen Konversion nimmt dann rapide ab, die Nebenwirkungsrate und die Gefahren steigen jedoch enorm. Deshalb die Frage: Welchen Zweck hat es, Patienten, die nicht konvertiert werden können, über Wochen und Monate weiterzube- handeln?

ZEHENDER:
Wir haben die Patienten unter Chinidin/Verapamil maximal 6 Tage lang behandelt, das ist etwa der Zeitraum, den Sie angesprochen haben. War die Behandlung unter dieser Medikation ineffektiv hinsichtlich der Konversion in den Sinusrhythmus, erhielten die Patienten anschließend in einer zweiten Phase Amiodaron. Ihre Frage zielt wahrscheinlich auf die Fortführung der Amiodarontherapie 3 Monate nach Konversion. Diesen Punkt kann man sicherlich diskutieren. In der Literatur gibt es keine einheitlichen Angaben für zuvor therapierefraktäre Patienten über die Dauer der Therapie und entsprechende Späterfolge. Wir wollten herausfinden, inwieweit eine Verlängerung der Medikation sinnvoll ist. Deswegen haben wir diese Patienten unter voller Aufklärung und mit ihrem Einverständnis unter dieser Medikation gelassen.

BEHRENBECK:
Sie haben gesagt, daß kein Patient länger als 3 Monate Amiodaron bekommen hat, ist das richtig?

ZEHENDER:
Das ist richtig.

BEHRENBECK:
Sie erwähnten, daß Sie nach 12 Monaten nochmals eine Konzentrationsspiegelkontrolle machen. Was bedeutet dies?

ZEHENDER:
Wir haben über 3 Monate Rhythmisierungsversuche mit Amiodaron durchgeführt und anschließend – bei Weiterbestehen des Sinusrhythmus – die Medikation von Amiodaron auf Cordichin umgesetzt, um langfristig Nebenwirkungen zu vermeiden. Diese Patienten werden, wenn sie ein Jahr abgeschlossen haben, nachkontrolliert.

Antiarrhythmische Therapie des paroxysmalen Vorhofflimmerns*

G. Steinbeck, R. Doliwa, P. Bach

Medizinische Klinik I der Universität München, Klinikum Großhadern

Summary: Whether cardiac glycosides, besides decreasing ventricular rate, are able to terminate atrial fibrillation or to prevent the recurrence of this arrhythmia is unclear at present. This action was studied in a randomized, prospective study in 45 patients with symptomatic paroxysmal atrial fibrillation to compare class I-antiarrhythmic drugs (group I (n=15): digoxin 0.5 mg orally per day; group II (n=15): digoxin 0.25 mg and quinidine hydrogensulphate 750–1000 mg; group III (n=15): digoxin 0.375 mg and flecainide 200–300 mg).

Over a mean follow-up of 29 weeks, complete suppression or a significant reduction of attacks of paroxysmal atrial fibrillation was achieved in only two patients in group I, compared to six patients of group II and 11 patients of group III; drug efficacy was not sufficient in 12 patients of group I, six patients of group II and four patients of group III. Drug action could not be classified in one patient of group I and in three cases in group II. Thus, efficacy of cardiac glycosides given alone was inferior to the additional administration of either quinidine or flecainide (p<0.05; Chi squared test and Fisher's exact test). Side effects occurred in two cases in both group I and group III, compared to eight cases in group II.

Conclusions: (1) Oral long term therapy with cardiac glycosides is able to prevent paroxysmal atrial fibrillation in only a minority of cases (13%) and is significantly inferior to an additional therapy with either quinidine or flecainide; (2) While quinidine and flecainide appear to be equally effective, flecainide appears to be associated with fewer side effects. Results are preliminary because of a mean follow-up period of 29 weeks for this report.

Zusammenfassung: Ob Herzglykoside bei Vorhofflimmern neben der Senkung der Kammerfrequenz auch das weitere Auftreten dieser Rhythmusstörung selbst verhindern, ist unklar.

Diese Wirkung wurde randomisiert prospektiv an 45 Patienten mit symptomatischem paroxysmalen Vorhofflimmern im Vergleich zu Klasse-I-Antiarrhythmika untersucht (Gruppe I (n=15): Digoxin 0,5 mg per os täglich; Gruppe II (n=15): Digoxin 0,25 mg und Chinidinhydrogensulfat 750–1000 mg; Gruppe III (n=15): Digoxin 0,375 mg und Flecainid 200–300 mg).

Über einen mittleren Verlauf von 29 Wochen wurde eine vollständige Suppression oder deutliche Verminderung der Anfälle bei nur 2 Patienten der Gruppe I, dagegen 6 der Gruppe II und 11 Patienten der Gruppe III erzielt; eine nicht ausreichende Wirkung wurde 12mal in Gruppe I, 6mal in Gruppe II und 4mal in Gruppe III beobachtet. Nicht beurteilbar war der Effekt in einem Fall der Gruppe I und in 3 Fällen der Gruppe II. Die Wirksamkeit der Herzglykoside allein war gegenüber der zusätzlichen Gabe von Chinidin oder Flecainid signifikant unterlegen (p<0,05; CHI²-Test und Fisher-Test). Relevante Nebenwirkungen traten in je zwei Fällen der Gruppe I und III, dagegen in 8 Fällen der Gruppe II auf.

Schlußfolgerungen:
1. Eine Dauertherapie mit Herzglykosiden verhindert nur in Einzelfällen paroxysmales Vorhofflimmern und ist einer zusätzlichen Therapie mit Chinidin oder Flecainid unterlegen.
2. Bei gleicher Wirksamkeit von Chinidin und Flecainid erscheint Flecainid mit weniger Nebenwirkungen belastet.

Wegen des bisher kurzen Verlaufszeitraumes sind die mitgeteilten Ergebnisse als vorläufig zu betrachten.

Einleitung

Trotz zahlreicher klinischer und experimenteller Untersuchungen ist die antiarrhythmische Wirksamkeit einer Terapie mit herzaktiven Glykosiden bei Vorhofflimmern unzu-

* Mit Unterstützung der DFG (Ste 257/5–3)

reichend bekannt. Dies beruht auf der hier bestehenden Vielfältigkeit der Wirkungen herzaktiver Glykoside, die in Abb. 1 dargestellt ist und welche die Diskrepanzen zwischen experimentellen und klinischen Befunden teilweise erklären kann. Für den Vorhof ist sowohl eine Verlängerung als auch Verkürzung der Refraktärperiode durch Glykoside beschrieben worden (8, 11, 13). Am AV-Knoten ist eine Verlangsamung der Leitungsgeschwindigkeit und eine Verlängerung der Refraktärperiode gemessen worden (12, 13). Dies ist die Erklärung für die Verlangsamung der Kammerfrequenz bei Vorhofflimmern, die ohne jede Frage von großer klinischer Bedeutung ist. Strittig ist dagegen die antiarrhythmische Wirksamkeit herzaktiver Glykoside auf die Terminierbarkeit von Vorhofflimmern selbst bzw. auf das Wiederauftreten dieser Rhythmusstörung. 1978 wurde in einer klinischen elektrophysiologischen Studie berichtet, daß G-Strophanthin intravenös zu einer Abnahme der mittels Stimulationsmethoden gemessenen vulneralben Phase um 70% führt, als möglicher Ausdruck eines antifibrillatorischen Effektes (4). In einer eigenen Untersuchung haben wir an Normalpatienten und Patienten mit Sinusknotensyndrom vor und unter einer therapeutischen Digoxin-Plasmakonzentration mittels programmierter Stimulation die effektive und funktionelle Refraktärzeit des Vorhofes bestimmt (15).

Während die effektive Refraktärzeit nur eine Tendenz zur Zunahme zeigt, ist diese Zunahme für die funktionelle Refraktärzeit auch statistisch signifikant (Abb. 2).

Abgesehen von einigen früheren Publikationen (u.a. 9) und sicher zahlreichen klinischen Erfahrungen, die jedoch nicht als systematische Studien publiziert sind, liegen keine Untersuchungen zur klinischen Wirksamkeit herzaktiver Glykoside auf die Unterbrechung bzw. des Wiederauftretens von paroxysmalem Vorhofflimmern vor.

Wir entschlossen uns daher zur Durchführung einer prospektiven, randomisierten Studie, wobei zum Vergleich einer allein mit herzaktiven Glykosiden behandelten Patientengruppe eine zweite bzw. dritte Patientengruppe zusätzlich mit entweder Chinidin oder Flecainid behandelt wurde.

Patientengut und Methodik

Einschlußkriterium für die Patienten war die elektrokardiographische Dokumentation von paroxysmalem Vorhofflimmern, einhergehend mit klinischer Symptomatik, so daß eine Indikation zur antiarrhythmischen Therapie bestand.

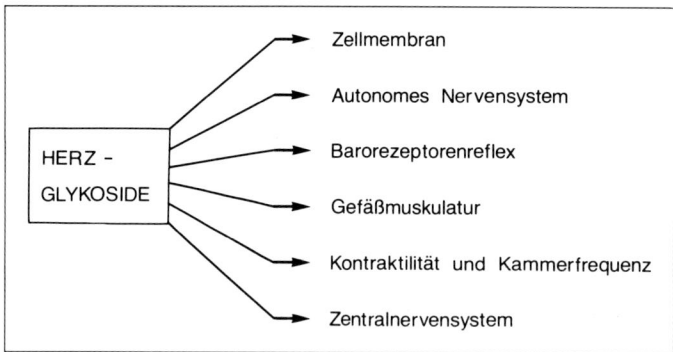

Abb. 1. Mögliche Wirkmechanismen herzaktiver Glykoside zur Beeinflussung von Vorhofflimmern

122

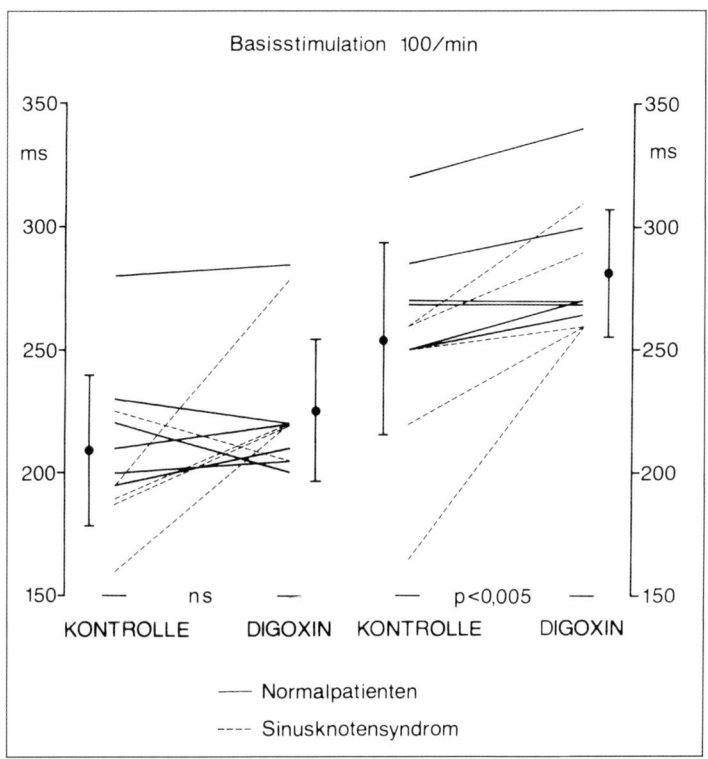

Abb. 2. Einfluß einer oralen Digoxintherapie auf die effektive und funktionelle Refraktärzeit des rechten Vorhofs bei Patienten mit normaler und pathologischer Sinusknotenfunktion

Als Ausschlußkriterien galten ein Alter über 75 Jahre, akuter Myokardinfarkt, Hypokaliämie als mutmaßliche Ursache des Vorhofflimmerns, eine unbehandelte Schilddrüsenüberfunktion sowie ein WPW-Syndrom. Eine zusätzliche Therapie mit Betablockern, Kalziumantagonisten oder anderen antiarrhythmischen Substanzen war nicht gestattet.

Es handelte sich um 45 Patienten (26 Männer, 19 Frauen) im mittleren Alter von 58,8 Jahren. 10mal lag als Grunderkrankung eine koronare Herzerkrankung, 11mal eine mutmaßlich abgelaufene Myokarditis, in 8 Fällen ein Mitralklappenprolaps, bei 3 Patienten ein Mitralklappenfehler und in 2 Fällen eine rheumatische Herzerkrankung vor. Eine dilatative Kardiomyopathie war in 2 Fällen zu diagnostizieren. Trotz sorgfältiger nichtinvasiver Diagnostik konnte in 12 Fällen keine organische Herzerkrankung eruiert werden. Der mittels M-Mode-Echokardiographie bestimmte Durchmesser des linken Vorhofes betrug im Mittel 41,1 ± 8,3 mm. Die Häufigkeit der Anfälle, bevor die Patienten in die Studie aufgenommen wurden, betrug bis zu 1 Anfall/Jahr in 5 Fällen, bis zu 1 Anfall/Monat bei 12 Patienten, bis zu 1 Anfall/Woche bei 9 Patienten und von 1 Anfall/Woche bis hin zu permanentem Vorhofflimmern bei 19 Patienten. Die Dauer der Arrhythmieanamnese betrug im Mittel 72,6 Monate, die Zahl früherer ineffektiver Therapieversuche betrug im Mittel 3,1 Monate pro Patient vor Aufnahme in die Studie.

Zur Beurteilung der antiarrhythmischen Wirksamkeit wurde die klinische Symptomatik, das Ruhe-EKG, ein 24-h-Langzeit-EKG vor und unter antiarrhythmischer Therapie sowie die Verlaufsbeobachtung herangezogen.

Die Wirksamkeit der Therapie wurde wie folgt graduiert:

Grad I: Vollständige Unterdrückung des paroxysmalen Vorhofflimmerns,

Grad II: Reduktion der Anfälle, Fortführung der Therapie,

Grad III: keine oder geringe Unterdrückung des paroxysmalen Vorhofflimmerns, Therapieänderung erforderlich,

Grad IV: antiarrhythmische Wirksamkeit nicht beurteilbar.

Ergebnisse und Diskussion

Die 45 Patienten wurden in 3 Therapiegruppen randomisiert:

Gruppe I: erhielt Digoxin 2 x 0,25 mg oral täglich;

Gruppe II: erhielt neben Digoxin 2 x 0,125 mg oral täglich, zusätzlich Chinidin-hydrogensulfat 750–1000 mg täglich;

Gruppe III: erhielt neben Digoxin 3 x 0,125 mg oral täglich Flecainid in einer Dosierung zwischen 200 und 300 mg oral täglich.

Über eine mittlere Verlaufsbeobachtung von 29,2 Wochen waren nur 2 von 15 mit herzaktiven Glykosiden behandelte Patienten ausreichend therapiert (13%); dem standen Therapieversagen in 12 Fällen (Grad III) gegenüber, in einem Fall war die Wirksamkeit nicht beurteilbar.

An Nebenwirkungen beobachteten wir in einem Fall das Auftreten einer Sinusbradykardie und eines intermittierenden Sinusknotenstillstandes und in einem anderen Fall Übelkeit; in beiden Fällen verschwanden die Nebenwirkungen unter einer Reduktion der Digitalisdosierung.

In der neben reduzierter Digitalisdosierung zusätzlich mit Chinidin behandelten Patientengruppe II waren 6 Patienten erfolgreich behandelt (Grad I und II), dem standen ebenfalls 6 nicht ausreichend behandelte Patienten gegenüber; bei 3 Patienten dieser Gruppe war die Wirksamkeit nicht beurteilbar. An Nebenwirkungen beobachteten wir gastrointestinale Syndrome in 4 Fällen, Sinusbradykardie und Übelkeit in einem Fall, Konversion von Vorhofflimmern zu Vorhofflattern bei einem Patienten, Seh- bzw. Angabe von Potenzstörungen in je einem Fall. In der neben einer mittleren Digitalisdosierung mit zusätzlich Flecainid behandelten Patientengruppe III war die Wirksamkeit gut bzw. sehr gut in 11 Fällen, dem stand eine nicht ausreichende Wirksamkeit in nur 4 Fällen gegenüber.

An Nebenwirkungen wurde in dieser Patiengengruppe Unwohlsein von einem Patienten angegeben, ein weiteres Mal trat eine Sinusbradykardie auf. Die statistische Analyse mit dem Chi^2-Test und dem Fisher-Test ergab, daß die Behandlungsergebnisse in Gruppe I den zusammengenommenen Behandlungsergebnissen der Gruppe II und III unterlegen sind ($p < 0,05$), während die Behandlungsergebnisse der Gruppe III denen der Gruppe I und II überlegen sind ($p < 0,05$).

Als wichtiges Ergebnis dieser Studie ist also festzuhalten, daß herzaktive Glykoside nur relativ selten das weitere Auftreten von paroxysmalem Vorhofflimmern unterdrücken (in unserer Studie 13%).

Die Wirksamkeit der Glykosidtherapie ist dabei einer Kombinationsbehandlung mit einem Klasse-I-Antiarrhythmikum (in unserer Studie entweder Chinidin oder Flecainid) unterlegen.

Hauptziel unserer Studie war der Vergleich der Digitaliswirkung mit einer zusätzlichen antiarrhythmischen Therapie. Um die Wirksamkeit der von uns in Gruppe II und Gruppe III eingeschlagenen antiarrhythmischen Therapie mit der Wirksamkeit anderer antiarrhythmischer Therapien zu vergleichen, sind in Tabelle 1 Angaben über die antiarrhythmische Wirksamkeit anderer Substanzen bei Vorhofflimmern aufgeführt (siehe auch 1, 2, 3, 6, 7, 10, 14, 16).

Diese Übersicht schließt Studien mit Propafenon, Flecainid, Disopyramid, den Kalziumantagonisten Diltiazem und Verapamil, Chinidin, Amiodaron sowie die fixe Kombination aus Chinidin und Verapamil ein.

Eingeschränkt wird eine solche Vergleichsmöglichkeit dadurch, daß Grunderkrankung und Dauer des bestehenden Vorhofflimmerns in den jeweilig untersuchten Patientengruppen nicht gleich sein müssen; überwiegend wurden in den Studien der Tabelle 1 auch Patienten mit permanentem Vorhofflimmern therapiert, während es sich bei unseren Patienten ganz überwiegend um paroxysmales Vorhofflimmern handelte.

Trotz dieser Einschränkung fällt auf, daß die Regularisierungsrate von Vorhofflimmern zu Sinusrhythmus durch alleinige Therapie mit einem Kalziumantagonisten (Diltiazem oder Verapamil) selten ist. Die Gabe eines Klasse-I-Antiarrhythmikums führt übereinstimmend in mehr als der Hälfte der Fälle jeweils zur dauerhaften Regularisierung; diesbezügliche Unterschiede in der Wirksamkeit zwischen Propafenon, Flecainid, Disopyramid, Chinidin und Amiodaron können unseres Erachtens nach aus den mitgeteilten Ergebnissen nicht abgeleitet werden. Zur Frage, ob die Kombinationstherapie aus Chinidin und Verapamil zur Regularisierung von Vorhofflimmern einer alleinigen Therapie mit Chinidin überlegen ist, bedarf es unserer Ansicht nach der Durchführung einer kontrollierten Studie.

Die Einleitung einer antiarrhythmischen Therapie mit einem Klasse-I-Antiarrhythmikum kann zur Auslösung potentiell lebensbedrohlicher arrhythmogener Wirkungen

Tabelle 1. Literaturübersicht über die Wirksamkeit einer antiarrhythmischen Therapie des Vorhofflimmerns (ohne Anspruch auf Vollständigkeit)

Autor	Substanz	Anzahl der Patienten	Sinusrhythmus (%)
Beck et al., 1978	Propafenon	30	46,5
Goy et al., 1985	Flecainid i. v. und p. o.	50	72,0
Breithardt et al., 1976	Disopyramid	23	43,5
Lerch, 1976	Disopyramid	30	40,0
Ochs et al., 1985	Diltiazem	15	6,5
	Verapamil	15	13,0
Gülker et al., 1985	Chinidin/Verapamil (Herzglykoside)	142	77,0
Cramer, 1968	Chinidin	237	62,0
Ward et al., 1980	Amiodaron	15	53,0

führen. Deswegen ist der mögliche Nutzen einer medikamentösen Regularisierung (Verbesserung der Hämodynamik und Leistungsfähigkeit, antiembolischer Effekt) gegenüber dem Risiko (arrhythmogener Effekt) bzw. Auftreten von Nebenwirkungen in jedem Einzelfall abzuwägen. Vor der Regularisierung des konstanten Vorhofflimmerns sollte der Patient zumindest 14 Tage antikoaguliert sein (5), zur besseren Überwachung bezüglich des Auftretens eines proarrhythmischen Medikamenteneffektes, der mit jeder Substanz im Prinzip möglich ist, sollte die Therapieeinleitung in der Klinik erfolgen.

Zusammenfassend ergab unsere Studie folgendes:
1. Herzaktive Glykoside unterdrücken selten das weitere Auftreten von paroxysmalem Vorhofflimmern (13%).
2. Die Wirksamkeit der Glykoside ist einer Kombinationsbehandlung mit Klasse-I-Antiarrhythmika unterlegen.
3. Bei vergleichbarer antiarrhythmischer Wirksamkeit von Flecainid und Chinidin scheint ersteres mit weniger Nebenwirkungen belastet zu sein.

Geht paroxysmales Vorhofflimmern mit einer Tachyarrhythmie einher, handelt es sich um ältere Patienten oder um solche mit einer Vorschädigung des Herzens bzw. eingeschränkter Pumpfunktion, so ist dennoch die Digitalisierung dieser Patienten die Therapie der ersten Wahl. Ist neben einer Senkung der Kammerfrequenz die Regularisierung zu Sinusrhythmus das Ziel der Therapie, wird regelhaft neben der Digitalisierung die Gabe eines Klasse-I-Antiarrhythmikums erforderlich.

Literatur

1. Beck OA, Lehmann H-U, Hochrein H (1978) Propafenon und Lidoflazin bei chronischem Vorhofflimmern und -flattern. Dtsch med Wschr 103:1068
2. Breithardt G, Haerten K, Seipel L (1976) Zur antiarrhythmischen Wirksamkeit von Disopyramid bei ventrikulärer Extrasystolie und Vorhofflimmern. Z Kardiol 65:713
3. Cramer G (1968) Early and late results of conversion of atrial fibrillation with quinidine. Acta Med Scand (Suppl) 490:1
4. Engel TR, Gonzales ADC (1978) Effects of digitalis on atrial vulnerability. Am J Cardiol 42:570
5. Erckelens K, Effert S (1987) Antikoagulation vor Rhythmisierung von Vorhofflimmern? Dtsch med Wschr 112:661
6. Goy J-J, Grbic M, Hurni M, Finci L, Maendly R, Duc J, Sigwart U (1985) Conversion of supraventricular arrhythmias to sinus rhythm using flecainide. Eur Heart J 6:518
7. Gülker H, Brisse B, Heuer H, Thale J, Bramann HU, Frenking B, Matija B, Bender F (1985) Antifibrillatorische Wirksamkeit der Kombination Chinidin/Verapamil bei Vorhofflimmern. Therapiewoche 35:821
8. Hayward RP, Hamer J, Taggart P, Emanuel R (1983) Observations on the biphasic nature of digitalis electrophysiological actions in the human right atrium. Cardiovasc Res 17:533
9. Jennings PB, Makous N, Vander Veer JB (1958) Reversion of atrial fibrillation to sinus rhythm with digitalis therapy. Am J Med Sci 702
10. Lerch W (1976) Bericht über eine kontrollierte Studie zur Wirksamkeit des Präparates B 712 (Disopyramid-dihydrogenphosphat) bei absoluter Arrhythmie mit Vorhofflimmern. Therapiewoche 26:6515
11. Méndez R, Méndez C (1953) The action of cardiac glycosides on the refractory period of heart tissues. J Pharmacol Exp Ther 107:24
12. Méndez C, Aceves J, Méndez R (1961) The anti-adrenergic action of digitalis on the refractory period of the A-V transmission system. J Pharmacol Exp Ther 131:198

126

13. Moe GK, Farah AE (1970) Cardiovascular drugs: digitalis and allied cardiac glycosides. Pharmacological Basis of Therapeutics 31:677
14. Ochs HR, Anda L, Eichelbaum M, Greenblatt DJ (1985) Diltiazem, verapamil, and quinidine in patients with chronic atrial fibrillation. J Clin Pharmacol 25:204
15. Steinbeck G, Rosenberger W, Naumann d'Alnoncourt C, Lüderitz B (1978) Zur Glykosidwirkung beim Sinusknotensyndrom. Z Kardiol 67:190
16. Ward DE, Camm AJ, Spurrell RAJ (1980) Clinical antiarrhythmic effects of amiodarone in patients with resistant paroxysmal tachycardias. Br Heart J 44:91

Anschrift des Verfassers:
Prof. Dr. G. Steinbeck
Medizinische Klinik I
der Universität München
Klinikum Großhadern
Marchioninistraße 15
8000 München 70

Diskussion

BENDER:
Wie haben sich die Kammerfrequenzen verhalten? Wir wissen, daß sie bei paroxysmalem Vorhofflimmern ungewöhnlich ansteigen und häufig der Grund sind, warum die Patienten zum Arzt gehen; die hohen Frequenzen bei unregelmäßigem Herzschlag stören die Patienten erheblich. Wie war es bei den drei Gruppen?

STEINBECK:
Meinen Sie bei den Patienten, die in Sinusrhythmus konvertiert werden konnten, oder meinen Sie auch die Patienten, bei denen das nicht gelang?

BENDER:
Das paroxysmale Vorhofflimmern trat ja auch unter Therapie in vielen Fällen auf, wie war dann die Höhe der Kammerfrequenz im Vergleich zum Vorkommen ohne Therapie?

STEINBECK:
Wir konnten nur bei einigen Patienten vor und unter Therapie das Wiederauftreten des paroxysmalen Vorhofflimmerns dokumentieren. Wenn z. B. ein Patient uns berichtete, daß wieder Anfälle aufgetreten waren und er diese typisch beschreiben konnte, dann war dies für uns ein Fall von Therapieversagen, auch wenn wir dies im Langzeit-EKG nicht nachvollziehen konnten. Wir haben uns also oft nach der glaubhaften Schilderung des Patienten gerichtet. Für die oben genannten Patienten ist die übliche frequenzverlangsamende Wirkung um 10 bis 20 Schläge pro Minute nachgewiesen worden, und zwar sowohl bei den Patienten, die nur Glykoside bekamen, als auch bei denen, die mit der Kombination behandelt wurden. Es bestanden hier keine Unterschiede in diesen drei Patientengruppen.

BRISSE:
Herr Steinbeck, eine Frage zu Ihrer Digoxindosierung: Wenn ich das richtig sehe, waren die Dosierungen in den drei Gruppen unterschiedlich und die Dosis in der ausschließlich mit Digoxin behandelten Gruppe relativ hoch. Nun gibt es ja proarrhythmische Effekte auch beim Digoxin. Und die zweite Frage: Warum haben Sie in den drei Gruppen nochmals gestaffelt, besonders unter der Flecainidtherapie?

STEINBECK:
Wir haben die Dosierung in der ersten Patientengruppe mit 2 x 0,25 mg gewählt, was von der Mehrzahl der Patienten auf Dauer gut toleriert wurde. Wir haben das anhand der Digoxinspiegel kontrolliert. Zwei dieser Patienten fielen jedoch heraus: Einer entwickelte eine symptomatische Bradykardie, ein anderer Patient berichtete über Übelkeit. In der zweiten Patientengruppe haben wir aufgrund der bekannten

Digoxin-Chinidin-Interaktion das Digoxin auf die Hälfte reduziert; die Spiegel lagen trotz dieser Reduktion ebenso hoch wie in der Patientengruppe I. In der dritten Patientengruppe haben wir einen Kompromiß gewählt und 3 x 0,125 mg plus Flecainid gegeben. Es gibt inzwischen Untersuchungen, die bestätigen, daß es keine Interaktionen gibt, aber wir haben aus Vorsichtsgründen bei der Kombination das Digoxin etwas reduziert. Ich glaube jetzt nachträglich sagen zu können, daß die günstigen Wirkungen in der Gruppe III weitgehend auf die Flecainidtherapie zurückzuführen sind, da wir in der Patientengruppe I nur selten günstige Wirkungen von Herzglykosiden gesehen haben.

FLEISCHMANN:
Sie haben anfänglich gezeigt, daß Sie nicht nur Fälle mit paroxysmalem Vorhofflimmern eingeschlossen haben. Fast 40 oder 50% der Patienten haben chronisches Vorhofflimmern gezeigt. Das ist ja ein ganz anderes Krankengut und gar nicht vergleichbar.

STEINBECK:
Die entsprechende Definition lautete: Die Patienten hatten 1×/Woche bis längstens drei Monate Vorhofflimmern und hatten vorher Phasen von paroxysmalem Vorhofflimmern. Das traf für 19 dieser 45 Patienten zu, und diese Patienten verteilten sich gleichmäßig auf die drei Patientengruppen.

SCHLEPPER:
Ich habe drei Fragen: Erstens: Sie hatten 11 Patienten mit Myokarditis. Wie haben Sie die Diagnose gestellt, und wie verhielten sich diese Patienten im Vergleich mit den übrigen Gruppen?
Zweitens: Es gibt zwei Arten von Auslösern von Vorhofflimmern und Paroxysmen. Die einen Patienten bekommen in der Nacht oder nach dem Essen ihre Anfälle, diese sind also vagal vermittelt. Die Anfälle anderer Patienten dagegen sind sympathisch vermittelt und treten nach oder während einer Aufregung oder morgens beim Aufstehen auf. Daß diese beiden Patientengruppen unterschiedlich reagieren, ist klar. Je länger ein paroxysmales Vorhofflimmern besteht, desto weniger deutlich sind diese Unterschiede herauszuarbeiten. Hier stimme ich mit Herrn Coumel sicherlich nicht überein. Auch meine ich nicht daß es, je deutlicher die Grundkrankheit ist, desto schwieriger wird, diese Unterschiede herauszuarbeiten. In Ihrem Kollektiv, wo ein Großteil der Patienten letzten Endes nicht wesentlich krank war, hätte es solche Unterschiede geben müssen. Und drittens: Warum geben Sie Digitalis in der Gruppe II und III, vor allen Dingen in der Gruppe III? Ich kann den Sinn nicht sehen. Außerdem sind mir keinerlei Unterlagen aus der Literatur bekannt, wo chronisches Vorhofflimmern – und wir wollen ruhig Ihre Definition mit der dreimonatigen Dauer annehmen – allein durch Digitalis konvertiert wird. Das sind Zufallsbefunde, behaupte ich.

STEINBECK:
Ich glaube, daß Sie hier etwas vorwegnehmen, was noch nicht gut untersucht ist. Es ist immer wieder so, daß über die Digitaliswirkung beim Vorhofflimmern viele Leute diskutieren und vermeintliche Erfahrungen berichten, und wenn man genau in der Literatur nachschaut, dann fällt man ins Bodenlose. Aus diesem Grunde wollten wir eine solche Studie konsequent durchführen. Zu den drei Fragen:
1. Wie war die Myokarditisdiagnose gesichert? Diese Diagnose war nicht durch bioptische Untersuchungen gesichert, sondern sie war eine klinische Verdachtsdiagnose aufgrund der Patientenangabe, daß das Auftreten der Rhythmusstörung im Zusammenhang mit plötzlich aufgetretener körperlicher Abgeschlagenheit und grippeartigen Symptomen stand. Die Patienten hatten keine höhergradige Einschränkung der linksventrikulären Pumpfunktion und sind deswegen nicht invasiv untersucht worden.
2. Zur Unterscheidung zwischen vagal induzierten Rhythmusstörungen und solchen, die im Rahmen von körperlichen oder emotionalen Belastungen aufgetreten sind: Nur bei einer ganz geringen Anzahl von Patienten traten die Rhythmusstörungen aus vagalen Kreislaufsituationen heraus auf, das heißt, die große Mehrheit unserer Patienten bekamen ihre Anfälle von Vorhofflimmern bei körperlicher oder emotionaler Belastung oder aber ohne erkennbaren äußeren Anlaß.
3. Der Grund für die Kombinationstherapie war, daß wir die klinische alltägliche Situation nachvollziehen wollten. Das heißt: Bei nicht bekannter oder gestörter linksventrikulärer Pumpfunktion geben wir bei einer Tachyarrhythmie auch jetzt zuerst Herzglykoside. Wir machen eine schnelle Aufsättigung mit diesen Präparaten, und zu einem individuell verschiedenen späteren Zeitpunkt kombinieren wir mit einer zusätzlichen antiarrhythmischen Therapie. Dies war der Grund für dieses Studienprotokoll. Uns ist bewußt, daß damit aus wissenschaftlicher Sicht die Wirkungen nicht exakt vergleichbar sind, für den Fall

etwa, daß die Herzglykosidwirkung stärker gewesen wäre. Bei einem Protokoll, bei dem die Patientengruppen II und III nur Chinidin oder Flecainid erhalten hätten, wäre der klinisch relevante Vergleich schwerer geworden, wenn man diesen Patienten eine relevante antiarrhythmische Wirkung von Glykosiden vorenthalten hätte.

SCHLEPPER:
Es ist ganz ungewöhnlich, daß sich Ihr Kollektiv – ich will es gar nicht in Zweifel ziehen – in einem so hohen Maße aus Patienten mit sympathikomimetisch vermitteltem Vorhofflimmern zusammensetzt. Es wundert mich, daß Sie mit der vagomimetischen und der antisympathikomimetischen Wirkung von Digitalis nicht doch höhere prophylaktische Erfolge erzielt haben.

STEINBECK:
Daß wir mit Herzglykosiden so wenig Erfolg hatten, bestätigt, daß es sich um Patienten handelte, bei denen die Anfälle eben aus solchen sympathischen Ereignissen heraus aufgetreten sind. Denn eine antiadrenerge Wirkung ist das wenigste, was wir von einem Herzglykosid erwarten, wenn wir dieses Präparat einsetzen.
   Nehmen Sie an, daß die Herzglykoside über eine vagomimetische Wirkung die Rhythmusstörungen vermehrt auslösen?

SCHLEPPER:
Nicht bei den sympathikomimetisch vermittelten Rhythmusstörungen, nur bei den vagomimetisch vermittelten. Deswegen wird ja in neueren Arbeiten davor gewarnt, Patienten mit nächtlichem Vorhofflimmern zunächst zu digitalisieren, bei paroxysmalem wohlgemerkt, nicht bei bestehendem Vorhofflimmern.

HAUCK:
Hatten Sie in den Anamnesen auch Angaben über Extrasystolien, also nicht nur plötzliche Tachyarrhythmien? Und ist bei der Digitalisbehandlung nach Ihrem Schema keine Wenckebach-Periodik aufgetreten?

STEINBECK:
Diese Patienten mit paroxysmalem Vorhofflimmern weisen in den allermeisten Fällen auch die Vorläufer supraventrikulärer Extrasystolen auf. Auch für diesen Parameter war der unterdrückende Effekt der Herzglykoside nur mäßig. Das korreliert gut mit der besseren antiarrhythmischen Wirkung der Substanzen Chinidin und Flecainid. Wenckebach-Blockierungen der AV-Überleitung haben wir nicht beobachtet, insbesondere nicht in der ersten Patientengruppe, die ausschließlich Digitalis erhalten hat.

GREEFF:
Ich verstehe nicht, warum Sie von einer antiadrenergen Wirkung sprechen: Die Wirkung auf die Überleitungszeit ist höchstens ein funktioneller Antagonismus. Im übrigen haben die Digitalis-Glykoside ja eine zentrale sympathische, stimulierende Wirkung, die sogar zu Rhythmusstörungen führen kann. Ihre Dosierung mit 0,5 mg Digoxin ist ja relativ hoch, besonders bei den älteren Patienten.

STEINBECK:
Das Alter unserer Patienten im Mittel betrug 58,8 Jahre, es waren also keine sehr alten Patienten darunter. Das Postulieren einer antiadrenergen Wirkung beruht nicht auf unseren Untersuchungen, sondern auf dem Studium der Literatur; hier gibt es Arbeiten von Pharmakologen, die zeigen, daß in tierexperimentellen Untersuchungen ein antiadrenerger Effekt vorhanden sein soll. Ich habe dies nur als eine mögliche Wirkung der Herzglykoside mit in Betracht gezogen.

Kombination von Sotalol und Klasse-I-Antiarrhythmika bei ventrikulären Rhythmusstörungen

M. Manz, W.-L. Wagner, B. Lüderitz

Medizinische Universitätsklinik, Innere Medizin – Kardiologie, Bonn

Summary: The efficacy of sotalol (160–320 mg p. o.) in combination with mexiletine (600–800 mg p. o.) or tocainide (800–1200 mg p. o.) was studied in 34 patients with complex ventricular premature beats and in 17 patients with recurrent ventricular tachycardia. In patients with ventricular premature beats, 2.2±1 antiarrhythmic drug trials had failed, and in patients with recurrent ventricular tachycardia 3±2 had failed. The combination of sotalol with mexiletine or tocainide reduced ventricular ectopic beats by 79% and ventricular pairs and salvoes by 85%. A significant reduction in ventricular ectopic beats (>80%) was reached in 74% of the patients and of pairs and salvoes (>90%) in 79%. There was no difference in the antiarrhythmic efficacy between the combination of sotalol/mexiletine and sotalol/tocainide. Persistent VTs could be induced in 89% of patients with recurrent ventricular tachycardias by programmed ventricular stimulation. Under oral therapy with sotalol in combination with mexiletine or tocainide, complete suppression of VT was achieved in 41% of the patients; in 23% of the patients, non-persistent VTs were initiated and persistent VTs in 36%. Acceleration of VT was observed in one case. The results show that sotalol, in combination with mexiletine or tocainide, has a potent antiarrhythmic effect in patients with otherwise drug-refractory ventricular arrhythmias.

Zusammenfassung: Die Wirksamkeit einer antiarrhythmischen Kombinationsbehandlung von Sotalol mit den Klasse-I-B-Antiarrhythmika Mexiletin bzw. Tocainid wurde bei 34 Patienten mit komplexer ventrikulärer Extrasystolie mittels Langzeit-EKG-Registrierungen und bei 17 Patienten mit persistierender ventrikulärer Tachykardie durch programmierte ventrikuläre Stimulation untersucht. Bei den Patienten mit komplexer Extrasystolie waren zuvor 2,2±1 Klasse-I-Antiarrhythmika und bei den Patienten mit persistierender Kammertachykardie 3±2 antiarrhythmische Therapieversuche ohne bleibenden Erfolg vorausgegangen. Unter der Therapie von Sotalol mit Mexiletin bzw. Tocainid wurden einfache ventrikuläre Extrasystolen im Mittel um 79% und komplexe Rhythmusstörungen um durchschnittlich 85% reduziert. Bei 74% der Patienten fand sich eine signifikante (>80%) Reduktion ventrikulärer Extrasystolen; Paare und Salven wurden bei 79% der Patienten signifikant (>90%) supprimiert. Es fand sich kein Unterschied in der Wirkungsstärke der beiden Untergruppen Sotalol/Mexiletin bzw. Sotalol/Tocainid. Bei 5 Patienten unter Sotalol/Tocainid und einem Patienten unter Sotalol/Mexiletin waren signifikante Nebenwirkungen aufgetreten. – Während programmierter Kontrollstimulation konnte bei 11% der Patienten eine salvenartige ventrikuläre Tachykardie und bei 89% eine persistierende ventrikuläre Tachykardie induziert werden. Unter der Behandlung mit Sotalol in Kombination mit Mexiletin oder Tocainid war die Induktion der persistierenden Tachykardie bei 41% der Patienten supprimiert, 23% der Patienten wiesen eine selbstterminierende Tachykardie (<30s) und 36% eine persistierende ventrikuläre Tachykardie auf. In einem Fall war ein proarrhythmischer Effekt nachweisbar. – Die Ergebnisse zeigen, daß unter kombinierter Anwendung von Sotalol mit Mexiletin bzw. Tocainid bei Patienten mit komplexer ventrikulärer Extrasystolie oder persistierender ventrikulärer Tachykardie eine gesteigerte antiarrhythmische Wirksamkeit mit niedriger Nebenwirkungsrate erreicht werden kann.

Einleitung

Bei Ineffektivität eines Antiarrhythmikums in der Behandlung maligner ventrikulärer Arrhythmien sind der Dosissteigerung durch kardiale wie extrakardiale Nebenwirkungen der Arzneistoffe häufig Grenzen gesetzt. Eine Verbesserung der antiarrhythmischen

Wirksamkeit wird dann durch Substanzkombinationen angestrebt. Die Auswahl für die Kombinationstherapie richtet sich nach elektrophysiologischen Parametern (relative Wirkung auf Natrium-, Kalium- und Kalziumkanäle; Beeinflussung von Refraktärzeit und Aktionspotentialdauer) und nach dem primären Wirkort am Herzen. Dies bedeutet, daß in der Regel Substanzen aus verschiedenen Wirkstoffklassen kombiniert werden. Desweiteren wird die Wirksamkeit der Antiarrhythmika vorausgegangener Substanztestungen für die Kombinationstherapie berücksichtigt. Bisherige klinische Untersuchungen mit Substanzkombinationen sind in Tabelle 1 dargestellt (4–9). Wir untersuchten die Kombination von Sotalol (Klasse-III-Antiarrhythmikum und nichtselektiver Betablocker) mit den Klasse-I-B-Substanzen Mexiletin bzw. Tocainid bei Patienten mit komplexer ventrikulärer Extrasystolie (23) und bei Patienten mit rezidivierender, persistierender Kammertachykardie.

Patienten und Methodik

Komplexe ventrikuläre Extrasystolie: In die prospektive Untersuchung wurden 34 Patienten im Alter von 19 - 74 Jahren (im Mittel 50 ± 12 Jahre) aufgenommen. Alle Patienten hatten eine ventrikuläre Arrhythmie der Lown-Klasse IVa oder IVb (gepaarte ventrikuläre Extrasystolen, ventrikuläre Salven). Die Indikation zur antiarrhythmischen Behandlung ergab sich aus der klinischen Symptomatik oder bei Koronarkranken aus prognostischer Sicht. Im Mittel waren $2,2\pm1$ Antiarrhythmika, bei 8 Patienten Amiodaron und bei 15 Patienten zusätzlich Betablocker ohne ausreichenden therapeutischen Erfolg oder mit nicht tolerablen Nebenwirkungen angewandt worden. Die zugrundeliegende Herzkrankheit war in 15 Fällen eine koronare Herzkrankheit, 4mal eine dilatative Kardiomyopathie, 4mal ein Herzklappenfehler und bei 3 Patienten ein Zustand nach Myokarditis. In 8 Fällen konnte keine kardiale Grunderkrankung objektiviert werden.

Nach Absetzen aller Antiarrhythmika für wenigstens 72 Stunden wurde ein 24-Stunden-EKG durchgeführt. Darauf erhielten die Patienten eine orale Therapie mit 160–320 mg Sotalol (im Mittel 212 ± 49 mg) in Kombination mit 800–1200 mg Tocainid (im Mittel 1129 ± 57 mg) oder 600–800 mg Mexiletin (im Mittel 625 ± 68 mg) für mindestens 3 Tage. Bei 12 Patienten war zunächst eine Langzeit-EKG-Registrierung unter mindestens 3tägiger Sotalolmonotherapie (im Mittel 220 ± 50 mg) durchgeführt worden, bevor eine antiarrhythmische Kombinationstherapie eingesetzt wurde.

Der Herzrhythmus wurde unter Verwendung tragbarer batteriebetriebener Aufnahmegeräte (DMI-Holter-Recorder, Diagnostic Medical Instruments) aufgezeichnet. Die Aufzeichnungsdauer betrug $22,6\pm3,3$ Stunden. Die Bandaufzeichnungen wurden rechnergestützt mit dem DMI-Holter-Analyzer ausgewertet. Ventrikuläre Extrasystolen wurden nach ihrer Häufigkeit beurteilt; paarweise aufgetretene ventrikuläre Extrasystolen und ventrikuläre Salven wurden mit Hilfe des komprimierten 2-Kanal-24-Stunden-EKG-Ausdrucks visuell überprüft. Die antiarrhythmische Wirkung wurde als prozentuale Arrhythmiesuppression angegeben. Eine Reduktion der einfachen VES >80% und der komplexen VES >90% wurde als Substanzeffekt beim Einzelpatienten gewertet (1).

Persistierende ventrikuläre Tachykardien: Es wurden 17 Patienten mit dokumentierter persistierender ventrikulärer Tachykardie retrospektiv untersucht. Das mittlere Alter

Tabelle 1. Klinische Untersuchungen zur medikamentösen antiarrhythmischen Kombinationstherapie

Autor	Kombination (Dosierung)	Rhythmus-störung	Effektivität
Duffy et al. (1983)	a.) Chinidin (1600 mg p.o.) + Procainamid (1306 ± 243 mg i.v.) b.) Disopyramid (1200 mg p.o.) + Procainamid (1306 ± 243 mg i.v.)	VT, VF	Frequenzsenkung der VT ohne Beeinflussung der Induzierbarkeit durch programmierte Stimulation
Duff et al. (1983)	Chinidin (824 ± 298 mg p.o.) + Mexiletin (800 ± 239 mg p.o.)	VT, VF komplexe VES	Additive antiarrhythmische Wirksamkeit bei geringer Nebenwirkungsrate
Greenspan et al. (1985)	a.) Chinidin (1200 -2400 mg p.o.) + Mexiletin (450-1200 mg p.o.) b.) Procainamid (4000-8000 mg p.o.) + Mexiletin (450-1200 mg p.o.)	VT, VF	Additive antiarrhythmische Wirksamkeit, synergistischer elektro-pharmakologischer Effekt
Breithardt et al. (1981)	Disopyramid (600 mg p.o.) + Mexiletin (600-1000 mg p.o.)	VT, VF	Gute Wirksamkeit bei tolerabler Nebenwirkungsrate
Waleffe et al. (1980)	Amiodaron (600 mg p.o.) + Mexiletin (600 mg p.o.)	VT	Suppression von spontanen wie stimulationsinduzierten VT
Heuer et al. (1985)	a.) Flecainid (300-400 mg p.o.) + Sotalol (160-320 mg p.o.) b.) Propafenon (450-900 mg p.o.) + Sotalol (160-320 mg p.o.)	Ventrikuläre Arrhythmie	Additive Wirksamkeit bei erhöhter Nebenwirkungsrate
Gülker et al. (1980)	Chinidin (750 mg p.o.) + Verapamil (240 mg p.o.)	Vorhofflimmern, paroxysmale atriale Tachykardie	Im Vergleich zur Monotherapie mit Chinidin Verdoppelung der Konversionsrate zu Sinusrhythmus

VT = Kammertachykardie; VF = Kammerflimmern; VES = ventrikuläre Extrasystolie

der Patienten betrug 53±8 Jahre. Bei 11 Patienten wurde angiographisch eine koronare Herzkrankheit nachgewiesen, wobei bei 10 Patienten ein Zustand nach Myokardinfarkt bestand. Bei den übrigen Patienten fand sich eine dilatative Kardiomyopathie. Der Kombinationstherapie waren 3±2 Therapieversuche mit Einzelsubstanzen vorausgegangen.

Sotalol kam in einer mittleren Dosis von 280 mg (von 160–480 mg), Mexiletin in einer Dosierung von 600 mg (400–800 mg) und Tocainid in Dosierung von 1200 mg/24 Stunden zum Einsatz.

Die programmierte Kammerstimulation wurde bei den Basisfrequenzen 100, 120 und 150/min durchgeführt. Nach dem letzten Basisstimulus wurden eine und in einem weiteren Durchgang zwei vorzeitige Zusatzaktionen bis zum Erreichen der Refraktärzeit induziert (12).

Mittelwerte wurden mit einfacher Standardabweichung (x±SD) angegeben. Die statistischen Berechnungen erfolgten mit dem T-Test für gepaarte Werte sowie dem U-Test nach Mann und Whitney.

Ergebnisse

Wirkung auf einfache und komplexe VES: Die Wirkung von Sotalol im Vergleich zur Kombinationstherapie konnte bei 12 Patienten erfaßt werden. Vor Therapieeinleitung betrug die Anzahl der einfachen VES 7933±6538/24 Stunden. Unter Sotalol war eine Reduktion der VES auf 2132±2355 VES/24 Stunden und unter der Kombinationstherapie auf 1481±2945 VES/24 Stunden nachweisbar (Abb. 1). Die komplexen ventrikulären Extrasystolen (Paare und Salven) erfuhren eine Reduktion unter der Behandlung von Sotalol von 747±851/24 h auf 261±480/24 h. Unter der Kombinationstherapie kam es zu einer weiteren Suppression der komplexen ventrikulären Extrasystolie auf 38±85/24 h (Abb. 2). Dies bedeutete eine signifikante Suppression einfacher VES unter Sotalolmonotherapie bei 5 von 12 Patienten (42%) und eine 90%ige Unterdrückung komplexer ventrikulärer Extrasystolen bei 3 von 12 Patienten (25%). Nach Zugabe von Mexiletin bzw. Tocainid hatten 11 von 12 Patienten eine signifikante Reduktion der einfachen VES und 10 von 12 Patienten eine signifikante Verringerung der komplexen ventrikulären Extrasystolen.

Im Gesamtkollektiv betrug die Anzahl der einfachen VES während der Kontrollmeßperiode 5861±4927/24 h. Unter dem Einfluß der Kombination von Sotalol mit Mexiletin bzw. Tocainid kam es zu einer signifikanten Reduktion der ventrikulären Extrasystolen auf 1278±2099/24 h (p<0,01) (Abb. 3). Paare und Salven wurden während der Kontrollmeßperiode mit einer Häufigkeit von 800±1498/24 h registriert; unter der antiarrhythmischen Kombinationstherapie kam es zu einer signifikanten Abnahme der komplexen ventrikulären Extrasystolen auf 136±648/24 h (p<0,01) (Abb. 4).

Eine signifikante, d.h. >80%ige Reduktion der einfachen VES wiesen 25 der 34 Patienten (74%) auf. Paare und Salven wurden unter der Kombinationstherapie um 85% reduziert. Eine signifikante, d.h. >90%ige Abnahme der komplexen VES war bei 27 der 34 Patienten (79%) nachweisbar (Abb. 5).

Es fand sich kein Unterschied in der Wirksamkeit von Sotalol/Mexiletin im Vergleich zu Sotalol/Tocainid. So ergab sich unter Sotalol/Mexiletin eine Reduktion der einfachen VES von 4527±3398/24 h auf 1193±2525/24 h (74%) und der komplexen VES von 391±555/h auf 18±36/24 h (81%). Sotalol/Tocainid supprimierte die einfachen VES von

134

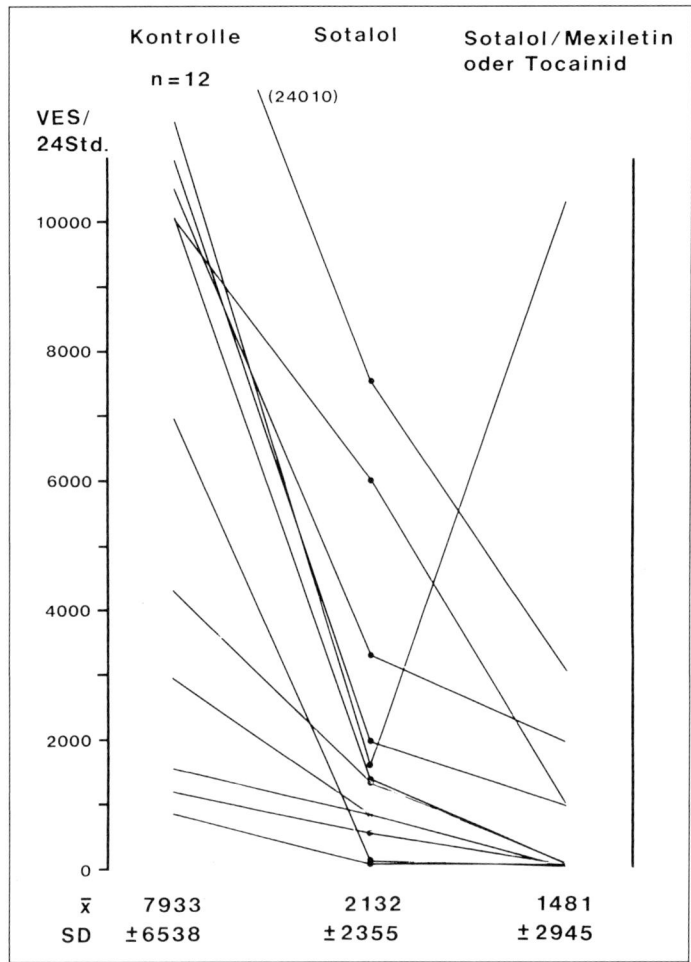

	Kontrolle	Sotalol	Sotalol/Mexiletin oder Tocainid
	n = 12	(24010)	

VES/24Std.

x̄: 7933 — 2132 — 1481
SD: ±6538 — ±2355 — ±2945

Abb. 1. Suppression einfacher ventrikulärer Extrasystolen unter Sotalol und der Kombination von Sotalol mit Mexiletin bzw. Tocainid. Die Anzahl der VES/24 h wird durch Addition des Klasse-I-B-Antiarrhythmikums weiter gesenkt; in einem Falle ist eine Zunahme nachweisbar (proarrhythmischer Effekt)

6803±5983/h auf 1240±1723/24 h um 81% und die komplexen VES von 1414±2167/24 h auf 241±890/h um 83%. Eine signifikante Reduktion der einfachen VES wiesen demnach unter Sotalol/Mexiletin 81% und unter Sotalol/Tocainid 67% der Patienten auf. Bei den Paaren und Salven betrug der Anteil der signifikanten Suppression unter Sotalol/Mexiletin 81% und unter Sotalol/Tocainid 87%. Diese Unterschiede waren statistisch nicht signifikant.

Rezidivierende ventrikuläre Tachykardien: Bei 17 Patienten mit rezidivierenden ventrikulären Tachykardien wurde während der Kontrollmeßperiode bei 2 Patienten eine selbstterminierende ventrikuläre Tachykardie und bei 15 Patienten eine persistie-

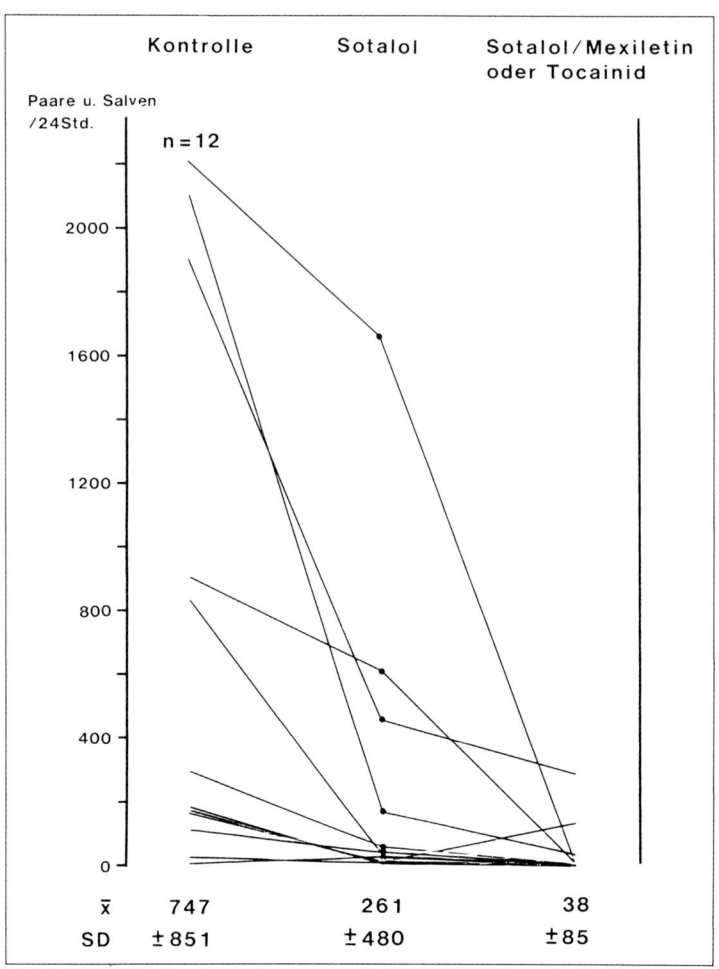

Abb. 2. Suppression von Paaren und Salven unter Sotalol und der Kombination von Sotalol mit Mexiletin bzw. Tocainid

rende Kammertachykardie induziert. Unter der Behandlung mit Sotalol/Mexiletin bzw. Sotalol/Tocainid war die persistierende ventrikuläre Tachykardie in 41% der Fälle nicht länger auslösbar. Bei 23% der Patienten war eine salvenartige ventrikuläre Tachykardie induzierbar und bei den übrigen 36% der Patienten konnte die persistierende Kammertachykardie weiterhin ausgelöst werden. Bei einem der Patienten, bei dem während der Kontrollstimulation eine selbstterminierende Kammertachykardie ausgelöst wurde, kam es unter der antiarrhythmischen Therapie zur Induktion von Kammerflimmern (Abb. 6).

Nebenwirkungen: Unter der antiarrhythmischen Behandlung mit Sotalol wurde von einem Patienten Kältegefühl der Hände und ungerichteter Schwindel angegeben, ohne daß die Behandlung unterbrochen werden mußte.

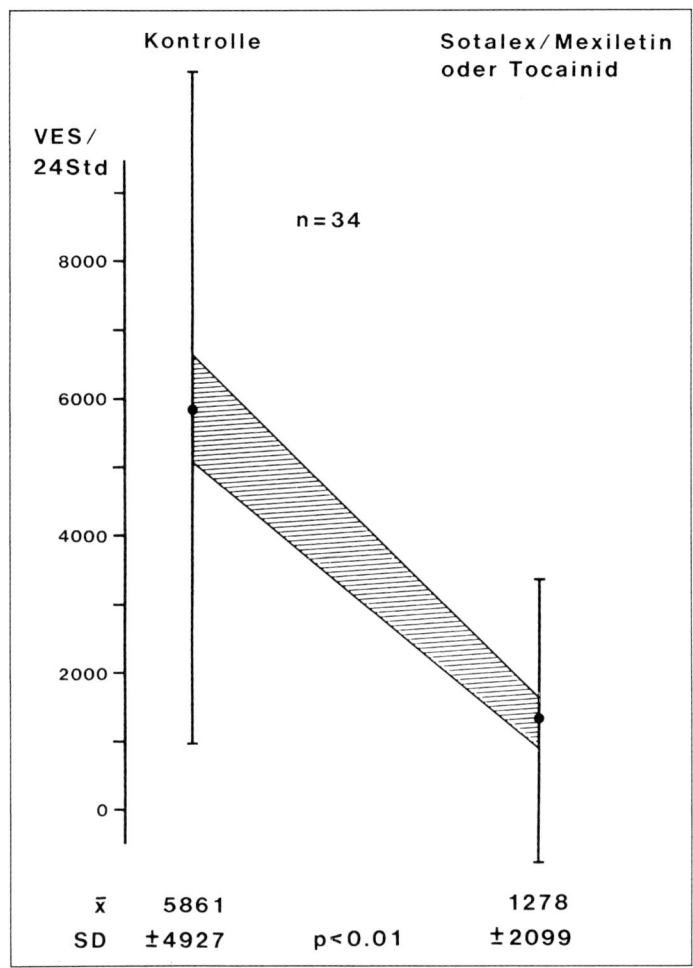

Abb. 3. Mittlere Suppression einfacher und ventrikulärer Extrasystolen unter der Kombination Sotalol/Mexiletin bzw. Sotalol/Tocainid im Gesamtkollektiv (schraffiert SE)

Unter der Tocainidbehandlung wurde eine Unterbrechung der Therapie wegen Nebenwirkungen bei 5 Patienten erforderlich: 3 Patienten hatten neurologische Symptome (Tremor und ungerichteter Schwindel) und 2 Patienten entwickelten ein makulöses Exanthem des gesamten Integuments, das in einem Falle mit einem Temperaturanstieg auf 39,5°C einherging. – In der Mexiletingruppe mußte die Behandlung in einem Falle wegen neurologischer Symptome abgesetzt und einmal die Mexiletindosis von 600 mg/24 h auf 400 mg/24 h reduziert werden.

Bei einem Patienten war es unter der Sotalol/Mexiletintherapie zu einer signifikanten Zunahme einfacher und komplexer ventrikulärer Extrasystolen gekommen (Abb. 1). Unter der Behandlung von Sotalol/Mexiletin kam es bei einem der Patienten zur Induktion von Kammerflimmern, nachdem eine selbstterminierende ventrikuläre Tachykardie während der Kontrollmeßperiode ausgelöst worden war.

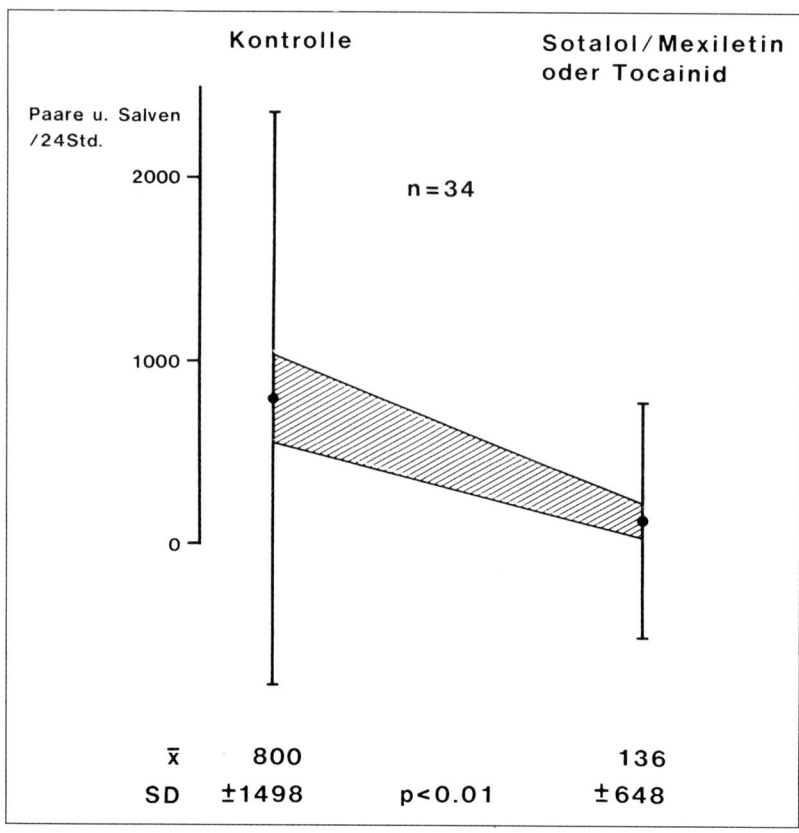

Abb. 4. Verhalten der komplexen VES (Paare und Salven) unter der Kombination von Sotalol/Mexiletin bzw. Sotalol/Tocainid (schraffiert SE)

Diskussion

Sotalol ist ein nichtselektiver Betarezeptorenblocker ohne intrinsische Aktivität, der im Gegensatz zu anderen Betarezeptorenblockern zu einer Zunahme der effektiven Refraktärzeit des Atriums- und Ventrikelmyokards führt und somit qualitativ ähnliche elektrophysiologische Eigenschaften wie Amiodaron besitzt (18–20). Die antiarrhythmische Wirksamkeit von Sotalol konnte sowohl bei supraventrikulären als auch bei ventrikulären Rhythmusstörungen nachgewiesen werden (13, 14, 15, 21). Mexiletin und Tocainid sind Antiarrhythmika mit vorherrschend lokalanästhetischer Wirkung, die eine Verminderung von maximaler Aufstrichgeschwindigkeit, Aktionspotentialdauer und Leitungsgeschwindigkeit bewirken (11, 16, 17). Unter Mexiletin oder Tocainid wurde eine gute antiarrhythmische Wirkung bei ventrikulärer Extrasystolie gefunden (22, 25).

Die kombinierte Behandlung von Sotalol mit Mexiletin bzw. Tocainid bei komplexer ventrikulärer Extrasystolie wurde bisher nicht untersucht. Unseren Ergebnissen zufolge

138

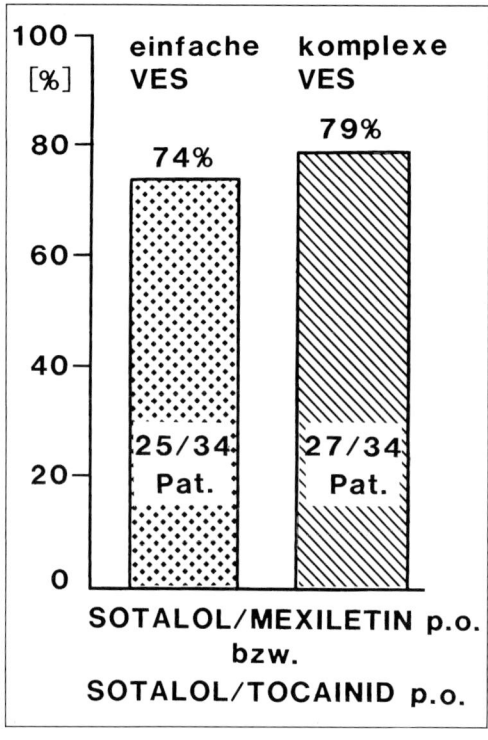

Abb. 5. Anzahl der Patienten mit signifikanter Reduktion der einfachen VES (>80% Suppression) und der Paare und Salven (>90% Suppression)

können durch eine antiarrhythmische Kombinationsbehandlung mit Sotalol/Mexiletin bzw. Sotalol/Tocainid bei ca. 75% der Patienten einfache ventrikuläre Extrasystolen sowie Paare und Salven signifikant reduziert werden. Die Steigerung der antiarrhythmischen Wirksamkeit der Kombinationstherapie im Vergleich zur Sotalolmonotherapie konnte in einer Untergruppe der Patienten objektiviert werden. Auch bei Patienten mit persistierender ventrikulärer Tachykardie konnte in einem vergleichsweise hohen Prozentsatz eine Suppression persistierender ventrikulärer Tachykardien nachgewiesen werden.

Die gesteigerte Wirksamkeit bei Verwendung mehrerer Substanzen kann einmal pharmakokinetisch durch veränderte Resorption, Verteilung oder Elimination bedingt sein und zum anderen auf einer veränderten Wirkung zwischen dem Pharmakon und dem Zielorgan beruhen. Ein Anstieg der Plasmaspiegel konnte bei Kombination von Mexiletin mit verschiedenen anderen Antiarrhythmika einschließlich Betarezeptorenblockern nicht beobachtet werden, so daß ein pharmakokinetisch bedingter Konzentrationsanstieg als Ursache gesteigerter antiarrhythmischer Wirkung nicht wahrscheinlich ist (3, 7, 10). Hierfür spricht auch, daß keine Zunahme extrakardialer Symptome unter der Kombinationsbehandlung beobachtet wurde.

Bei 27% der mit Tocainid behandelten Patienten und 6% der Patienten, die Mexiletin erhielten, mußte die Behandlung wegen zentralnervöser bzw. allergischer Nebenwirkungen abgebrochen werden. Ein arrhythmogener Effekt wurde bei einem Patienten mit komplexer ventrikulärer Extrasystolie und bei einem weiteren Patienten mit rezidivierender Kammertachykardie beobachtet.

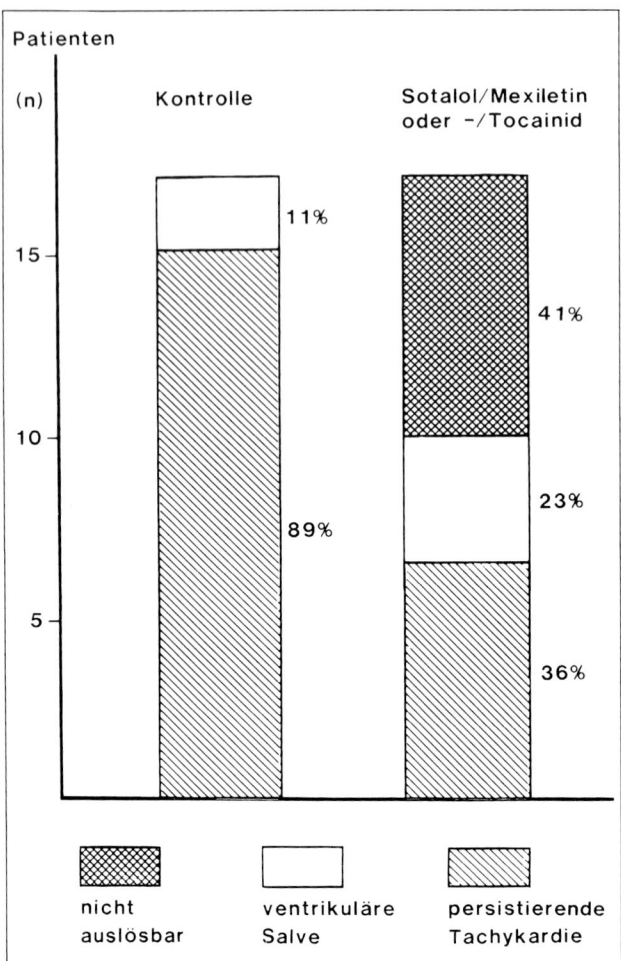

Abb. 6. Wirksamkeit der Kombination Sotalol/Mexiletin (10 Pat.) oder Sotalol/Tocainid (7 Pat.) bei 17 Patienten mit rezidivierenden, persistierenden Kammertachykardien. Während der Kontrollmessung werden bei 15 Patienten persistierende und in 2 Fällen selbstterminierende Kammertachykardien ausgelöst. Unter der antiarrhythmischen Behandlung sind bei 41% der Patienten keine Tachykardien auslösbar; bei 21% der Patienten können selbstterminierende Tachykardien und bei 36% persistierende Tachykardien induziert werden.

Zusammenfassend zeigen die Ergebnisse der vorliegenden Untersuchung, daß bei kombinierter Anwendung von Sotalol mit den Klasse-I-B-Antiarrhythmika Mexiletin bzw. Tocainid eine gesteigerte antiarrhythmische Wirksamkeit erreicht werden kann. Bei Patienten mit komplexer ventrikulärer Extrasystolie, die zuvor einer antiarrhythmischen Monotherapie gegenüber refraktär waren, wird durch die Kombination von Sotalol mit Mexiletin bzw. Tocainid eine Suppression der ventrikulären Arrhythmien bei tolerablen Nebenwirkungen möglich. Während sich kein Wirkungsunterschied zwischen den Kombinationen Sotalol/Mexiletin und Sotalol/Tocainid ergab, war doch eine

140

unterschiedliche Nebenwirkungsrate zu verzeichnen. Aus klinischer Sicht wäre demnach die Kombination von Sotalol mit Mexiletin vorzuziehen.

Literatur

1. Andresen D, Leitner v E-R, Wegscheider K, Schröder R (1984) Neue Methode zur Beurteilung eines antiarrhythmischen Therapieerfolges und eines paradoxen arrhythmogenen Medikamenteneffektes beim Einzelpatienten. Z Kardiol 73:492–497
2. Bennett DH (1982) Acute prolongation of myocardial refractoriness by sotalol. Br Heart J 47:521–526
3. Bigger JT (1984) The interaction of mexiletine with other cardiovascular drugs. Am Heart J 107:1079–1085
4. Breithardt G, Seipel L (1981) Comparison of the antiarrhythmic efficacy of disopyramide and mexiletine against stimulus-induced ventricular tachycardia. J Cardiovasc Pharmacol 3:1026
5. Duff HJ, Roden D, Primm RK, Oates JA, Woosley RL (1983) Mexiletine in the treatment of resistant ventricular arrhythmias: enhancement of efficacy and reduction of dose-related side effects by combination with quinidine. Circulation 67:1124–1128
6. Duffy CE, Swiryn S, Bauernfeind RA, Strasberg B, Palileo E, Rosen KM (1983) Inducible sustained ventricular tachycardia refractory to individual class I drugs: effect of adding a second class I drug. Am Heart J 106:450
7. Greenspan AM, Spielman SR, Webb CR, Sokoloff NM, Rae AP, Horowitz LN (1985) Efficacy of combination therapy with mexiletine and a typ I A agent for inducible ventricular tachyarrhythmias secondary to coronary artery disease. Am J Cardiol 56:277–284
8. Gülker H, Bramann HU, Brisse B, Kuhs H (1980) Kombinierte Behandlung chronischer Vorhof-Rhythmusstörungen mit Chinidin-Verapamil. Med Klin 75:196
9. Heuer H, Gülker H, Müller VS, Bender F (1985) Erhöhte antiarrhythmische Wirksamkeit der Kombination Flecainid/Sotalol und Propafenon/Sotalol bei ventrikulären Arrhythmien. Z Kardiol 74:13 (Abstr.)
10. Hoffmann A, Follath F, Burckhardt D (1983) Safe treatment of resistant ventricular arrhythmias with a combination of amiodarone and quinidine or mexiletine. Lancet 1:704–705
11. Lüderitz B (1983) Betarezeptorenblocker und Antiarrhythmika im engeren Sinne. In: Lüderitz B (Hrsg) Herzrhythmusstörungen. Handbuch der Inneren Medizin IX/1. Springer, Berlin Heidelberg New York, S 834–870
12. Manz M, Steinbeck G, Nitsch J, Lüderitz B (1983) Treatment of recurrent sustained ventricular tachycardia with mexiletine and disopyramide. Br Heart J 49:222–228
13. Manz M, Kuhl A-J, Lüderitz B (1985) Sotalol bei supraventrikulärer Tachykardie. Elektrophysiologische Messungen bei Wolff-Parkinson-White-Syndrom und AV-Knoten-Reentrytachykardie. Z Kardiol 74:500–505
14. Myburgh DP, Goldman AP, Cartoon J, Schamroth JM (1979) The efficacy of sotalol in suppressing ventricular ectopic beats. S Afr Med J 56:295–298
15. Nathan AW, Hellestrand KJ, Bexton RS, Ward DE, Spurrell RAJ, Camm AJ (1982) Electrophysiological effects of sotalol – just another beta blocker? Br Heart J 47:515–520
16. Naumann d Alnoncourt C, Lüderitz B (1981) Elektrophysiologie von Tocainid. In: Lüderitz B (Hrsg) Ventrikuläre Herzrhythmusstörungen. Springer, Berlin Heidelberg New York, S 305–316
17. Savigny L v, Rüdiger HJ, Haap KP, Antoni H (1981) Elektrophysiologische Studien zur Wirkung von Mexiletin auf das isolierte Säugetiermyokard. In: Lüderitz B (Hrsg) Ventrikuläre Herzrhythmusstörungen. Springer, Berlin Heidelberg New York, S 197–206
18. Singh BN, Vaughan Williams EM (1970) A third class of antiarrhythmic action. Effects on atrial and ventricular intracellular potentials, and other pharmacological actions on cardiac muscle of MJ 1999 and AH 3474. Br J Pharmacol 39:675–687
19. Singh BN, Vaughan Williams EM (1970) The effect of amiodarone, a new anti-anginal drug, on cardiac muscle. Br J Pharmacol 39:657–667
20. Strauss HC, Bigger JT, Hoffman BF (1970) Electrophysiologic and beta-receptor blocking effects of MJ 1999 on dog and rabbit cardiac tissue. Circ Res 26:661–678

21. Tackels R, Lauwers P (1974) Treatment of chronic arrhythmias with Sotalol. In: Snart AG (ed) Recent advances in beta-adrenergic blocking therapy – sotalol. Excerpta Medica III:48–52
22. Talbot RG, Nimmo J, Julian DG, Clark RA, Nielson JMM, Prescott LF (1973) Treatment of ventricular arrhythmias with mexiletine (Kö 1173). Lancet 2:399–403
23. Wagner WL, Manz M, Lüderitz B (1987) Kombination von Sotalol mit den Klasse-I-B-Substanzen Mexiletin oder Tocainid bei komplexer ventrikulärer Extrasystolie. Z Kardiol 76:296–302
24. Waleffe A, Mary-Rabine L, Legrand V, Demoulin JC, Kulbertus HE (1980) Combined mexiletine and amiodarone treatment of refractory recurrent ventricular tachycardia. Am Heart J 100:788–793
25. Winkle RA, Meffin PJ, Fitzgerald JW, Harrison DC (1976) Clinical efficacy and pharmacokinetics of a new orally effective antiarrhythmic, tocainide. Circulation 54:884–889

Anschrift des Verfassers:
Priv.-Doz. Dr. Matthias Manz
Medizinische Universitätsklinik Bonn
Innere Medizin – Kardiologie
Sigmund-Freud-Straße 25
5300 Bonn 1

Diskussion

BECK:
Ich kann die Untersuchungen von Herrn Manz nur bestätigen. Wir haben schon 1984 die Kombination Mexiletin/Propranolol in einer Dosis von 3 x 20 mg publiziert, mit überzeugenden wirkungsverstärkenden Effekten. Wir haben nun in einer weiteren, noch nicht publizierten Studie die Kombination Sotalol/Mexiletin überprüft und dabei auch Belastungsuntersuchungen durchgeführt. Es zeigte sich, daß insbesondere die belastungsinduzierbaren ventrikulären, ektopen Arrhythmien durch die Zugabe des Betablockers vermindert und supprimiert werden. Das ist also ein Zusatzeffekt. Darüber hinaus liegt, wie Sie ja betont haben, der wesentliche Vorteil der Kombination darin, daß die Einzeldosierung der Medikamente so gering gehalten werden kann, daß die Nebenwirkungen relativ diskret bleiben.

LÜDERITZ:
Ich glaube, die Studie, die Herr Manz vorgetragen hat, enthält einen grundsätzlich anderen Aspekt als den wohlbekannten, den Sie mit dem Propranolol erwähnt haben; hier wurde ja ein Klasse-III-Antiarrhythmikum, das Sotalol, verwandt, das weniger durch seine betasympatholytische Wirkung in Aktion tritt, als vor allem durch seinen repolarisationsverlängernden Effekt. Diese Studie ist also nicht zu vergleichen mit der uns wohlvertrauten Kombination Betablocker plus Natriumantagonisten oder Klasse-Ia- oder Klasse-Ib-Substanzen, sondern hier handelt es sich vor allen Dingen um Klasse-III plus Klasse-Ib.

STEINBECK:
Herr Manz, bei den 17 Patienten mit anhaltenden Kammertachykardien haben Sie berichtet, daß die Suppressionsrate mittels Ventrikelstimulation 40% beträgt. Das ist die gleiche Erfolgsrate, die man mit einer Sotalol-Monotherapie auch erreichen kann, jedenfalls nach unseren Erfahrungen. Welchen zusätzlichen antiarrhythmischen Beitrag leisteten Mexiletin oder Tocainid, oder haben Sie bei einem Teil dieser Patienten auch eine Stimulation unter alleiniger Sotaloltherapie durchgeführt?

MANZ:
Die Zahl der Patienten, bei denen eine konsekutive Testung vorgenommen wurde, ist zu klein, um hier eine Aussage zu machen. Bei Patienten einer anderen Patientengruppe, die wir mit Amiodaron behandelt hatten – hier ist die Problematik des Absetzens ja noch größer als bei anderen Substanzen –,

142

war bei Patienten mit auslösbaren Arrhythmien in 20 bis maximal 30% der Fälle durch die Zugabe von Mexiletin oder Tocainid eine Suppression zu erreichen. Ich muß aber einräumen, daß ich diese Frage anhand der vorliegenden Daten nicht erschöpfend beantworten kann. Zum Vergleich der Zahlen Ihres Krankengutes und unseres Krankengutes: Wir bekommen in der Regel die Patienten erst zugewiesen, wenn sie vermehrte Arrhythmien haben oder therapierefraktär sind. Dann ist es schwierig, Unterschiede zwischen 30 und 40% herauszubekommen. Vom klinischen Eindruck her sehe ich 40% als relativ gutes Ergebnis an. In der Regel sind ja durch Klasse-I-Antiarrhythmika niedrigere Prozentsätze zu erzielen.

BENDER:
Herr Manz, haben Sie auch Erfahrungen mit der Monotherapie mit den beiden genannten Klasse-I-Antiarrhythmika? Wie hoch schätzen Sie den Effekt durchschnittlich ein, wenn Sie Tocainid oder Mexiletin geben?

MANZ:
Den Effekt bei einer Kammertachykardie schätze ich als vergleichsweise sehr niedrig ein. Unsere Ergebnisse aus München waren die, daß wir bei Kammertachykardien in 10 bis 15% der Fälle eine Suppression erreichen konnten. Das ist vergleichsweise gering.

MÖNNINGHOFF:
Wie würden Sie Ihre Kombination im Vergleich etwa zur Kombination von Sotalol mit Klasse-Ic-Antiarrhythmika sehen, einmal hinsichtlich der Wirksamkeit und andererseits auch im Hinblick auf Nebenwirkungen, gerade bei schwerer linksventrikulärer Dysfunktion?

MANZ:
Die Wahl dieser Kombination beruht auf den Überlegungen, die Sie im Nachsatz brachten, nämlich daß man einer stark leitungsverzögernden und negativ inotropen Substanz nicht noch eine weitere Substanz mit gleichen Eigenschaften zuordnen möchte. Wir haben diese Kombination möglichst vermieden, denn gerade hier sind Erfahrungen mit der Behandlung von Sotalol in Kombination mit Flecainid notwendig.

BENDER:
Den Gesichtspunkt der negativen Inotropie, gerade bei Patienten mit Kammertachykardien, sollte man sich sicher ganz genau anschauen. Unter diesen Patienten mit komplexer ventrikulärer Extrasystolie haben wir immer eine Gruppe mit relativ guter Pumpfunktion; diese Patientengruppe muß man deutlich unterscheiden von Patienten mit Kammertachykardie, Zustand nach Infarkt und deutlich reduzierter linksventrikulärer Pumpfunktion.

BRISSE:
Herr Manz, ein zusätzlicher Effekt des Sotalol besteht ja darin, daß die Frequenz auch bei kleinen und mittleren Dosen reduziert wird, sicher nicht sehr ausgeprägt, aber immerhin ist dieser Effekt vorhanden. Haben Sie untersucht, ob die Suppression der Ektopien und auch der Kammertachykardien etwas mit diesem Frequenzeffekt zu tun hat, ob die supprimierten Arrhythmien also aus der höheren Frequenz heraus entstanden sind oder im Gegenteil aus niedrigeren Frequenzen?

MANZ:
Das haben wir nicht genau untersucht. Ich würde aber sagen, daß man die Dosis eines Betablockers, dessen klinischer Effekt ja oft sehr unterschiedlich ist und dessen individuelle Streuung enorm groß ist, unter Umständen danach wählen kann, wie stark der erzielte Frequenzeffekt ist.

GREEFF:
Herr Lüderitz, Sie haben bei Sotalol von einem Antiarrhythmikum der Klasse III gesprochen. Es ist aber auch ein Betablocker: Wie kann man das differenzieren, und wie verhalten sich die Wirkungen bei unterschiedlichen Dosierungen? In niedrigen Dosen hat man vielleicht Betablockereffekte und in höheren Dosen die Effekte eines Klasse-III-Antiarrhythmikums mit Verlängerung der Repolarisation. Sind Sie ganz sicher, daß es sich in dieser Kombination nicht um eine betablockierende Wirkung handelt?

LÜDERITZ:

Ich kann mich hier zum Teil auf eigene Untersuchungen, aber auch auf Untersuchungen anderer stützen, vor allen Dingen von Herrn Senges. Die Effekte, die hier nachgewiesen wurden, sind mit einem reinen Betablocker nicht zu erreichen. Es gibt hier ausführliche Untersuchungen mit der Kombination von Propranolol; wir haben bereits zu einem früheren Zeitpunkt die Kombination von Propranolol mit einem differenten Antiarrhythmikum empfohlen, um die Dosis des nebenwirkungsbelasteten Medikamentes zu reduzieren. Damit wurden jedoch nicht die Ergebnisse erzielt, die jetzt in der Kombination mit Sotalol zu erreichen sind, so daß wir diesen positiven Effekt indirekt auf die zusätzliche Klasse-III-Wirkung zurückführen. Im übrigen gibt es auch noch Wirkungen auf die intraventrikuläre Erregungsleitung, die dem Sotalol zugeschrieben werden, nicht aber anderen Betablockern, allenfalls in hoher intravenöser Anwendung dem Metoprolol. Sotalol ist hinsichtlich seiner intraventrikulären Leitungsverzögerung klar von den übrigen Betablockern zu unterscheiden.

Kombinationstherapie bei Vorhofflimmern und therapierefraktären ventrikulären Rhythmusstörungen

H. Heuer, W. Peters, H. Gülker

Medizinische Klinik und Poliklinik C der Westfälischen Wilhelms-Universität, Münster

Summary: The antifibrillatory effect of quinidine/verapamil in chronic atrial fibrillation is superior to mono-therapy. In ventricular arrhythmias, this combination is not more effective than a single substance. Combined treatment with flecainide/sotalol, respectively propafenone/sotalol showed a good efficacy when compared intraindividually to mono-therapy with flecainide, sotalol and propafenone, a successful combined therapy was carried out in 38 patients with therapy-resistant ventricular arrhythmias. However, the additive efficacy is connected with an increased rate of side effects. 27 patients who had been previously treated unsuccessfully with flecainide, sotalol, propafenone, flecainide/sotalol and propafenone/sotalol were treated with diprafenone. Diprafenone is a new antiarrhythmic drug with a predominant local anesthetic property and an additional betasympatholytic activity. As a result of betasympatholysis, the applicability of diprafenone in severe disturbances of ventricular function is limited.

In contrast, barucainide, a new class Ib antiarrhythmic drug, shows no significant effect on ECG and intracardial conduction times, refractory periods or hemodynamic parameters. These data were obtained in clinical trials and in an animal model (dog). „Late" reperfusion arrhythmias, which were refractory to the introduced class Ib antiarrhythmic drugs like lidocaine, mexiletine and tocainide were significantly reduced by barucainide. Using oral administration in 11 out of 14 patients, a significant reduction of ventricular arrhythmias was achieved. These experimental and clinical findings demonstrate barucainide to be a class Ib antiarrhythmic drug with a distinct anti-ectopic effect and only minor cardiac side effects. A further clinical trial seems promising.

Zusammenfassung: Die antifibrillatorische Wirkung von Chinidin/Verapamil bei chronischem Vorhofflimmern ist bekannt. Bei ventrikulären Arrhythmien zeigt diese Kombination dagegen keine über die Einzelsubstanz hinausgehende Wirkung. Hier ist mit einer Kombinationsbehandlung mit Flecainid/Sotalol bzw. Propafenon/Sotalol ein guter Erfolg zu erzielen. Bei 38 Patienten mit ventrikulären Arrhythmien, die sich gegenüber einer Monotherapie mit Flecainid/Sotalol und Propafenon als therapierefraktär erwiesen, konnte eine erfolgreiche Kombinationstherapie durchgeführt werden. Die additive Wirksamkeit ist jedoch mit einer erhöhten Nebenwirkungsrate verbunden. 27 Patienten, die zuvor erfolglos mit Flecainid, Sotalol, Propafenon, Flecainid/Sotalol und Propafenon/Sotalol behandelt worden waren, wurden mit Diprafenon therapiert. Diprafenon ist ein neues Antiarrhythmikum mit überwiegend lokalanästhetischen Eigenschaften und zusätzlicher betasympatholytischer Aktivität. Infolge der Betasympatholyse ist jedoch die Anwendung von Diprafenon bei schwerwiegender Ventrikelfunktionsstörung kontraindiziert. Im Gegensatz hierzu zeigt Barucainid ein neues Klasse-Ib-Antiarrhythmikum, sowohl im Tierexperiment als auch klinisch keine signifikanten Wirkungen auf EKG und intrakardiale Leitungszeiten, Refraktärzeiten sowie hämodynamische Parameter. „Späte" Reperfusionsarrhythmien, die sich gegenüber den eingeführten Klasse-Ib-Antiarrhythmika wie Lidocain, Mexiletin und Tocainid, refraktär verhalten, können durch Barucainid signifikant reduziert werden. Bei oraler Therapie wurde bei 11 von 14 Patienten eine signifikante Reduktion der ventrikulären Arrhythmien erzielt. Barucainid ist nach diesen experimentellen und klinischen Befunden ein Klasse-Ib-Antiarrhythmikum mit ausgeprägten antiektopen Eigenschaften bei nur geringen kardialen Nebenwirkungen. Eine weitere klinische Erprobung ist erfolgversprechend.

Kombinationstherapie mit Chinidin/Verapamil

Die antiarrhythmische Wirkung der Kombination Chinidin/Verapamil bei chronischem Vorhofflimmern ist bekannt. Ihre antifibrillatorische Wirksamkeit bei chronischem

Vorhofflimmern wurde in einer retrospektiven Studie mit Auswertung der Behandlungsergebnisse von insgesamt 142 Patienten überprüft. Über die Zusammensetzung des Patientenkollektivs informiert Tabelle 1. 110 der 142 Patienten konnten mit einer sofortigen Kombinationstherapie rhythmisiert werden. Der Sinusrhythmus wurde im Mittel nach 5 (±4) Tagen elektrokardiographisch aufgezeichnet (Tabelle 2). Hinsichtlich der Altersverteilung, der Dauer der Arrhythmie, einer zusätzlichen Digitalisierung und auch der Grunderkrankungen bestanden zwischen Respondern und Nonrespondern keine signifikanten Unterschiede. Die Nebenwirkungen sind in Tabelle 3 aufgeführt. Die Untersuchungen zeigen in Übereinstimmung mit früheren Befunden aus unserer Klinik und Beobachtungen anderer Autoren (1, 2, 3, 4, 5, 6, 8, 9), daß durch kombinierte Gabe von Chinidin und Verapamil bei Vorhofflimmern ein über die Wirkung der Einzelsubstanz hinausgehender, erheblicher überadditiver Effekt erzielt wird.

Auch tierexperimentell läßt sich dieser überadditive Effekt nachweisen (5). Zur Prüfung der Vorhofvulnerabilität wurde hier die elektrisch induzierte atriale Flimmerschwelle (AFT) ermittelt. Die atriale Stimulation erfolgte über einen bipolaren Katheter, der im rechten Vorhof plaziert wurde. Die Stromimpulse (13 Rechteckstrom-Einzelimpulse von 2 msec Einzelreizdauer, Reizfrequenz 200 Hz) wurden von einem mikrocomputergesteuerten Generator erzeugt und über einen Konstantstromausgang auf das Ventrikelmyokard appliziert (10). Die vulnerable Phase wurde durch Scanning der relativen Refraktärperiode des Ventrikels ermittelt. Diejenige Stromstärke, die

Tabelle 1. Kombinationstherapie Chinidin/Verapamil: Grunderkrankungen des Patientenkollektivs (n = 142)

Diagnosen	Patientenanzahl (n)
koronare Herzkrankheit	33
Mitralvitien	23
Shuntvitien	5
andere Herzvitien	4
Myokarditis	21
Kardiomyopathie	12
Hyperthyreose	2
ungeklärte Genese	42

Tabelle 2. Responder und Nonresponder unter Chinidin/Verapamil

	Responder	Nonresponder
insgesamt:	n = 110 (77%)	n = 32 (23%)
Männer:	n = 80	n = 24
Frauen:	n = 30	n = 8
Alter:	20–78 Jahre	17–71 Jahre
	50,3 ± 13,5 Jahre	45,9 ± 12 Jahre
Arrhythmiedauer:	32 ± 37 Monate	30 ± 32 Monate
zusätzlich Digitalis:	n = 57 (51,8%)	n = 18 (56,3%)
Sinusrhythmus nach:	5 ± 4 Tagen	

Tabelle 3. Vorzeitiger Abbruch der Therapie mit Chinidin/Verapamil infolge schwerwiegender Nebenwirkungen

Anzahl der Patienten	Nebenwirkungen
6	Bradykardie < 40/min, Asystolie > 2 sec
2	Herzinsuffizienz, QRS > 0,15 sec
2	ventrikuläre Arrhythmien
2	Hypotonie < 90 mmHg
2	Diarrhöen
1	Synkope
1	allergisches Exanthem

gerade ausreichte, um anhaltendes Vorhofflimmern über mindestens 1 min auszulösen, wurde als AFT definiert. Nach Bestimmung der Ausgangswerte wurde Chinidin in einer Dosierung von 3 mg/kg über 10 min zweimal, im Abstand von 30 bis 40 min, infundiert. Die Bestimmung der AFT erfolgte 20 min nach jeder Applikation. Verapamil wurde in einer Dosierung von 0,07–0,14 mg/kg innerhalb einer Minute infundiert. Die Bestimmung der Stimulationsschwellen erfolgte in der Zeit von 15 min nach Injektion des Pharmakons (Abb. 1). Chinidin und Verapamil bewirken bei Einzelgabe in den angegebenen Dosierungen keine signifikanten Änderungen der AFT. Nach kombinierter Applikation stieg die AFT jedoch signifikant an. In Einzelfällen war kein Vorhofflimmern mehr auslösbar. Die rechtsventrikuläre Flimmerschwelle als Maß für die elektrische Stabilität des Kammermyokards erwies sich in der kombinierten Dosierung, wie zuvor auch unter Chinidin, als signifikant erhöht. Nach zusätzlicher

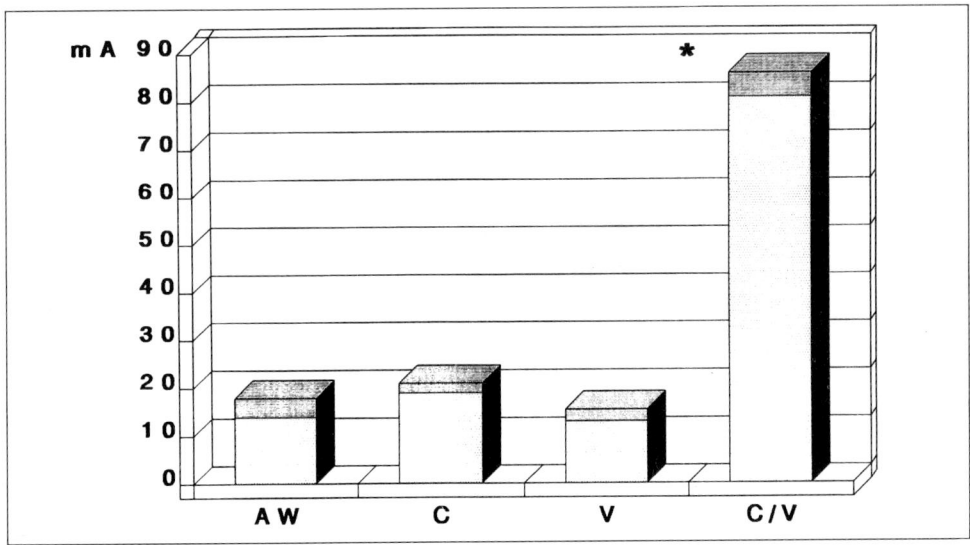

Abb. 1. Wirkung von Chinidin (C) und Verapamil (V) bei Einzel- und Kombinationsgabe auf die Vorhofflimmerschwelle (x+s, n=6, * = p<0,001)

Gabe von Verapamil kam es zu keinem weiteren Anstieg dieses Wertes (Abb. 2). Auch klinisch zeigt die Kombination bei ventrikulären Arrhythmien keine über die Einzelsubstanz hinausgehende Wirkung.

Die Mechanismen, die der gesteigerten antifibrillatorischen Wirksamkeit zugrundeliegen, sind bisher weitgehend ungeklärt, zumal sich experimentell die Kombination Chinidin/Diltiazem als ineffektiv erwies (15).

Kombinationstherapie mit Flecainid/Sotalol und Propafenon/Sotalol

In einer prospektiven Studie wurde die antiarrhythmische Wirksamkeit von Flecainid, Propafenon und Sotalol bei Einzel- und Kombinationsgabe der Präparate vergleichend geprüft. Das Patientenkollektiv umfaßte 219 Personen, 132 Männer und 87 Frauen, mit einem mittleren Alter von 57±14 Jahren. Die Diagnose lautete chronische ventrikuläre

mA 90
80
70
60
50
40
30
20
10
0
*
AW
C
C/V

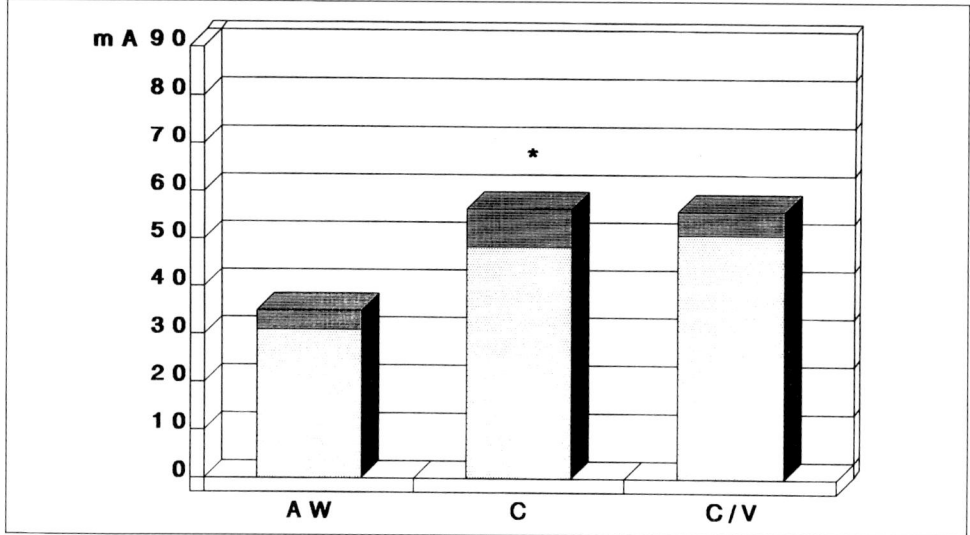

Abb. 2. Wirkung von Chinidin (C) und Chinidin/Verapamil (C/V) auf die ventrikuläre Flimmerschwelle ($\bar{x}$+s, n=6, * = $p<0{,}05$)

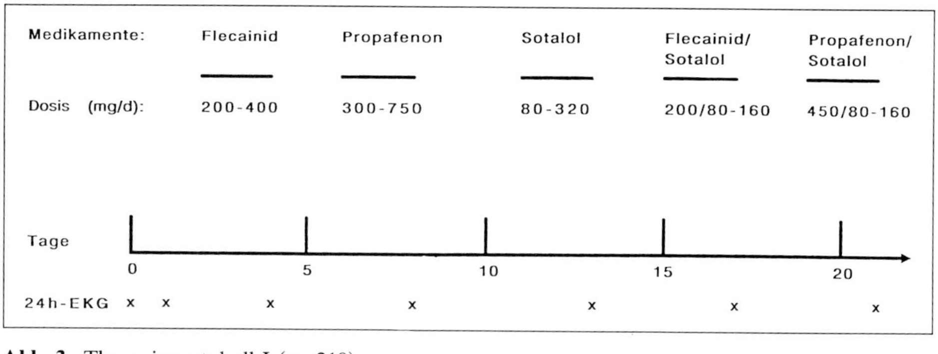

Medikamente:
Flecainid
Propafenon
Sotalol
Flecainid/ Sotalol
Propafenon/ Sotalol
Dosis (mg/d):
200-400
300-750
80-320
200/80-160
450/80-160
Tage
0
5
10
15
20
24h-EKG x x x x x x x

Abb. 3. Therapieprotokoll I (n=219)

Extrasystolie mit unterschiedlicher Genese. Das Therapieprotokoll ist in Abb. 3 dargestellt. Nach Erfassung der ventrikulären Arrhythmien durch zwei Langzeit-EKGs erfolgt eine Gabe von 200–400 mg Flecainid. Nach drei Tagen wurde dann erneut ein Langzeit-EKG zur Therapiekontrolle durchgeführt. Als Therapieerfolg werteten wir eine Reduktion der Extrasystolenquote um 80% bzw. der höheren Lown-Klasse (III-V) um 95%. Bei Patienten mit rezidivierenden ventrikulären Tachykardien wurde die therapeutische Wirksamkeit zusätzlich durch programmierte Stimulation geprüft.

War unter Flecainid keine befriedigende medikamentöse Einstellung möglich, erhielt der Patient Propafenon in einer Dosierung von 300–700 mg/die. Die Therapiekontrolle erfolgte ebenfalls am dritten Tag durch ein Langzeit-EKG. Bei Ausbleiben des Therapieerfolges wurde Sotalol in einer Dosierung von 80–320 mg/die gegeben. Bei nicht ausreichender Wirksamkeit erhielten die Patienten dann zunächst die Kombination Flecainid/Sotalol. Der Erfolg dieser Therapie wurde erneut durch ein Langzeit-EKG über 24 h kontrolliert. War eine befriedigende Einstellung auch durch diese Kombinationstherapie nicht möglich, wurde danach Flecainid gegen Propafenon ausgetauscht.

Die Monotherapie mit Flecainid, Propafenon oder Sotalol war bei 136 Patienten erfolgreich (Abb. 4). 26 Patienten konnten mit der Kombinationstherapie Flecainid/Sotalol eingestellt werden, die Kombination Propafenon/Sotalol führte bei weiteren 12 Patienten zu befriedigenden Therapieergebnissen. Die Änderungen der Zykluslänge und der Reizleitungszeiten vor und nach Kombinationsbehandlung mit Flecainid/Sotalol bzw. Propafenon/Sotalol zeigen die Abb. 5 und 6. Bei der Kombination Flecainid/Sotalol war nur die QT-Zeit signifikant verlängert, Propafenon/Sotalol führte zu einer signifikanten Änderung der Zykluslänge und der PQ-Zeit. Bei 11 Patienten mußte die Kombinationstherapie aufgrund von Nebenwirkungen abgesetzt werden (Abb. 4). Die weitere Behandlung der Patienten, die auch gegenüber der Kombinationstherapie Flecainid/Sotalol bzw. Propafenon/Sotalol therapierefraktär blieben zeigt Tabelle 4. Bei vier Patienten war die Implantation eines automatischen internen Defibrillators erforderlich.

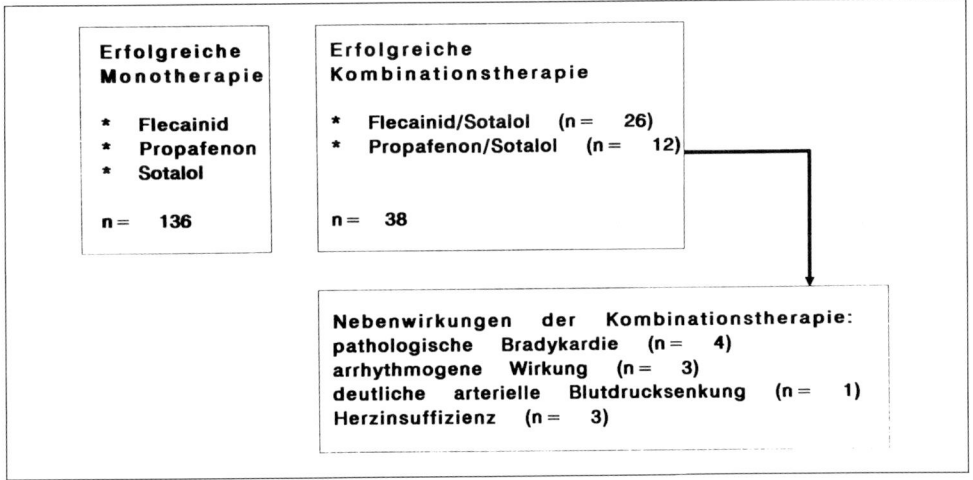

Abb. 4. Ergebnisse von Mono- und Kombinationstherapie (n=219)

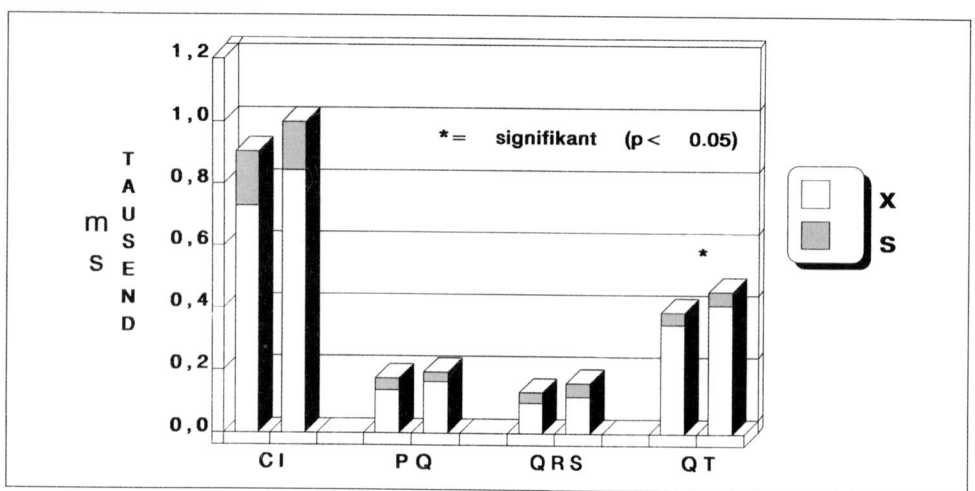

Abb. 5. Zykluslänge (Cl) und Leitungszeiten vor (links) und nach (rechts) Flecainid/Sotalol. (x=Mittelwert, s=Standardabweichung)

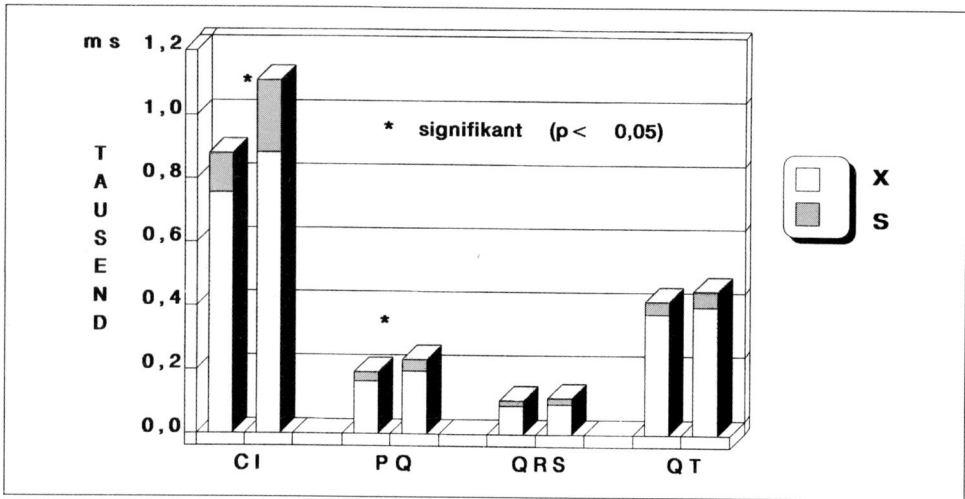

Abb. 6. Zykluslänge (Cl) und Leitungszeiten vor (links) und nach (rechts) Propafenon/Sotalol. (x=Mittelwert, s=Standardabweichung)

Monotherapie mit Diprafenon

Wie Tabelle 5 zeigt, erfolgte bei 27 Patienten, die sich gegenüber der Kombinationstherapie als therapierefraktär erwiesen hatten, eine Einstellung mit Diprafenon, einem neuen Klasse-Ic-Antiarrhythmikum, welches chemisch mit Propafenon verwandt ist (Abb. 7). Über antiarrhythmische bzw. potentiell antifibrillatorische Effekte der neuen Substanz, untersucht anhand klinischer und tierexperimenteller Modelle, wurde von uns berichtet (7,14). Weitere Mitteilungen beschreiben die elektrophysiologischen und

150

Tabelle 4. Behandlung der therapierefraktären Patienten gegenüber der Kombinationstherapie Flecainid/Sotalol bzw. Propafenon/Sotalol (n = 45)

Patienten	Behandlung
1	Antitachykarder PM + AICD + Sotalol
1	Antitachykarder PM + AICD + Sotalol + Propafenon
2	Amiodaron
1	Amiodaron + AICD
2	Amiodaron + Flecainid
1	Amiodaron + Propafenon
27	Diprafenon
7	Barucainid
1	Barucainid + antitachykarder PM + AICD
2	keine befriedigende Einstellung möglich

Tabelle 5. Therapieprotokoll II + III (n = 41)

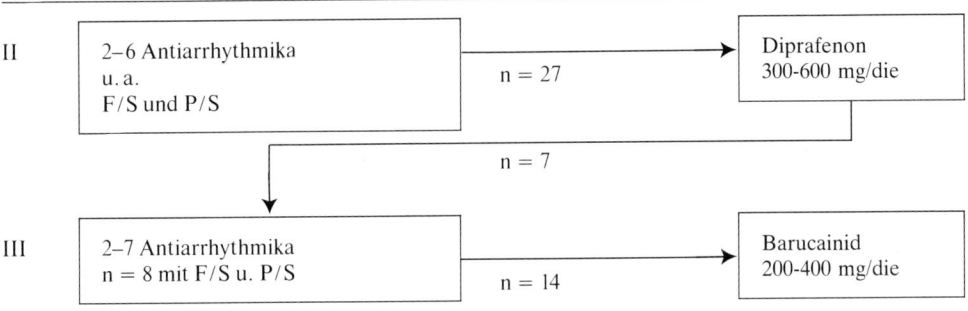

II 2–6 Antiarrhythmika u. a. F/S und P/S → n = 27 → Diprafenon 300-600 mg/die

n = 7

III 2–7 Antiarrhythmika n = 8 mit F/S u. P/S → n = 14 → Barucainid 200-400 mg/die

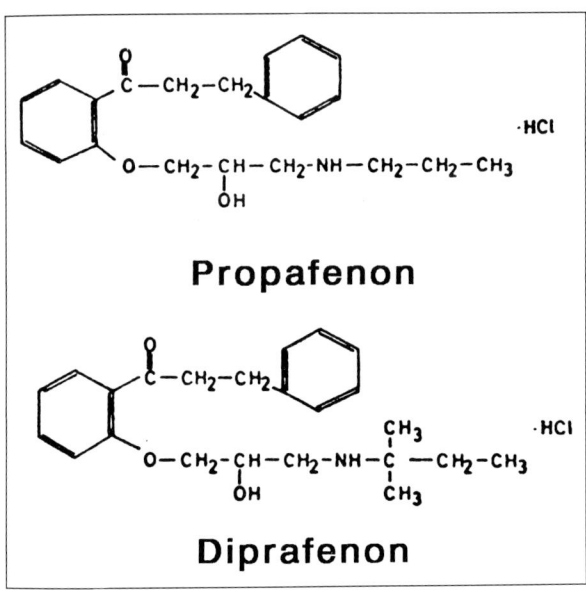

Propafenon

Diprafenon

Abb. 7. Chemische Strukturformeln von Propafenon und Diprafenon

151

hämodynamischen Akutwirkungen von Diprafenon im Tierexperiment und bei Patienten mit verschiedenen kardialen Erkrankungen (12, 16, 17). Am Herzen in situ entfaltet Diprafenon ähnliche Effekte wie Propafenon. Die relative Wirkungsstärke ist sowohl hinsichtlich der lokalanästhetischen als auch der betasympathikolytischen Aktivität zwei- bis viermal höher. Durch die zusätzliche betasympathikolytische Aktivität ist das Wirkungsspektrum mit dem einer Kombinationstherapie vergleichbar.

Diprafenon führte dosisabhängig zu einer Senkung der Sinusknotenfrequenz, der Erregungsleitungsgeschwindigkeit des AV-Knotens und des His-Purkinje-Systems. Die Wirkung auf die intraventrikulären Leitungszeiten ist weniger ausgeprägt; bei bestehender Leitungsverzögerung ist sie jedoch – insbesondere bei höherer Dosierung – statistisch signifikant. Die Refraktärzeiten von Vorhof, AV-Knoten und His-Purkinje-System sowie der Ventrikelmuskulatur nehmen ebenfalls dosisabhängig zu. Die Änderungen der EKG-Leitungszeiten und der Herzfrequenz sowie das Blutdruckverhalten unter 300 mg/die, 450 mg/die und 600 mg/die sind in Tabelle 6, 7 und 8 aufgeführt. Die Änderung der Lown-Klassen bzw. der Häufigkeit ventrikulärer Extrasystolen sowie ventrikulärer Tachykardien vor und während der Therapie mit Diprafenon zeigen die Abb. 8, 9, 10. Die Nebenwirkungen sind in Tabelle 9 zusammengefaßt. Die Anwendbarkeit der Substanz bei Myokardinsuffizienz, Sick-Sinus-Syndrom und bei AV-Knoten-Überleitungsstörungen ist durch die leitungsverzögernde und deutlich negativ inotrope Wirkung eingeschränkt. Die Nebenwirkungen resultieren zum einen Teil aus ihrer lokalanästhetischen Eigenschaft mit ZNS-Symptomatik, zum anderen Teil aus der Betasympathikolyse. Die Untersuchungen zeigen, daß die klinischen Wirkungsspektren von Diprafenon und Propafenon sich trotz der chemischen Ähnlichkeit der Substanzen deutlich unterscheiden (13, 16, 17). Ähnlich wie die Kombinationen Flecainid/Sotalol und Propafenon/Sotalol besitzt Diprafenon durch seinen zusätzlichen

Tabelle 6. EKG-Leitungszeiten, Herzfrequenz, Blutdruckverhalten unter 300 mg/die Diprafenon (n = 6)

	AW	unter Therapie
PQ	186 ± 11 msec	190 ± 7 msec
QRS	90 ± 10 msec	93 ± 12 msec
QT	373 ± 31 msec	388 ± 50 msec
HR	74 ± 18 /min	72 ± 11 /min
RR$_{syst}$	135 ± 7 mmHg	123 ± 14 mmHg
RR$_{diast}$	77 ± 5 mmHg	77 ± 5 mmHg

Tabelle 7. EKG-Leitungszeiten, Herzfrequenz, Blutdruckverhalten unter 450 mg/die Diprafenon (n = 13)

	AW	unter Therapie
PQ	171 ± 29 msec	210 ± 39 msec
QRS	98 ± 18 msec	131 ± 46 msec
QT	377 ± 48 msec	414 ± 36 msec
HR	71 ± 10,8 /min	68 ± 10,9 /min
RR$_{syst}$	129 ± 14 mmHg	117 ± 12 mmHg
RR$_{diast}$	77 ± 10 mmHg	61 ± 7 mmHg

Tabelle 8. EKG-Leitungszeiten, Herzfrequenz, Blutdruckverhalten unter 600 mg/die Diprafenon (n = 8)

	AW	unter Therapie
PQ	176 ± 25 msec	215 ± 59 msec
QRS	97 ± 19 msec	115 ± 18 msec
QT	386 ± 49 msec	407 ± 45 msec
HR	72 ± 15 /min	71 ± 12 /min
RR_{syst}	127 ± 20 mmHg	124 ± 12 mmHg
RR_{diast}	81 ± 11 mmHg	77 ± 7 mmHg

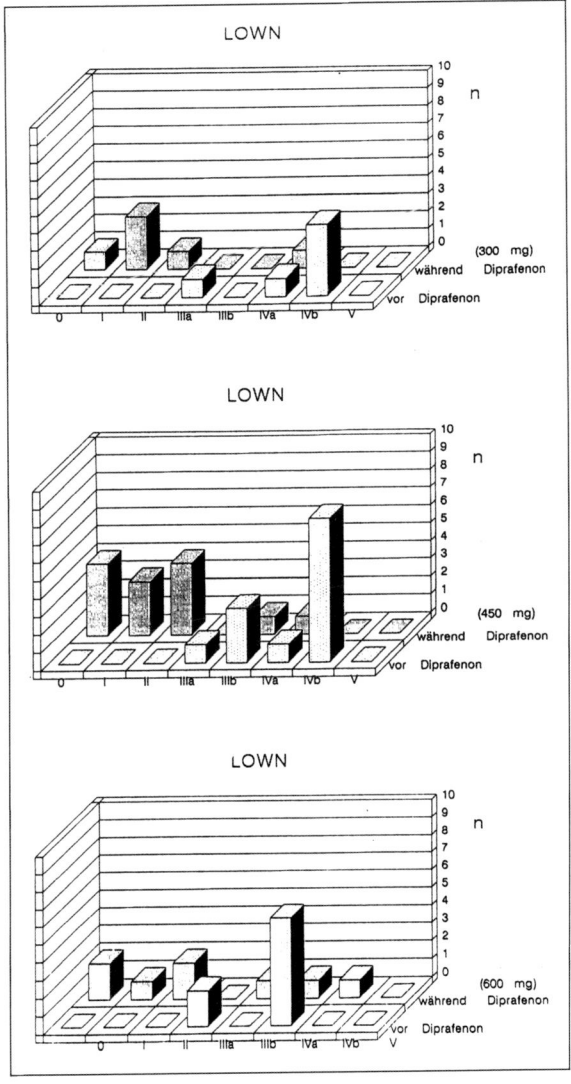

Abb. 8. Lown-Klassen vor und unter Therapie mit Diprafenon (300, 450 und 600 mg/die)

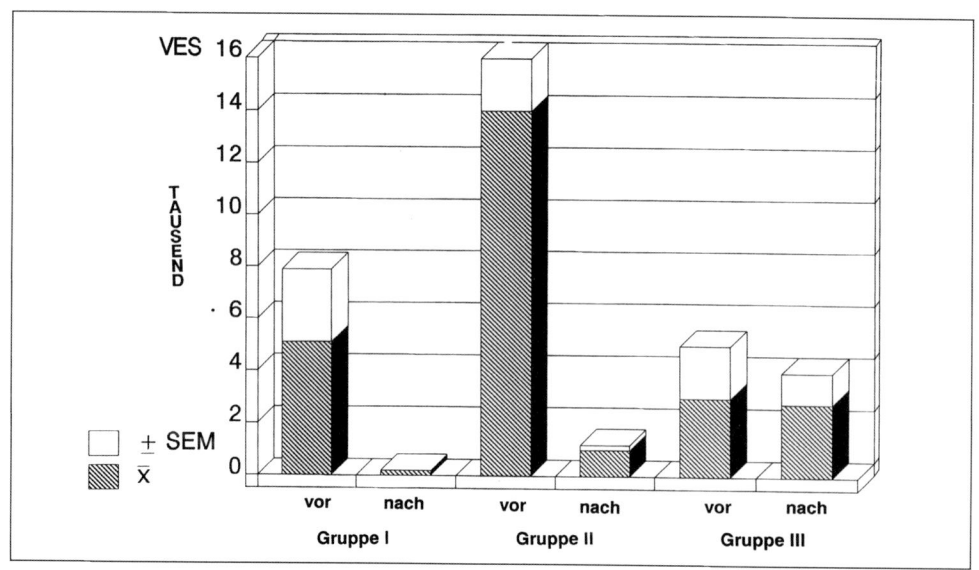

Abb. 9. Inzidenz ventrikulärer Extrasystolen (VES) vor und unter Therapie mit Diprafenon
(Gruppe I: n= 6, 300 mg/die; Gruppe II: n= 13, 450 mg/die; Gruppe III: n=8, 600 mg/die).
(x=Mittelwert, SEM=Standardabweichung)

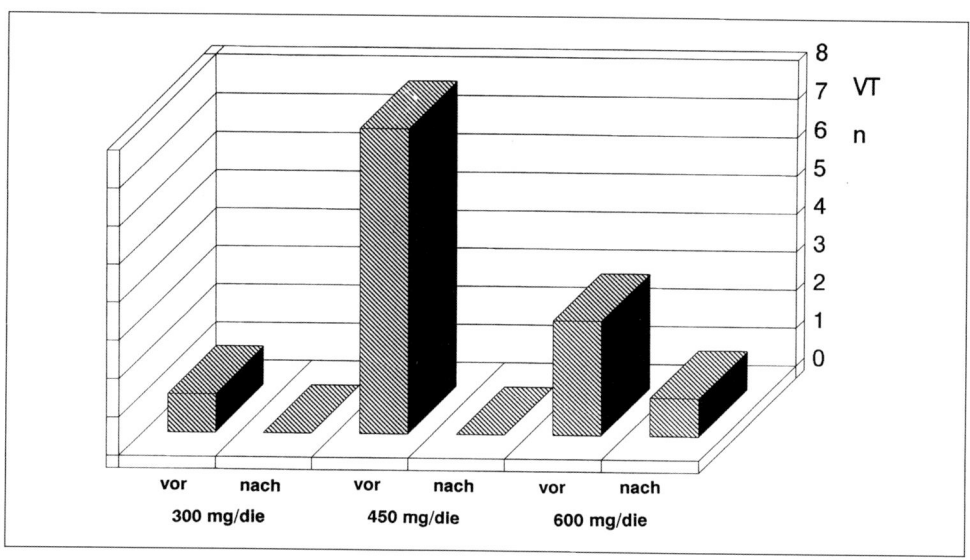

Abb. 10. Inzidenz ventrikulärer Tachykardien (VT) vor und unter Therapie mit Diprafenon
(Gruppe I: n=6, 300 mg/die; Gruppe II: n=13, 450 mg/die; Gruppe III: n=8, 600 mg/die)

betasympathikolytischen Effekt eine höhere antiarrhythmische Wirksamkeit. Durch
diese zusätzliche betasympathikolytische Komponente kann die Wirksamkeit des
Lokalanästhetikums bei adrenerg ausgelösten supraventrikulären und ventrikulären
Arrhythmien gesteigert werden (11). Infolge der Betasympathikolyse ist die Anwendung

154

Tabelle 9. Nebenwirkungen (n = 14)

Nebenwirkungen	Diprafenon		
	300 mg/die	450 mg/die	600 mg/die
Müdigkeit	2		1
Sodbrennen	1	2	
Kopfschmerzen	2	2	
Schwindel		2	
Leberenzymanstieg			1
AV-Block III			1
Herzinsuffizienz		1	

sowohl der Kombinationstherapie mit Flecainid/Sotalol und Propafenon/Sotalol als auch der Diprafenon-Monotherapie bei schwerwiegenden Ventrikelfunktionsstörungen kontraindiziert. Bei diesen Patienten werden Antiarrhythmika ohne bzw. mit möglichst geringen negativ inotropen und leitungsverzögernden Nebenwirkungen benötigt. Das Spektrum uneingeschränkt anwendbarer Substanzen ist hier auf wenige Präparate der Klasse Ib (Lidocain, Mexiletin, Tocainid) und auf das Klasse-III-Antiarrhythmikum Amiodaron beschränkt. Lidocain ist nur intravenös zu verabreichen, Mexiletin und Tocainid haben im Vergleich zu neueren Präparaten der Klasse Ic (Flecainid, Propafenon, Diprafenon) offenbar eine geringere Wirkstärke. Die Anwendbarkeit von Amiodaron ist durch mögliche schwerwiegende Nebenwirkungen unter Langzeittherapie eingeschränkt.

Monotherapie mit Barucainid

Barucainid ist eine neue lokalanästhetische Substanz, die in vitro eine dosisabhängige Verminderung der Anstiegsgeschwindigkeit des Aktionspotentials bewirkt (Abb. 11). Aufgrund dieser Verkürzung der Dauer des Aktionspotentials wird dieses Antiarrhythmikum in die Klasse Ib eingeordnet. Barucainid kann intravenös und per os gegeben werden und wird nahezu vollständig enteral resorbiert. Maximale Plasmaspiegel werden 2–4 h nach oraler Einnahme erreicht. Die Bioverfügbarkeit beträgt ca. 90%, der First-Pass-Mechanismus ist dementsprechend gering. Die Eliminationshalbwertzeit beträgt ca. 10–12 h. Die Ausscheidung erfolgt zu 80% nach hepatischer Metabolisierung, 20% werden renal eliminiert. Über die antiarrhythmische Wirksamkeit der neuen Substanz im Tierexperiment und beim Menschen liegen bisher nur wenige Mitteilungen vor. In den Tabellen 10 und 11 sind die Wirkungen von Barucainid in steigender Dosis (0,125 bis 4,0 mg/kg) auf EKG-Zeiten, intrakardiale Leitungs- und Refraktärzeiten sowie hämodynamische Parameter angegeben. Barucainid bewirkt dosisabhängig eine geringe, statistisch nicht signifikante Zunahme der PQ-, QRS-, QT-, AH- und HV-Zeiten sowie eine geringfügige Zunahme der Refraktärzeit des rechten Ventrikels. Aortendruck und Herzfrequenz zeigen im untersuchten Dosisbereich keine signifikanten Änderungen. Das Herzzeitvolumen, der linksventrikuläre enddiastolische Druck und die maximale Druckanstiegsgeschwindigkeit (dp/dt$_{max}$) ändern sich unter Barucainid

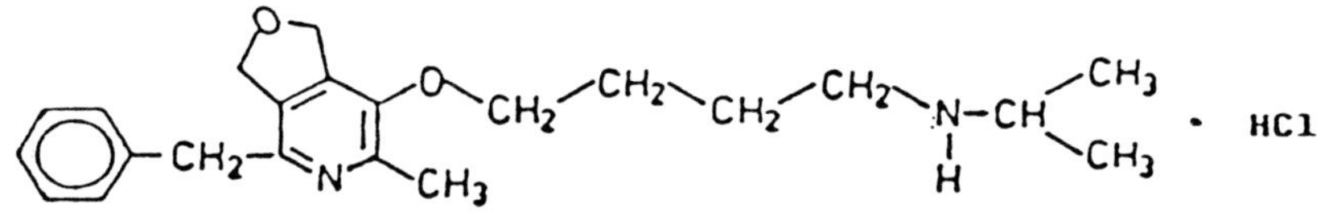

Abb. 11. Chemische Strukturformel von Barucainid

nur geringfügig; dies ist jedoch statistisch nicht signifikant. Bei 6 Tieren wurden 2stündige Verschlüsse des Ramus descendens der linken Herzkranzarterie mit nachfolgender Reperfusion durchgeführt. Nach der Ausbildung konstanter „später" Reperfusionsarrhythmien wurde Barucainid in einer Dosis von 1 mg/kg, gefolgt von 50 µg/kg/min, verabreicht. Diese „späten" Reperfusionsarrhythmien, die mit einer Latenzzeit von nur wenigen Minuten nach Reperfusion des Koronarverschlusses auftraten und morphologisch überwiegend durch einen akzelerierten Idioventrikularrhythmus mit intermittierenden, hochvorzeitigen ventrikulären Extrasystolen charakterisiert sind, konnten unter Barucainid signifikant reduziert werden (80%). Nicht anhaltende ventrikuläre Tachykardien wurden vollständig unterdrückt (Abb. 12).

Tabelle 10. Experimentelle Befunde der elektrophysiologischen Wirkungen von Barucainid

Parameter		Dosis (mg/kg)						
		AW	0.125	0.25	0.5	1.0	2.0	4.0
Frequenz	x	90	99	93	85	83	84	90
(min^{-1})	s	7	5	7	6	8	10	9
PQ	x	102	100	104	103	104	106	111
(ms)	s	6	3	5	3	4	6	7
QRS	x	56	56	57	57	58	61	63
(ms)	s	5	5	4	4	4	4	5
QTc	x	314	329	325	320	314	323	325
(ms)	s	16	14	14	14	15	15	15
AH	x	89	91	98	96	98	99	104
(ms)	s	5	2	5	2	5	7	7
HV	x	32	32	32	33	33	35	38
(ms)	s	1	1	1	1	1	2	2
ERP (rA)	x	113	117	120	110	110	110	118
(ms)	s	7	6	7	11	10	8	10
ERP (rV)	x	158	162	163	164	168	168	168
(ms)	s	10	5	6	10	9	11	12

Im untersuchten Dosierungsbereich ergaben sich keine signifikanten Änderungen der gemessenen Parameter (n = 6, x = Mittelwert, s = Standardabweichung, AW = Ausgangswert, ERP (rA) = effektive Refraktärzeit des rechten Vorhofs, ERP (rV) = effektive Refraktärzeit des rechten Ventrikels).

Tabelle 11. Experimentelle Befunde der hämodynamischen Wirkungen von Barucainid

Parameter		Dosis (mg/kg)						
		AW	0.125	0.25	0.5	1.0	2.0	4.0
AoP (s)	x	136	141	138	142	140	145	145
(mmHg)	s	7	6	7	9	9	10	11
AoP (d)	x	90	94	92	93	89	93	95
(mmHg)	s	7	7	7	8	6	5	6
HZV	x	2,8	3,0	2,8	2,8	2,5	2,5	2,5
(l/min)	s	0,3	0,3	0,2	0,3	0,3	0,3	0,3
dp/dt_{max}	x	2101	2064	1996	1925	1948	1859	1830
(mmHg/s)	s	167	203	249	297	243	198	280
LVEDP	x	9,9	10	10,6	10,2	10,3	12,4	12,9
(mmHg)	s	1,8	2,1	1,8	2,2	2,1	3	2,6

Im untersuchten Dosierungsbereich ergaben sich keine signifikanten Änderungen der gemessenen Parameter (n = 6, x = Mittelwert, s = Standardabweichung, AW = Ausgangswert, AoP (s), AoP (d): systolischer und diastolischer Aortendruck, HZV = Herzzeitvolumen, LVEDP = linksventrikulärer enddiastolischer Druck).

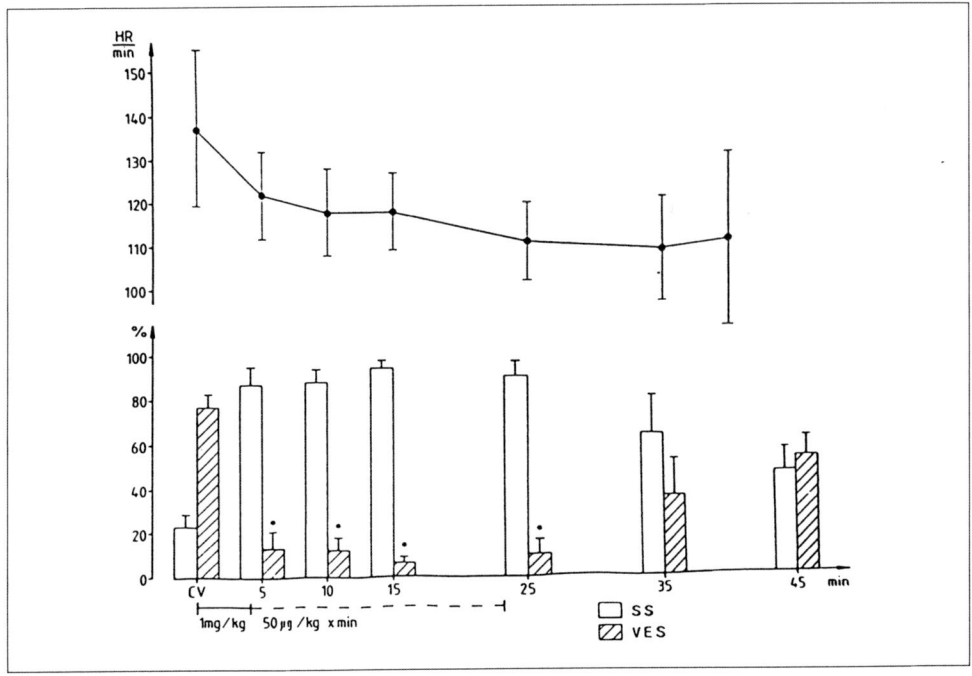

Abb. 12. Wirkung von Barucainid auf die Herzfrequenz und die nach „später" Reperfusion auftretenden ventrikulären Arrhythmien

Unseren experimentellen Erfahrungen entsprechend wurde Barucainid 14 Patienten mit lebensbedrohenden, bis dahin medikamentös weitgehend therapierefraktären ventrikulären Arrhythmien in einer steigenden Dosierung von 50–400 mg/die per os verabreicht. Die Patienten hatten zuvor 2–7 Antiarrhythmika erhalten, jedoch ohne Erfolg. 8 der Patienten waren mit Flecainid/Sotalol und Propafenon/Sotalol und 7 Patienten mit Diprafenon behandelt worden (siehe Tabelle 5). Bei den anderen Patienten mit akuten, lebensbedrohenden Rhythmusstörungen, schwerer Ventrikelfunktion bzw. manifester Herzinsuffizienz wurde Barucainid als Antiarrhythmikum der zweiten Wahl bei Erfolglosigkeit der Therapie mit Klasse-Ib-Präparaten bzw. Amiodaron eingesetzt. Bei Patienten mit rezidivierenden ventrikulären Tachykardien wurde zusätzlich eine programmierte Stimulation nach dem von der Deutschen Gesellschaft für Herz- und Kreislaufforschung empfohlenen Protokoll durchgeführt. Bei Effektivität der antiarrhythmischen Behandlung mit Barucainid wurde die Therapie bei 6 Patienen anschließend über jetzt maximal 8 Monate (im Schnitt 4–6 Monate) weitergeführt. Die Wirksamkeit der Substanz wurde in Abständen von 4 Wochen mit Holter-EKGs überprüft; außerdem wurden regelmäßige Kontrollen der Laborparameter durchgeführt.

In Abb. 13 sind die Änderungen der Zykluslänge und der Reizleitungszeiten vor und nach Barucainid-Gabe dargestellt. Barucainid bewirkt keine signifikanten Änderungen von PQ, QRS und QT. Auch der Blutdruck zeigt keine signifikante Reaktion. Der Schweregrad der ventrikulären Herzrhythmusstörungen nach Lown vor und nach Barucainid ist in Abb. 14 dargestellt. 12 Patienten wiesen vor Therapie mit Barucainid rezidivierende ventrikuläre Tachykardien auf.

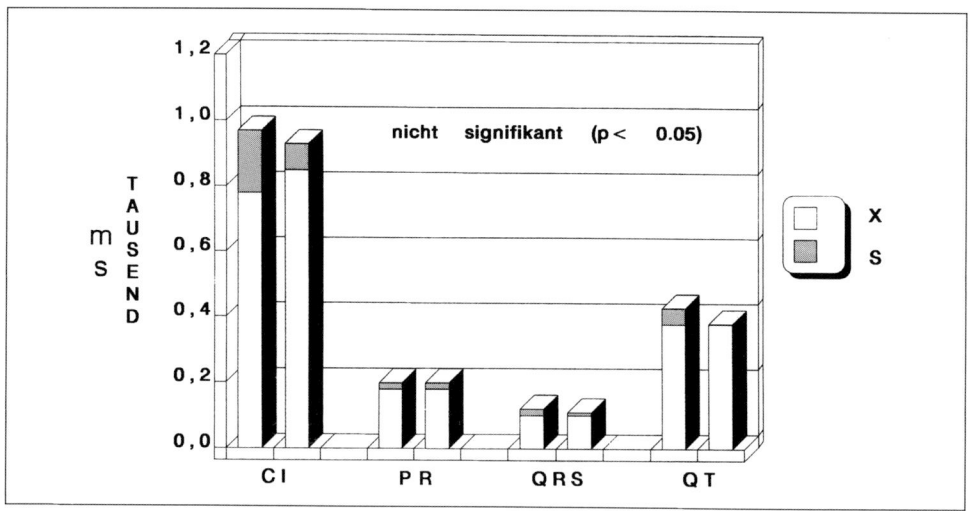

Abb. 13. Zykluslänge (Cl) und Leitungszeiten vor (links) und nach (rechts) Barucainid (x=Mittelwert, s=Standardabweichung)

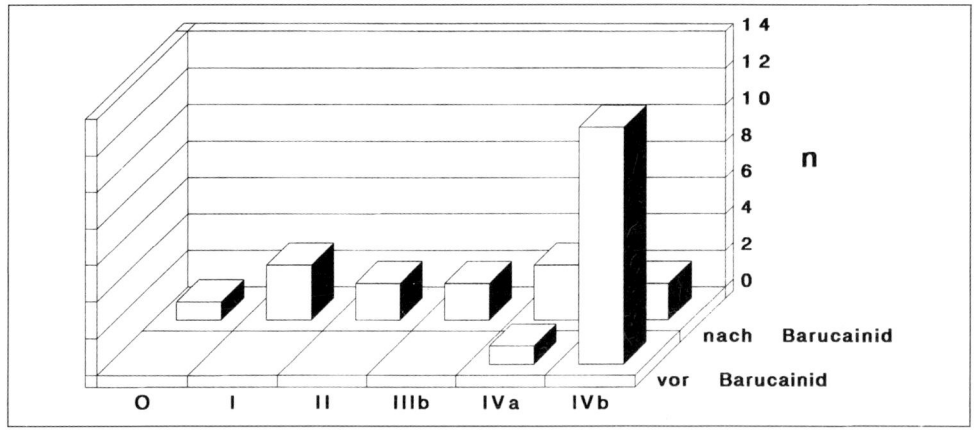

Abb. 14. Lown-Klassifizierungen vor und nach Therapie mit Barucainid (n=14)

Schlußfolgerung

Nach den experimentellen Ergebnissen und den bisher nur begrenzten klinischen Erfahrungen ist Barucainid ein sehr wirksames Antiarrhythmikum der Klasse Ib. Es übertrifft in dieser Gruppe die bisher verfügbaren Substanzen hinsichtlich seiner Wirkstärke in eindeutiger Weise. Die kardiodepressive und leitungsverzögernde Wirkung von Barucainid gestattet den Einsatz bei Patienten mit Herzinsuffizienz und schweren intraventrikulären Reizleitungsstörungen. Ein weiterer Vorteil der Substanz scheint ihre bisher geringe Nebenwirkungsquote zu sein, dies ist jedoch in weiteren Untersuchungen zu prüfen.

Literatur

1. Belz GG, Bender F (1974) Therapie der Herzrhythmusstörungen mit Verapamil. Fischer, Stuttgart
2. Belz GG, Olesch K, Schmidt-Voigt J (1970) Die Behandlung des chronischen Vorhofflimmerns mit einer Kombination von Chinidin und Verapamil. Med Welt 21:1670–1672
3. Bender F (1973) Die moderne Arzneitherapie der Rhythmusstörungen. Schweiz Med Wochenschr 103:272–278
4. Bender F, Schmidt E, Gradaus D (1969) Medikamentöse Behandlung der Herzrhythmusstörungen. Schweiz Med Wochenschr 99:1539
5. Gülker H, Bender F, Thale J, Heuer H (1982) Vergleichende Untersuchungen zur Wirkung intravenöser Einzel- und Kombinationsgaben von Chinidin und Verapamil auf elektrisch induzierte atriale repetitive Extrasystolen und Vorhofflimmern. In: Bender F, Greeff K (Hrsg) Calcium-Antagonisten zur Behandlung der Angina pectoris, Hypertonie und Arrhythmie. Excerpta Medica, Amsterdam-Oxford-Princeton, S 278–286
6. Gülker H, Bramann HU, Brisse B, Kuhs H (1980) Kombinierte Behandlung chronischer Vorhof-Rhythmusstörungen mit Chinidin/Verapamil. Med Klinik 75:196–198
7. Gülker H, Thale J, Olbing B, Heuer H, Frenking B, Bender F (1985) Assessment of the antiarrhythmic profile of the new class I agent diprafenone. Arzneimittelforsch 35:1387–1393
8. Heilmann E, Bender F, Bachour G, Brisse B, Gradaus D (1972) Kombinierte Behandlung des Vorhofflimmerns und anderer tachykarder Rhythmusstörungen mit Chinidin und Verapamil. Med Welt 23:1792–1794

9. Heuer H, Brisse B, Gülker H, Bender F (1984) Antifibrillatorische Wirkung von Chinidin/Verapamil und Chinidin/Pindolol bei Vorhofflimmern. In: Bender F, Greeff K (Hrsg) Kombinationstherapie der Herzrhythmusstörungen mit Chinidin und Verapamil. Steinkopff, Darmstadt, S 115–124
10. Heuer H, Gülker, H, Bender F (1981) Mikrocomputer-gesteuerte 3-Kanal-Stimulationseinrichtung zur Analyse der atrialen und ventrikulären Vulnerabilität des Herzens. Biomed Tech 26:130–135
11. Lüderitz B (1986) Wirkungsspektrum der ß-Rezeptorenblockade bei Herzrhythmusstörungen. Z Kardiol 75 (suppl 5):41–45
12. Manz M, Beermann J, Gerckens U, Lüderitz B (1986) Elektrophysiologische Wirkungen von Diprafenon bei supraventrikulärer und ventrikulärer Tachykardie. Z Kardiol 75:757–761
13. Scholz H (1983) Zur Pharmakotherapie von Propafenon. In: Schlepper M, Olsson B (Hrsg) Kardiale Rhythmusstörungen. Springer, Berlin Heidelberg New York 111–119
14. Thale J, Gülker H, Hindricks G, Haverkamp W, Bender F (1987) Use of diprafenone – a new potent propafenone-analogue in acute experimental myocardial ischemia and infarction. Eur Heart J 8 (suppl 0): 107–115
15. Thale J, Gülker H, Heuer H, Dorsel M, Bender F (1984) Chinidin-Kombinationen bei experimentellen atrialen und ventrikulären Rhythmusstörungen. In: Bender F, Greeff K (Hrsg) Kombinationstherapie der Herzrhythmusstörungen mit Chinidin und Verapamil. Steinkopff, Darmstadt, S 17–25
16. Wagner I, Sachs W, Trenk D, Jähnchen E (1987) Beta-Adrenozeptorenblockierende Wirkung von Diprafenon im Vergleich zu Propranolol. 53. Jahrestagung der Deutschen Gesellschaft f. Herz- und Kreislaufforschung, 24.–26. 4. 1987, Mannheim
17. Wong S, Sullivan M, Ambelas G, Troy H, Barbati R, Winters R, Reiser J (1985) Electrophysiologic and antiarrhythmic action of Diprafenone and Propafenone. Pharmacologist 27:126–132

Anschrift des Verfassers:
PD Dr. med. H. Heuer
Med. Univ.-Klinik und Poliklinik
Albert-Schweitzer-Str. 33
4400 Münster

Diskussion

MANZ:
Propafenon und Diprafenon unterscheiden sich in ihrer Struktur ja nur minimal. Trotzdem findet man bei Diprafenon bei einer Dosierung von 600 mg, die ja für Propafenon nicht hoch ist, eine deutliche Verlängerung der QT-Zeit.

HEUER:
Die beiden Präparate unterscheiden sich chemisch sehr wenig, aber wenn man sich die räumliche Struktur von Propafenon anschaut, so ist das Molekül gedreht, es sieht räumlich ganz anders aus und hat dadurch auch andere Eigenschaften.

GÜLKER:
Die QT-Zeitverlängerung ist ein dosisabhängiges Phänomen. Wir haben diese Untersuchungen zunächst mit 600 mg Diprafenon durchgeführt, sind aber inzwischen dazu übergegangen, diese Dosis wegen dabei auftretender QT-Verlängerungen nicht mehr oder nur in Einzelfällen einzusetzen, zumindest aber streng zu kontrollieren.

STEINBECK:
Sie haben die tierexperimentellen Befunde der Kombination Chinidin/Verapamil mit einer eindrucksvollen Erhöhung der Flimmerschwelle dargestellt und von einem überadditiven Effekt gesprochen. Auffällig ist, daß die alleinige Therapie mit Chinidin bei diesen tierexperimentellen Untersuchungen überhaupt keinen Effekt auf die Flimmerschwelle hatte. Dies steht in einigem Widerspruch zur klinischen Erfahrung. Können Sie etwas zu Ihrem Studienprotokoll sagen? Wieviele Tiere haben Sie untersucht, und mit welchen Dosierungen?

160

HEUER:
Man kann den einzelnen Effekt deswegen sehr schlecht beurteilen, weil die Vorhofflimmerschwelle primär sehr unterschiedlich ist. Diese kann abhängig vom autonomen Nervensystem vielleicht bei 15 mA liegen, aber auch bei 20 oder 30 mA. Was eindeutig auffällt ist, daß unter dieser Kombinationstherapie die Flimmerschwellen in einigen Fällen nicht einmal auslösbar waren; 90 mA war die höchste Reizstromstärke, die wir appliziert haben.

GÜLKER:
Wir haben hier die Dosis von Chinidin verwendet, die bei alleiniger Gabe noch keinen Flimmerschwellenanstieg ausmacht. Die Dosis betrug 3 mg/kg Körpergewicht und beim Verapamil 0,07–0,14 mg/kg Körpergewicht. Bei 3 mg/kg Chinidin findet man noch keinen Anstieg der Flimmerschwelle; muß also höhere Dosen nehmen. Aber in der Kombination waren eben auch die niedrigen Dosen wirksam.

HEUER:
Wenn Sie die Einzelkomponenten geben, also auch die Chinidindosis erhöhen, erreichen Sie nie den eindrucksvollen Effekt, den man bei der Kombination sieht.

BENDER:
Weiter ist auffällig, daß andere Kalziumantagonisten, wie z.B. Diltiazem oder Nifedipin, in der Kombination diesen Effekt nicht zeigen.

STEINBECK:
Haben Sie bei dieser Hundegruppe, bei der Sie die Kombination eingesetzt haben, vorher auch die Monotherapie mit Chinidin ausprobiert, oder haben Sie hier unterschiedliche tierexperimentelle Gruppen miteinander verglichen?

HEUER:
Nein, es waren die gleichen Tiergruppen. Wir haben bei einem Kollektiv zunächst mit Verapamil begonnen und dann die Flimmerschwelle bestimmt. Bei der anderen Gruppe haben wir mit Chinidin begonnen, die Flimmerschwelle bestimmt und die Dosis so gewählt, daß gerade ein Anstieg der Flimmerschwelle zu sehen war. Bei Erhöhung der Chinidindosis sahen wir einen signifikanten Anstieg der Flimmerschwelle, etwa bei 20 mA. Bei noch weiterer Erhöhung erreichten wir Flimmerschwellenwerte von etwa 40 mA. Aber die Kombination zeigt einen ganz deutlichen Sprung.

STEINBECK:
Das heißt, dieser starke Effekt der Kombination von Chinidin und Verapamil könnte auch dadurch zustandekommen, daß Sie diesen Hunden eine höhere Chinidindosis gegeben haben.

HEUER:
Die Chinidindosis ist gleich geblieben. Wir haben in den Voruntersuchungen erst einmal festgestellt, welches die Dosis ist, bei der die Flimmerschwelle ansteigt und haben darüber hinaus selektiv die Chinidindosis gesteigert.

GÜLKER:
Herr Steinbeck, man kann diese Absolutwerte nicht direkt quantitativ nehmen. Man sieht aus den Veränderungen tatsächlich einen überadditiven Effekt der Chinidin/Verapamil-Kombination, aber man kann diesen Effekt nicht in Maß und Zahl angeben. Das gibt die Methodik der Stimulationsschwellenbestimmung nicht her.

HAUCK:
Sie sprachen in einem Fall unter Diprafenon von einer Herzinsuffizienz, die während der Behandlung aufgetreten ist. Können Sie das etwas präzisieren?

HEUER:
In einem Fall trat eine Linksherzinsuffizienz mit einem beginnenden oder teilweise manifesten Lungenödem auf.

MANZ:
Unter den Patienten mit Sotalol/Propafenon bzw. Sotalol/Flecainid waren drei mit Herzinsuffizienz. Zu welcher dieser beiden Gruppen gehörten diese Patienten?

HEUER:
Bei zwei Patienten trat die Herzinsuffizienz unter der Kombination Sotalol/Flecainid auf, bei einem unter Sotalol/Propafenon-Therapie, wobei wir aber in dem letztgenanntem Fall das Sotalol etwas höher dosiert hatten.

Autorenregister/Author Index